国家卫生健康委员会"十四五"规划教材

全国中等卫生职业教育配套教材

供护理专业用

U0292423

儿科护理
学习指导

主　编　王瑞珍　高　凤

副主编　罗艳艳　郭传娟

编　者（以姓氏笔画为序）

王灿灿（安徽省淮南卫生学校）	张晓燕（吕梁市卫生学校）
王瑞珍（梧州市卫生学校）	罗艳艳（成都铁路卫生学校）
邓　青（南昌市卫生学校）	袁　芬（海宁卫生学校）
李　研（西安交通大学第一附属医院）	徐文兰（阜阳卫生学校）
李砚池（首都医科大学）	高　凤（济南护理职业学院）
张　梅（山东省济宁卫生学校）	郭传娟（山东省烟台护士学校）
张丽琴（太原市卫生学校）	曾　滟（昭通卫生职业学院）

人民卫生出版社

·北　京·

图书在版编目（CIP）数据

儿科护理学习指导 / 王瑞珍，高凤主编 . —北京：
人民卫生出版社，2023.11（2025.4 重印）
ISBN 978-7-117-35564-3

Ⅰ．①儿…　Ⅱ．①王…②高…　Ⅲ．①儿科学－护理
学－医学院校－教学参考资料　Ⅳ．①R473.72

中国国家版本馆 CIP 数据核字（2023）第 209331 号

人卫智网	www.ipmph.com	医学教育、学术、考试、健康，购书智慧智能综合服务平台
人卫官网	www.pmph.com	人卫官方资讯发布平台

儿科护理学习指导
Erke Huli Xuexi Zhidao

主　　编：王瑞珍　高　凤
出版发行：人民卫生出版社（中继线 010-59780011）
地　　址：北京市朝阳区潘家园南里 19 号
邮　　编：100021
E - mail：pmph @ pmph.com
购书热线：010-59787592　010-59787584　010-65264830
印　　刷：北京汇林印务有限公司
经　　销：新华书店
开　　本：787 × 1092　1/16　　印张：19
字　　数：350 千字
版　　次：2023 年 11 月第 1 版
印　　次：2025 年 4 月第 3 次印刷
标准书号：ISBN 978-7-117-35564-3
定　　价：42.00 元
打击盗版举报电话：**010-59787491**　E-mail：**WQ @ pmph.com**
质量问题联系电话：**010-59787234**　E-mail：**zhiliang @ pmph.com**
数字融合服务电话：**4001118166**　E-mail：**zengzhi @ pmph.com**

前　言

　　《儿科护理学习指导》是按照教育部颁布的《中等职业学校专业教学标准》中护理专业教学标准编写的辅助教材,是国家卫生健康委员会"十四五"规划教材、第四轮全国中等卫生职业教育护理专业教材《儿科护理》(第4版)的配套教材,旨在帮助学生在学习儿科护理课程的过程中进行复习和考点训练,使学生进一步理解、巩固所学知识,同时也为教师教学辅导提供参考。

　　本书按主教材的章节编排,各章内容包括学习目标、重点和难点、知识点及解析、考点训练题、参考答案和部分解析。对于重要的知识点用波浪线做出标记,以帮助学生理解和掌握重点、难点和考点;有解析的考点训练题在题干前用"*"标注。各章考点训练题均按照全国护士执业资格考试的规则和题型命题,突出了题目的实用性和灵活性,使学生在自我检测学习效果和提高分析问题、解决问题能力的同时,能较快地适应全国护士执业资格考试,为获得护士执业资格提供帮助。

　　本书的编写人员为来自全国多个省市的教学经验丰富、业务素质高的儿科护理教师。本书在编写过程中得到了编者所在单位的大力支持,在此致以衷心的感谢!由于编者水平有限,教材中不当之处在所难免,欢迎广大读者批评指正。

王瑞珍　高　凤

2023年11月

目 录

第一章 | 绪 论

【学习目标】

1. 具有儿科护理人员所需要的严谨、细致、慎独的职业素养,较好的护患沟通与团队合作能力,尊重儿童及其家庭成员、关爱儿童、保护儿童隐私的职业态度。

2. 掌握儿童年龄分期及各期的主要特点。

3. 熟悉儿科护理的范围、特点,儿科护理的理念。

4. 了解儿科护士的角色及素质要求。

【重点和难点】

本章重点是儿童年龄分期及各期主要特点,难点是记忆儿童年龄分期及各期主要特点及对儿科护理特点的理解。

第一节 儿科护理的范围

儿科护理学是一门研究儿童生长发育规律、儿童保健、儿童疾病的防治和护理以及促进儿童身心健康的专科护理学。其任务是促进儿童体格、智力及行为和社会各方面的发展,为儿童提供整体护理,以增强儿童体质,降低发病率和死亡率。

知识点 1:儿科护理的范围

一切涉及儿童时期健康和疾病防护的问题都属于儿科护理的范围。儿科护理的研究对象是自胎儿期至青春期的儿童,我国儿科护理的临床服务对象一般是从出生至满 14 周岁的儿童。儿科护理研究的内容范围包括正常儿童身心方面的保健和健康促进、儿童疾病的预防与护理,并与儿童心理学、教育学、社会学等多门学科有着广泛联系。

第二节　儿科护士的角色及素质要求

知识点 2：儿科护士的角色及素质要求

1. 儿科护士的角色　①护理计划者。②护理活动的执行者。③健康教育者。④健康协调者。⑤健康咨询者。⑥儿童及其家庭的代言人。⑦护理研究者。

2. 儿科护士的素质要求　①高尚的职业道德素质。②科学文化素质。③专业素质：具有合理的知识结构及比较系统完整的专业理论知识和较强的实践技能，操作准确，技术精湛，动作轻柔、敏捷。④身体素质和心理素质。

第三节　儿科护理的特点和理念

知识点 3：儿科护理的特点和理念

1. 儿童机体特点　①解剖特点：从外观上，儿童身材大小、身体各部分的比例与成人明显不同，而且在不断变化；儿童在组织结构上也与成人有较大差别。②生理生化特点：不同年龄儿童有不同的生理、生化正常值；各器官生理功能不健全。③免疫特点：儿童的非特异性免疫功能不够成熟，易患感染且感染后局限能力差。儿童的特异性免疫功能亦较成人差，如 IgG 可通过胎盘进入胎儿体内，新生儿可从母体获得，从而对某些传染病具有一定的免疫力，但 3～5 个月以后 IgG 逐渐消失，儿童自行合成 IgG 的能力一般要到 8～10 岁才能达到成人水平；IgM 不能通过胎盘从母体获得，故新生儿的 IgM 含量低，易受革兰氏阴性菌的感染；新生儿、婴幼儿期分泌型 IgA（SIgA）也缺乏，易患呼吸道和消化道感染。④心理特点：儿童的每一年龄阶段都表现出不同的心理特征，且易受家庭、学校和社会等因素的影响；护理人员应根据儿童不同的心理特点，因人施护，满足儿童的心理需求，以促进儿童心理健康发展。

2. 儿童患病的特点　①病理特点：机体对病原体的反应因年龄不同而有差异，相同致病因素因年龄的不同而引起不同的病理改变。②疾病特点：儿童疾病的种类与成人有很大的不同，不同年龄儿童的疾病种类也有很大差异。③预后特点：儿童疾病以急性病多见，起病急、变化快，如诊治及时、合理，护理措施恰当，度过急性期后恢复也较快，较少转成慢性或遗留后遗症；但年幼、体弱、危重患儿病情变化迅速,恶化也快。④预防特点:儿童疾病预防工作效果明显,意义重大,儿童时期的健康促进和疾病预防已成为儿科工作的重点内容。

3. 儿科护理的特点 ①评估难度大:健康史资料收集困难;体格检查时患儿不知道或不愿意配合;标本采集及其他辅助检查较困难,儿童多数不会配合。②观察任务重:儿童不能及时、准确地表达自己的痛苦,而且患病时病情变化快,处理不及时易恶化甚至危及生命。③护理项目多:在护理过程中有大量的生活护理和教养内容;儿童好奇、好动并缺乏经验,容易发生意外伤害。④操作要求高:护理操作时儿童多数不配合,操作难度大。

4. 儿科护理的理念 在护理工作中应该进行以家庭为中心的护理,尽可能减少创伤,对儿童负责并进行危险管理。

第四节 儿童年龄分期及各期特点

不同年龄阶段的儿童在解剖结构、生理功能、心理和行为方面具有一定的特点,根据这些特点,在实际工作中,一般将儿童年龄划分为7个期。

知识点 4: 儿童年龄分期及各期特点

1. 胎儿期 从受精卵形成到出生为止,约40周(280天)。特点是胎儿完全依靠母体而生存。护理要点是加强孕妇和胎儿的保健。

2. 新生儿期 从胎儿娩出、脐带结扎时到出生后28天为新生儿期。特点是儿童脱离母体独立生活,是胎儿出生后生理功能进行调节并适应宫外环境的时期。护理要点是注意保暖,合理喂养,最好选用母乳喂养,保持环境清洁,采取隔离手段等预防感染。

3. 婴儿期 从出生到1周岁之前。特点是生长发育迅速,是第一个生长高峰,消化功能不完善,免疫功能差。护理要点是提倡母乳喂养,合理人工喂养,及时引入转换食物,有计划地进行各种预防接种,重视卫生习惯的培养和注意消毒隔离。

4. 幼儿期 从1周岁后到满3周岁之前。特点是体格发育速度减慢,智力发育加快,语言、思维和社会适应能力增强,乳牙出齐,能独立行走,但对自身危险的识别能力和自身防护能力不足。护理要点是注意合理喂养并养成良好的饮食及卫生习惯,注意加强防护,防止意外事件的发生。

5. 学龄前期 从3周岁后到入小学前(6~7岁)。特点是体格发育速度进一步减慢;智力发育更加迅速,自我观念开始形成,是儿童性格形成的关键期。此期求知欲强,好问,好奇心强,好模仿。护理要点是促进智力发育,满足求知欲;培养良好的道德品质、生活习惯和个性,为入学做好准备;预防免疫性疾病及意外伤害。

6. 学龄期 从6～7岁入学起到进入青春期前。特点是体格发育稳步增长,除生殖系统以外其他系统的发育基本接近成人;大脑发育更加完善,是系统接受科学文化教育的重要时期;易患近视眼、龋齿和脊柱畸形。护理要点是保证足够的营养和睡眠,养成良好的习惯,注意保护视力和牙齿,注意坐、立、行姿势,注意预防心理和行为问题。

7. 青春期 从第二性征出现到生殖系统发育成熟。一般女童从11～12岁开始到17～18岁,男童从13～15岁开始到19～21岁。特点是生殖系统迅速发育并渐趋成熟;体格生长速度再次加快,呈现第二个生长高峰;易出现各种心理冲突,情绪情感、性格特征及日常行为等方面易出现问题。护理要点是供给足够营养、加强体育锻炼、培养良好的思想品质,加强生理、心理、性知识及法律教育,特别是性知识教育;建立健康的生活方式,促进身心健康。

【考点训练题】

考点1:儿科护理的范围

1. 儿科护理的研究对象是

    A. 从妊娠28周至青少年时期   B. 自胎儿期至青春期的儿童

    C. 从出生至14周岁   D. 从出生至青少年时期

    E. 从新生儿期至青春期

考点2:儿科护士的角色及素质要求

*2. 儿科护士的特殊素质要求**不包括**

    A. 要有高尚的道德品质   B. 要有丰富的学识

    C. 掌握儿科治疗学的全部内容   D. 要善于与家长沟通

    E. 要善于与患儿沟通

*3. 患儿,女,4岁。因病住院已经1周,护士不仅向她解释疾病的治疗和护理过程,同时还向其家长宣传科学育儿的知识,护士在这方面扮演的角色是

    A. 健康教育者   B. 健康咨询者

    C. 健康协调者   D. 护理计划者

    E. 患儿代言人

考点 3: 儿科护理的特点和理念

4. 儿童 IgG 达成人水平的年龄是

    A. 2~3 岁   B. 3~5 岁

    C. 5~6 岁   D. 8~10 岁

    E. 7~9 岁

5. 可以从母体通过胎盘传给胎儿的免疫球蛋白是

    A. IgA   B. SIgA

    C. IgM   D. IgG

    E. IgE

6. 造成婴幼儿易患呼吸道感染的主要原因是

    A. 血清中 IgA 缺乏   B. 分泌型 IgA 缺乏

    C. 血清中 IgG 缺乏   D. 血清中 IgM 缺乏

    E. 细胞免疫功能低下

*7. 关于儿童患病的特点, 正确的叙述是

    A. 起病较慢   B. 预后较差

    C. 表现较典型   D. 预防效果差

    E. 感染性疾病较多

8. 关于儿科护理的特点, 正确的叙述是

    A. 健康史可靠   B. 护理操作容易

    C. 护理项目繁多   D. 心理护理简单

    E. 采集标本容易

*9. 儿科护理工作的中心是

    A. 患儿   B. 患儿家属

    C. 疾病   D. 儿童及其家庭

    E. 患儿心理

考点 4: 儿童年龄分期及各期特点

10. 胎儿期是指

    A. 受精后的 39 周

    B. 受精后的 38 周

    C. 受精后的 270 天

    D. 从受精卵形成到出生为止, 约 40 周

    E. 受精后的 28 周

11. 新生儿期指的是

    A. 从孕期 28 周至出生后 28 天内

    B. 从孕期 28 周至出生后 1 个月内

    C. 从胎儿娩出、脐带结扎时至出生后 28 天

    D. 从出生至出生后 30 天内

    E. 从出生至出生后 3 个月内

12. 儿童死亡率最高的时期是

    A. 围生期   B. 新生儿期

    C. 婴儿期   D. 幼儿期

    E. 学龄前期

13. 婴儿期是指

    A. 从出生到 1 周岁之前   B. 出生后到 2 岁

    C. 出生后到 10 个月   D. 出生后 28 天到 1 周岁

    E. 出生后 28 天到 10 个月

14. 儿童生长发育最快的时期为

    A. 新生儿期   B. 婴儿期

    C. 幼儿期   D. 学龄前期

    E. 学龄期

*15. 儿童最易发生意外伤害的年龄为

    A. 新生儿期   B. 婴儿期

    C. 幼儿期   D. 学龄前期

    E. 学龄期

16. 幼儿期是指

    A. 出生到 1 岁   B. 出生到 2 岁

    C. 从 1 周岁后到 3 周岁之前   D. 3 岁到 5 岁

    E. 4 岁到 6 岁

17. 学龄前期是指

    A. 出生到 1 岁   B. 出生到 2 岁

    C. 从 3 周岁后到入小学前   D. 4 岁到入小学前

    E. 5 岁到入小学前

*18. 某正常儿童,体格生长稳步增长,智能发育趋于成熟,是接受文化教育的重要时期。该儿童属于

A. 婴儿期　　　　　　　　B. 幼儿期

C. 学龄前期　　　　　　　D. 学龄期

E. 青春期

19. 青春期生长发育的最大特征为

A. 体格生长加快

B. 神经发育成熟

C. 内分泌调节稳定

D. 生殖系统迅速发育并逐渐趋于成熟

E. 青春期进入和结束年龄个体差异小

*20. 对青春期儿童实施心理行为指导的重点是

A. 对学校生活适应性的培养

B. 加强品德教育

C. 预防疾病和意外的教育

D. 生理、心理、性知识及法律教育

E. 社会适应性培养

【参考答案和部分解析】

序号	1	2	3	4	5	6	7	8	9	10
答案	B	C	A	D	D	B	E	C	D	D
序号	11	12	13	14	15	16	17	18	19	20
答案	C	B	A	B	C	C	C	D	D	D

2. 答案 C

解析：儿科护士专业素质应包括具有合理的知识结构及比较系统完整的专业理论知识和较强的实践技能；具有敏锐的观察力和综合分析判断能力；具有与儿童及其家属有效沟通的能力，能用护理程序解决儿童的健康问题；具有开展护理教育和护理科研的能力。

3. 答案 A

解析：健康教育者是指护士在护理儿童的过程中，依据各年龄段儿童智力发展的水平，向儿童及其家长有效地解释疾病治疗和护理的过程，帮助儿童建立自我保健意识，培养儿童养成良好的生活习惯。同时，还应向儿童家长宣传科学的育儿知识,使家长采取健康的态度和健康的行为,以达到预防疾病、促进健康的目的。

7. **答案** E

解析:婴幼儿疾病中以感染性疾病占多数,儿童疾病以急性病多见,如诊治及时、合理,护理措施恰当,度过急性期后恢复也较快;婴幼儿病情严重时有时表现为反应低下,而缺乏典型临床表现;儿童疾病预防工作效果明显。

9. **答案** D

解析:家庭是儿童生活的中心,对儿童身心健康的影响很大。儿科护士必须支持、尊重、鼓励并提高家庭的功能,维护和支持家庭原有的照顾方式和决策角色,考虑所有家庭成员的需求,而不仅仅是儿童的需求。

15. **答案** C

解析:从1周岁后到3周岁之前为幼儿期。智力发育加快,语言、思维和社会适应能力增强,自主性和独立性不断发展,能独立行走,活动范围迅速扩大,接触事物增多,但对危险的识别能力和自我保护能力不足,应注意防止意外伤害。

18. **答案** D

解析:从6~7岁入学起到进入青春期前为学龄期。此期特点是:体格发育稳步增长,除生殖系统以外其他系统的发育基本接近成人水平;智力发育较前更成熟,理解、分析、综合能力逐渐增强,是接受科学文化教育的重要时期。

20. **答案** D

解析:青春期儿童生殖系统迅速发育并逐渐趋于成熟;由于接触社会增多,外界环境的影响越来越大,儿童易出现各种心理冲突,情绪情感、性格特征及日常行为等方面易出现问题;此期的护理要点是供给足够营养,加强体育锻炼,培养良好的思想品质,加强生理、心理、性知识及法律教育,建立健康的生活方式,促进身心健康。

(高　凤　王瑞珍)

第二章 生长发育

1. 具有儿科护理人员所需要的严谨、细致、慎独的职业素养,较好的护患沟通与团队合作能力,尊重儿童及其家庭成员、关爱儿童、保护儿童隐私的职业态度。
2. 掌握儿童生长发育的规律、体格生长的常用指标及儿童各阶段体格生长规律。
3. 熟悉儿童神经系统、感知觉、运动、语言发育及心理活动发展的规律。
4. 了解影响儿童生长发育的因素。
5. 学会儿童体格发育常用指标的测量方法。

本章重点是儿童生长发育的规律、体格生长的常用指标及儿童各阶段体格生长规律,难点是记忆不同年龄阶段儿童神经系统、感知觉、运动、语言发育及心理活动发展的规律。

第一节　生长发育规律

生长发育是儿童区别于成人的重要特点。生长指儿童身体各器官、系统的长大,是"量"的改变;发育指细胞、组织及器官的分化与功能上的成熟,是"质"的变化。

知识点 1: 儿童生长发育的规律及影响因素

1. 生长发育的连续性和阶段性　体重和身高(长)在出生后第 1 年,尤其是前 3 个月增长很快,第 1 年为出生后的第一个生长高峰;第 2 年以后生长速度逐渐减慢,到青春期再次加快,出现第二个生长高峰。

2. 生长发育的顺序性　儿童生长发育一般遵循由上到下、由近到远、由粗到细、由低级到高级、由简单到复杂的顺序。

3. 各器官系统生长发育的不平衡性　神经系统发育较早,生殖系统发育较晚,淋巴系统发育先加快后回缩,皮下脂肪在年幼时较发达,肌肉组织到学龄期发育才加速等。

4. 生长发育的个体差异性　生长发育虽按一定规律发展,但在一定的范围内受机体内、外因素的影响,存在较大的个体差异。

第二节　影响生长发育的因素

遗传因素和环境因素是影响儿童生长发育的两个最基本因素。环境因素包括营养、疾病、孕母状况和生活环境。遗传因素决定了生长发育的潜力,而环境因素影响着这个潜力,两者相互作用,决定了个人的生长发育水平。

第三节　体　格　生　长

知识点 2：儿童体格生长的常用指标

1. 体重　是身体各器官、系统、体液的总重量。它是反映体格生长和营养状况的重要指标,也是临床计算补液量和给药量等的重要依据。儿童体重的增长并不是匀速的,男婴平均出生体重为(3.38 ± 0.40)kg,女婴平均出生体重为(3.26 ± 0.40)kg。出生后前 3 个月体重增长最快,约为出生时的 2 倍,12 月龄婴儿体重约为出生时的 3 倍,2 岁时体重约为出生时的 4 倍。2 岁至青春前期体重增长减慢,年增长值约为 2kg。同年龄、同性别正常儿童的体重存在个体差异,评价时应以儿童自己体重增长的变化为依据。当无条件测量体重时,可按以下公式来估算体重:

公式：1～6 个月：体重(kg) = 出生体重 + 月龄 × 0.7

　　　　7～12 个月：体重(kg) = 6 + 月龄 × 0.25

　　　　2 岁至青春期前：体重(kg) = 年龄 × 2 + 8

儿童进入青春期后,由于性激素和生长激素的协同作用,体格发育加快,体重增长迅速,故不能再按以上公式推算。

2. 身高　是指头顶至足底的垂直距离,是头部、躯干(脊柱)与下肢长度的总和。3 岁以下儿童采用测量床仰卧位测量,称身长。3 岁以后采用身高计立位测量,称身高。

身高(长)的增长规律与体重相似,年龄越小增长越快,也出现婴儿期和青春期两个生长高峰。正常新生儿出生时平均身长为 50cm,出生后前 3 个月增长 11～13cm,1 周岁时身长约 75cm,第 2 年增长速度减慢,到 2 岁时身长约 87cm。2 岁以后到青春前期身高(长)稳步增长,平均每年增长 5～7cm。2～12 岁儿童身高(长)可按下列公式估算:身高(长)(cm)= 年龄 ×7＋75。儿童进入青春期后,身高增长速度加快,不能用此公式计算。

短期的疾病与营养波动不会影响身高(长)的增长。明显的身材异常往往由甲状腺功能降低、生长激素缺乏、长期营养不良、严重佝偻病等引起。

3. 坐高　指由头顶至坐骨结节的垂直距离,3 岁以下采用测量床取仰卧位测量,称顶臀长。3 岁以后采用坐高计测量,称坐高。坐高代表头颅与脊柱的生长。

4. 头围　指自眉弓上缘经枕骨结节绕头一周的长度,是反映脑发育及颅骨生长的重要指标。正常新生儿头围平均为 33～34cm,出生后前 3 个月和后 9 个月均增长 6cm,故 1 岁时头围约为 46cm;2 岁时约为 48cm;5 岁时约为 50cm;15 岁时头围接近成人,为 54～58cm。头围过小提示脑发育不良,头围过大或增长过快提示脑积水、脑肿瘤的可能。头围测量在 2 岁以下最有价值。

5. 胸围　指自乳头下缘经肩胛下角水平绕胸一周的长度,反映肺和胸廓的发育。儿童出生时胸围比头围小 1～2cm,平均为 32cm;1 岁时胸围约等于头围;1 岁以后胸围逐渐超过头围,1 岁至青春期前胸围超过头围的厘米数,约等于儿童年龄(岁)减 1。

6. 上臂围　指沿肩峰与尺骨鹰嘴连线中点绕上臂一周的长度,反映上臂骨骼、肌肉、皮下脂肪和皮肤的发育水平,常用以评估儿童的营养状况。1 岁以内上臂围增长迅速,1～5 岁增长缓慢。在无条件测量体重和身高(长)的地方,可用左上臂围测量值筛查 1～5 岁儿童的营养状况。评估标准:＞13.5cm 为营养良好;12.5～13.5cm 为营养中等;＜12.5cm 为营养不良。

7. 骨骼的发育

(1)颅骨的发育:颅骨随脑的发育而增长,故其发育较面部骨骼早。儿童出生时颅骨未闭合形成颅缝和囟门。正常儿童出生时只有前囟和后囟。前囟出生时为 1.5～2.0cm(测量对边中点连线长度),6 个月左右逐渐骨化而变小,在 1～1.5 岁时闭合,闭合最迟不超过 2 岁。前囟迟闭或过大见于佝偻病、甲状腺功能减退症等;前囟早闭或头围小提示脑发育不良、小头畸形;前囟饱满常提示颅内压增高,多见于脑膜炎、脑炎、脑积水、脑水肿等；前囟凹陷多见于脱水或重度营养不良。后囟出生时即已闭合或很小，最迟出生后6~8周闭合。

（2）脊柱的发育：脊柱的生长反映脊椎骨的发育。出生后第1年脊柱生长快于四肢，以后四肢生长快于脊柱。婴儿3~4个月抬头动作的发育使颈椎前凸，形成第1个生理弯曲——颈曲；6~7个月会坐时胸椎后凸，形成第2个生理弯曲——胸曲；1岁左右开始行走时腰椎前凸，形成第3个生理弯曲——腰曲，脊柱形成类似于S形的弯曲。6~7岁时韧带发育完善，这三个脊柱自然弯曲为韧带所固定。

（3）长骨的发育：长骨的生长主要由于长骨干骺端软骨骨化和骨膜下成骨作用使其增长、增粗。干骺端骨性融合，标志长骨生长结束。骨化中心的多少反映长骨的成熟程度。通过X线测定不同年龄儿童长骨干骺端骨化中心的出现时间、数目、形态的变化，并将其标准化，即为骨龄。出生时腕部尚无骨化中心，腕部骨化中心10岁出齐，共10个，1~9岁腕部骨化中心的数目约为儿童的年龄加1。动态观察儿童骨龄变化可评价生长状况及内分泌系统疾病的治疗效果。如甲状腺功能减退症、生长激素缺乏症等患儿的骨龄明显落后，骨骼发育明显迟缓；性早熟、先天性肾上腺素皮质增生症等患儿的骨龄超前。

8. 牙齿的发育　人一生有乳牙（共20颗）和恒牙（共28~32颗）两副牙齿。

（1）乳牙：婴儿一般于出生后6个月左右（4~10个月）乳牙开始萌出，若出生13个月后仍未出牙为乳牙萌出延迟。乳牙于2~2.5岁出齐，2岁以内儿童的牙齿数目等于月龄减4~6。出牙为生理现象，出牙时个别儿童可有低热、唾液增多、流涎及睡眠不安、烦躁等症状。

（2）恒牙：6岁左右开始萌出第一颗恒牙，一般恒牙在20~30岁时出齐。

9. 肌肉及脂肪组织的发育

（1）肌肉的发育：肌肉组织发育程度与营养状况、生活方式和运动量有关。

（2）脂肪组织的发育：主要表现为细胞数目增加和体积增大。

知识点3：青春期的体格生长规律

1. 身高的增长　女童多在9~11岁乳房发育，男童多在11~13岁睾丸增大，标志青春期开始。

2. 体重的增长　青春期体重的增长与身高平行，无论男女，体重增长为25~30kg，体重增长值约为成人理想体重的25%。

3. 体型的改变　青春期儿童体型发生显著改变，女童逐渐形成身体曲线，耻骨与髂骨下部的生长和脂肪堆积使臀围加大。男童则显示肩部增宽、下肢较长、肌肉增强的体型特点。

第四节 神经心理的发育

知识点4：神经系统的发育

在胚胎时期，神经系统首先形成，脑的发育最迅速。新生儿脑重量已达到成人脑重量的25%。3岁时神经细胞基本分化完成；8岁时神经细胞接近成人；神经纤维髓鞘化到4岁时才完成。婴儿出生时即具有吸吮反射、觅食反射、吞咽反射、拥抱反射、握持反射等，这些反射随年龄增长而逐渐消失。3～4个月前的婴儿肌张力较高，凯尔尼格征可为阳性，2岁以下儿童巴宾斯基征阳性亦可为生理现象。

知识点5：感知觉的发育

1. 视感知发育　新生儿已有视觉感应功能，第2个月起可协调注视物体，开始有头眼协调，视线和头可随物体水平移动90°；3～4个月时头眼协调较好，可追物180°，辨别彩色和非彩色物体；6～7个月时目光可随上下移动的物体垂直转动，喜欢红色等鲜亮的颜色；8～9个月时开始出现视深度的感觉，能看到小物体；18个月时能辨别形状，喜看图画；2岁时两眼调节好，可区别垂线与横线，逐渐学会辨别红、白、黄、绿等颜色，视力达到4.7；4～5岁时视深度已充分发育，视力达到5.0。

2. 听感知发育　新生儿出生时鼓室无空气，听力差；出生后3～7日听力良好；3～4个月时可有定向反应（头转向声源），听到悦耳声音时会微笑；6个月时能区别父母的声音，唤其名有应答表示；7～9个月时能确定声源，区别语言的意义；10～12个月时能听懂自己的名字；1～2岁时能听懂简单的指令；4岁时听觉发育逐渐成熟，并持续至青少年期。

3. 味觉发育　新生儿出生时味觉发育已很完善；4～5个月时甚至对食物轻微的味道改变已很敏感，是味觉发育的关键期，故应适时引入各类转乳期食物。

4. 嗅觉发育　新生儿出生时嗅觉已发育完善，出生后1～2周的新生儿已经可以辨别母亲与他人的气味，3～4个月时能区别愉快和不愉快的气味，7～8个月时开始对芳香气味有反应。

5. 皮肤感觉发育　皮肤感觉包括触觉、痛觉、温度觉和深感觉。触觉是引起某些反射的基础。新生儿已有痛觉，但反应较迟钝，2个月后才逐渐改善。新生儿温度觉很灵敏，环境温度骤降时即啼哭，保暖后就安静。2～3岁时儿童通过接触能区分物体的冷、热、软、硬等属性，5～6岁时能分辨体积和重量不同的物体。

6. 知觉发育　知觉是人对事物各种属性的综合反映。儿童在6个月以前主要是通过感觉认识事物，6个月后已有手眼协调动作，其后随着语言的发展，儿童的知觉开始在语言的调节下进行。1岁末开始有空间和时间知觉的萌芽；3岁时能辨上下；4岁时能辨前后；5岁时能辨别以自身为中心的左右。4~5岁时已有时间的概念，能区别早上、晚上、今天、明天、昨天；5~6岁时能逐渐掌握周内时序、四季等概念。

知识点6：运动的发育

1. 粗大运动的发育　粗大运动指身体对大动作的控制，包括颈肌、腰肌的平衡能力，以及爬、站、走、跑、跳等动作。

（1）抬头：新生儿俯卧位时能抬头1~2秒；2~3个月时俯卧可抬头45°~90°；3个月直立状态时能竖直抬头；4个月时抬头很稳并能自由转动。

（2）翻身：儿童大约从7个月时能有意识地从仰卧位翻至俯卧位，然后从俯卧位翻至仰卧位。

（3）坐：儿童6个月时能双手向前撑住独坐；8~9个月时能坐稳并能左右转身；1岁左右身体前倾时出现向后伸手的保护性反射。

（4）匍匐、爬：新生儿俯卧位时已有反射性的匍匐动作；2个月时俯卧能交替踢腿；3~4个月时可用手撑起上半身数分钟；7~8个月时已能用手支撑胸腹，使上身离开床面或桌面，有时可后退或能在原地转动身体；8~9个月时可用双上肢向前爬，但上、下肢的协调性不够好；12个月左右爬时可手、膝并用。学习爬的动作有助于胸部及智力的发育，并能提早接触周围环境，促进神经系统发育。

（5）站、走、跳：儿童5~6个月扶立时双下肢可负重，并能上、下跳动；8~9个月时可扶站片刻；10~14个月时可独站和扶走；15~18个月时走路较稳；18~24个月时已能跑及双足并跳；2~2.5岁时能单足站；3岁时能上下楼梯，可并足跳远、单足跳。

2. 精细运动的发育　精细运动指手和手指的动作，如抓握物品、涂画、叠方积木等。新生儿两手握拳很紧；3~4个月时握持反射消失，试用全手掌抓握物体；5~6个月时主动伸手抓物体；6~8个月时能独自摇摆或玩弄小物体，出现换手及捏、敲等探索性动作；8~10个月时可用拇指、示指取物，喜欢撕纸；12~18个月时能拿笔涂画；18个月时能叠2~3块方积木；2岁时可叠6~7块方积木、叠纸、一页一页翻书；2~2.5岁时能用积木搭桥；3~4岁时能使用一些"工具性"玩具；4~5岁时能穿鞋带、剪纸；5~6岁时能学习写字。

知识点7：语言的发育

语言发育要经过发音、理解语言和表达语言3个阶段。

1. 发音阶段　新生儿已会哭叫;1~2个月开始发喉音;3~4个月能咿呀发音;7~8个月能发"ba ba""ma ma"等语音,但都没有词语的真正意义;8~9个月喜欢模仿成人的口唇动作练习发音。

2. 理解语言阶段　6~7个月能听懂自己的名字;9个月左右能听懂简单的词意,如"再见""欢迎""谢谢"等;10个月左右已能有意识地叫"爸爸""妈妈"。

3. 表达语言阶段　一般1岁开始会说单词;2岁时能说简单的人、物品和图片,能讲2~3个字的词组;3~4岁时能说短小的歌谣,会唱歌。

知识点8:心理活动的发育

儿童出生时不具有心理现象,条件反射的形成标志着心理活动发育的开始,且随着年龄的增长,心理活动不断发展。

1. 注意的发展　注意可分为无意注意和有意注意。婴儿期以无意注意为主,儿童3个月开始能短暂注意人脸和声音。5~6岁儿童能较好控制自己的注意力。

2. 记忆的发展　婴幼儿时期的记忆特点是时间短、内容少,易记忆带有欢乐、愤怒、恐惧等情绪的事情,以机械记忆为主,精确性差。

3. 思维的发展　1岁开始儿童产生思维;3岁前的思维为直觉活动思维;3岁以后开始有初步抽象思维;6~11岁以后儿童逐渐学会综合分析、分类比较等抽象思维方法,具有进一步独立思考的能力。

4. 想象的发展　新生儿无想象能力;1~2岁的儿童仅有想象的萌芽;3岁后的儿童想象内容增多,但仍为片段和零星的内容;学龄前期儿童的想象有所发展,但仍以无意想象和再造想象为主,想象的主题也易变;学龄期儿童有意想象和创造性想象才迅速发展。

5. 情绪、情感的发展　婴幼儿情绪表现特点是时间短暂、反应强烈、容易变化、外显而真实。

6. 意志的发展　新生儿期无意志;婴幼儿期开始有意志的萌芽。

7. 个性和性格的发展　婴儿期因一切生理需要均依赖成人完成,逐渐建立对亲人的依赖性和信任感,如不能产生依恋关系,将产生不安全感。幼儿期能独立行走,说出自己的需要,自主控制大小便,故有一定自主感,但此时并未脱离对亲人的依赖,常出现违拗言行与依赖行为交替现象;学龄前期儿童生活基本能自理,主动性增强,但主动行为失败时易出现失望和内疚;学龄期儿童开始正规学习生活,重视勤奋学习的成就,如不能发现自己的学习潜力将产生自卑;青春期儿童体格生长,性发育成熟,社会交往增多,心理适应能力增强,但容易波动,感情问题、伙伴问题、职业选择、道德价值和人生观等问题处理不当易发生性格改变。

考点 1: 儿童生长发育的规律及影响因素

1. 儿童生长发育遵循的规律正确的是
   - A. 自下而上
   - B. 由远到近
   - C. 由细到粗
   - D. 由简单到复杂
   - E. 由高级到低级

2. 人体发育成熟最晚的系统是
   - A. 神经系统
   - B. 淋巴系统
   - C. 消化系统
   - D. 呼吸系统
   - E. 生殖系统

3. 对儿童生长发育规律的描述, **错误**的是
   - A. 生长发育是一个连续的过程
   - B. 生长发育遵循一定的顺序
   - C. 有一定的个体差异性
   - D. 各系统器官发育的速度一致
   - E. 各器官系统生长发育有不平衡性

考点 2: 儿童体格生长常用指标

4. 评价儿童生长发育的最常用指标是
   - A. 运动能力
   - B. 体重、身高、头围、胸围等
   - C. 语言发育程度
   - D. 智力发育情况
   - E. 对外界的反应能力

5. 儿童前囟早闭见于
   - A. 脑积水
   - B. 脑出血
   - C. 小头畸形
   - D. 硬膜下出血
   - E. 脑穿通畸形

6. 儿童乳牙出齐的时间是
   - A. 1 岁~1 岁半
   - B. 1 岁半~2 岁
   - C. 2 岁~2 岁半
   - D. 2 岁半~3 岁
   - E. 3 岁~3 岁半

*7. 儿童, 男, 发育正常, 体格检查: 头围 48cm, 胸围 49cm, 身长 87cm, 该儿童的体重约为
   - A. 6kg
   - B. 8kg
   - C. 10kg
   - D. 12kg
   - E. 14kg

8. 婴儿出生时体重为 3.2kg,生后 6 个月的体重按公式计算为

    A. 6.0kg   B. 6.4kg

    C. 6.8kg   D. 7.4kg

    E. 7.8kg

9. 最能反映婴儿营养状况的体格发育指标是

    A. 胸围   B. 牙齿

    C. 身长   D. 体重

    E. 头围

10. 儿童头围与胸围大致相等的年龄是

    A. 出生 2 个月   B. 出生 4 个月

    C. 出生 6 个月   D. 出生 8 个月

    E. 1 岁

11. 计算 2 岁以内儿童乳牙个数的方法是

    A. 月龄减 2 ~ 4   B. 月龄减 4 ~ 6

    C. 月龄减 4 ~ 8   D. 月龄减 4 ~ 10

    E. 月龄减 6 ~ 10

*12. 儿童,女,1 岁,出生史正常,喂养史正常,现进行常规生长发育检查。该女童的左手腕部 X 线片可显示的骨化中心数量最多为

    A. 0 个   B. 2 个

    C. 4 个   D. 6 个

    E. 8 个

*13. 儿童,男,5 岁,发育正常,按公式估算,其体重和身高是

    A. 15kg,105cm   B. 16kg,105cm

    C. 16kg,110cm   D. 18kg,105cm

    E. 18kg,110cm

(14~16 题共用题干)

儿童,男,1 岁 2 个月,到医院体检,体重 9.2kg,身长 78cm,头围 46cm,前囟尚未闭合。

14. 家长十分着急,询问护士儿童前囟最迟闭合的时间,回答是

    A. 12 个月   B. 14 个月

    C. 16 个月   D. 18 个月

    E. 24 个月

*15. 如果前囟闭合延迟，常见的原因是

    A. 维生素 D 缺乏性佝偻病　　　　B. 胆红素脑病

    C. 脑发育不良　　　　　　　　　　D. 小头畸形

    E. 脑萎缩

*16. 护士给予的正确指导是

    A. 暂停户外活动　　　　　　　　　B. 增加脂肪供给

    C. 增加糖类供给　　　　　　　　　D. 增加户外活动

    E. 预防交叉感染

考点 3：青春期的体格生长规律

*17. 青春期女童的第二性征表现**不包括**

    A. 智齿萌出　　　　　　　　　　　B. 月经初潮

    C. 骨盆变宽　　　　　　　　　　　D. 脂肪丰满

    E. 出现阴毛

18. 女童青春期第二性征的最初特征是

    A. 智齿萌出　　　　　　　　　　　B. 乳房萌发

    C. 骨盆变宽　　　　　　　　　　　D. 脂肪丰满

    E. 出现阴毛

19. 男童青春期开始的标志是

    A. 睾丸增大　　　　　　　　　　　B. 肩部增宽

    C. 下肢较长　　　　　　　　　　　D. 肌肉增强

    E. 体重增加

考点 4：神经系统的发育

20. 新生儿脑重量已达到成人脑重量的比重为

    A. 10%　　　　　　　B. 15%　　　　　　　C. 20%

    D. 25%　　　　　　　E. 30%

21. 以下哪项**不属于**新生儿出生时即具有却随年龄增长而逐渐消失的反射

    A. 吞咽反射　　　　　　　　　　　B. 握持反射

    C. 拥抱反射　　　　　　　　　　　D. 觅食反射

    E. 提睾反射

考点 5：感知觉的发育

22. 根据儿童认知的发展，开始有时间概念的年龄阶段是

    A. 2 岁~3 岁　　　　　　　　　　B. 3 岁~4 岁

C. 4岁~5岁   D. 5岁~6岁

E. 6岁~7岁

*23. 婴儿,男,6个月,出生时体重为3.2kg。该婴儿感知觉发育特点正确的是

A. 头眼协调较好,可追物180°,辨别彩色和非彩色物体

B. 能区别父母的声音,唤其名有应答表示

C. 开始有空间和时间知觉的萌芽

D. 能听懂简单指令

E. 能辨别形状,喜看图画

考点6：运动的发育

*24. 婴儿,女,体检结果:体重8kg,身长72cm。提示该女婴发育正常的运动特征是

A. 会抬头   B. 会翻身

C. 能坐稳并能左右转身   D. 能用手握玩具

E. 独立行走

考点7：语言的发育

*25. 婴儿,男,体重7.2kg,能独坐一会儿,能用手摇玩具,能认出熟人和陌生人,最可能的月龄是

A. 2个月   B. 4个月

C. 6个月   D. 8个月

E. 10个月

*26. 婴儿,男,母乳喂养,体重8kg,身长72cm,坐稳并能左右转身,能发简单的"爸爸""妈妈"的音节,喜欢模仿成人的口唇动作练习发音,刚开始爬行,其月龄可能是

A. 3~5个月   B. 6~7个月

C. 8~9个月   D. 10~11个月

E. 12个月

考点8：心理活动的发育

27. 以下**不属于**婴幼儿时期记忆特点的是

A. 时间短

B. 易记忆带有欢乐、愤怒、恐惧等情绪的事情

C. 以机械记忆为主

D. 精确性较好

E. 内容少

28. 以下属于思维的发展特点的是

    A. 1 岁开始儿童产生思维   B. 2 岁开始儿童产生思维

    C. 3 岁开始儿童产生思维   D. 4 岁开始儿童产生思维

    E. 5 岁开始儿童产生思维

29. 男婴, 8 个月, 体格、智力发育正常, 此男婴心理发展的特征是

    A. 与父母建立良好的依赖关系

    B. 表现出明显的自主性

    C. 具有丰富的想象力及进取精神

    D. 能很好地发展勤奋的个性

    E. 有自我认同感

【参考答案和部分解析】

序号	1	2	3	4	5	6	7	8	9	10
答案	D	E	D	B	C	C	D	D	D	E
序号	11	12	13	14	15	16	17	18	19	20
答案	B	B	E	E	A	D	A	B	A	D
序号	21	22	23	24	25	26	27	28	29	
答案	E	C	B	C	C	C	D	A	A	

7. 答案 D

解析: 发育正常的男童, 从其头围 48cm, 胸围 49cm, 身长 87cm, 推算出该儿童的年龄约为 2 岁, 体重约为 12kg。

12. 答案 B

解析: 1~9 岁儿童腕部骨化中心数目约为儿童年龄 + 1。

13. 答案 E

解析: 2 岁到青春期前体重可按下列公式估算: 体重 (kg) = 年龄 × 2 + 8; 2~12 岁儿童身高可按下列公式估算: 身高 (cm) = 年龄 × 7 + 75。该男童 5 岁, 体重 = 5 × 2 + 8 = 18 (kg), 身高 = 5 × 7 + 75 = 110 (cm)。

15. 答案 A

解析: 前囟的大小及张力的变化均提示某些疾病的可能。前囟迟闭或过大见于佝偻病、甲状腺功能减退症等; 前囟早闭或头围小提示脑发育不良、小头畸形; 前囟

饱满常提示颅内压增高,多见于脑膜炎、脑炎、脑积水、脑水肿等;前囟凹陷多见于脱水或重度营养不良。

16．答案 D

解析:促进前囟闭合的护理措施:加强户外活动,增加日光照射时间,选择富含维生素D、钙、磷、蛋白质的食物等。

17．答案 A

解析:女性的第二性征,主要表现为体格较男性矮小,皮下脂肪增多,显得丰满;皮肤细嫩、汗毛细小、骨盆宽大、乳腺发达、乳房发育、月经初潮、喉结不突出、不长胡须等。

23．答案 B

解析:3～4个月头眼协调较好,可追物180°,辨别彩色和非彩色物体;6个月时能区别父母的声音,唤其名有应答表示;1岁末开始有空间和时间知觉的萌芽;1～2岁时能听懂简单指令;18个月时能辨别形状,喜看图画。

24．答案 C

解析:该女婴体重8kg,身长72cm,估算其月龄约为8个月。婴儿6个月时能双手向前撑住独坐;8～9个月时能坐稳并能左右转身;1岁左右儿童身体前倾时出现向后伸手的保护性反射。

25．答案 C

解析:根据儿童6个月时能双手向前撑住独坐、能认出熟人和陌生人;6～8个月时能独自摇摆或玩弄小物体,推出正确答案为C。

26．答案 C

解析:根据8～9个月时能坐稳并能左右转身,8～9个月喜欢模仿成人的口唇动作练习发音可以推出正确答案为C。

(李 研　张 梅)

第三章 | 儿童营养与喂养

　　1. 具有儿科护理人员所需要的严谨、细致、慎独的职业素养，较好的护患沟通与团队合作能力，尊重儿童及其家庭成员、关爱儿童、保护儿童隐私的职业态度。

　　2. 掌握儿童能量的需要及母乳喂养、人工喂养、部分母乳喂养、婴儿食物转换的特点与护理。

　　3. 熟悉儿童营养素的需要。

　　4. 了解幼儿、学龄前儿童、学龄儿童、青少年的营养特点及膳食安排。

　　5. 学会儿童喂养的方法。

【重点和难点】

　　本章重点是能量的需要及母乳喂养、人工喂养、部分母乳喂养、婴儿食物转换的特点与护理。难点是人工喂养的特点与护理。

第一节　能量与营养素的需要

知识点 1：能量与营养素的需要

　　儿童所需的能量主要来自食物中的宏量营养素。宏量营养素在体内产能分别为蛋白质 16.8kJ/g（4kcal/g），脂肪 37.8kJ/g（9kcal/g），碳水化合物 16.8kJ/g（4kcal/g）。儿童总的能量消耗包括基础代谢率、食物的热力作用、生长发育所需、活动消耗、排泄消耗 5 个方面。其中，生长发育所需的能量是儿童时期特有的需要。不同年龄各项能量消耗不同。一般 <6 月龄婴儿能量平均需要量为 90kcal（376.56kJ）/（kg·d），7～12 月龄为 80kcal（334.72kJ）/（kg·d），1 岁后以每岁计算。宏量营养素可以供给能

量,其中,碳水化合物所产生的能量应占总能量的 55%~65%,脂肪供给的能量占总能量的 35%~50%,蛋白质供给的能量占总能量的 8%~15%。同时,维持人体正常生理活动还需要微量营养素、膳食纤维和水。微量营养素包括维生素和矿物质,维生素按其溶解性不同分为脂溶性(维生素 A、D、E、K)与水溶性(B 族维生素和维生素 C)两大类;矿物质包括钾、钠、钙、镁、磷等常量元素和铁、铜、锌、碘、硒等微量元素。1 岁以内儿童需水量约为 150ml/(kg·d),以后每增长 3 岁减去 25ml/(kg·d),至成人需 40~45ml/(kg·d)。

第二节　婴　儿　喂　养

婴儿喂养的方式包括母乳喂养、部分母乳喂养和人工喂养 3 种,其中以母乳喂养最为理想。

知识点 2:母乳喂养

1. 母乳的成分　①蛋白质:母乳所含必需氨基酸比例适宜;母乳蛋白质中乳清蛋白与酪蛋白比值为 4:1,易被消化吸收;母乳所含 18 种游离氨基酸中由半胱氨酸转化而来的牛磺酸是牛乳的 10~30 倍,牛磺酸能促进婴儿神经系统和视网膜的发育。②碳水化合物:母乳中 90% 的碳水化合物为乙型乳糖,有利于脑的发育;有利于双歧杆菌、乳酸杆菌生长,产生 B 族维生素;有利于钙、镁和氨基酸的吸收;有利于促进肠蠕动。③脂肪:母乳脂肪中含不饱和脂肪酸较多,有利于婴儿神经系统的发育;含较多解脂酶,有助于脂肪的消化和吸收。④矿物质:钙、磷的比例适宜(2:1),易被吸收;锌吸收率高;母乳中铁含量与牛乳相似,但母乳的铁吸收率(49%)高于牛乳(4%)。⑤维生素:除维生素 D、维生素 E、维生素 K 外,营养状况良好的乳母可提供婴儿所需的各种维生素。母乳中维生素 D 含量较低,婴儿应补充维生素 D;母乳中维生素 K 含量仅为牛乳的 1/4,且出生时储存量低,肠道菌群未建立也不能合成维生素 K_1,新生儿出生时应肌内注射维生素 K_1,以预防维生素 K_1 缺乏所致出血性疾病。⑥免疫物质:母乳中含有大量的免疫物质,特别是初乳中免疫物质含量更高,如丰富的分泌型 IgA(SIgA)、大量免疫活性细胞、较多的乳铁蛋白及溶菌酶等,对预防新生儿和婴儿感染有重要意义。⑦生长调节因子:为一组对细胞增殖、发育起重要作用的因子,如牛磺酸、激素样蛋白(上皮生长因子、神经生长因子)、某些酶和干扰素。

2. 母乳成分的变化　母乳成分在产后不同时期及每次哺乳开始和结束都有不

同的变化;母乳分初乳、过渡乳、成熟乳和晚乳;每次哺乳时乳汁的成分随时间也有变化,开始时蛋白质高而脂肪低,以后蛋白质含量逐渐降低而脂肪含量逐渐增加,结束前脂肪含量最高。

3. 母乳喂养的优点　①母乳中的成分营养价值高,宏量营养素比例适宜,适合婴儿消化吸收。②母乳中含有多种免疫物质,能增强婴儿的抗病能力,预防感染。③母乳喂养安全、经济、方便,温度适宜。④母乳喂养可增进母子感情,并可密切观察婴儿的细微变化,有利于婴儿身心健康和情感发展。⑤母乳喂养可促进子宫收缩并加快其复原速度。⑥连续哺乳6个月以上还可使乳母孕期储备的脂肪消耗,促使乳母体型逐渐恢复至孕前状态,可降低母亲2型糖尿病、卵巢癌和乳腺癌的发病风险。

4. 母乳喂养的护理

(1)指导哺乳技巧

1)尽早开奶,按需哺乳:新生儿应在出生后15分钟至2小时内尽早开奶,吸吮对乳头的刺激可反射性地促进泌乳。0~2个月的婴儿应按需哺乳,通过多次吸吮刺激乳汁分泌增加。待婴儿与母亲相互协调后逐渐固定喂哺模式,一般每2~3小时喂1次,逐渐延长到每3~4小时喂1次,3个月后夜间可停1次,每天共6~7次。

2)促进乳汁分泌:吸乳前让母亲湿热敷乳房,促进乳房血液循环。2~3分钟后,从外侧边缘向乳晕方向轻拍或者按摩乳房,促进乳房感觉神经的传导和泌乳。两侧乳房交替哺乳,每次哺乳应让乳汁排空,充分排空乳房会有效刺激泌乳素分泌,产生更多乳汁。

3)掌握正确的喂哺技巧:①哺乳前先洗净双手,用温开水清洗乳头、乳晕。②唤起婴儿最佳的进乳状态(清醒状态、有饥饿感),哺乳前让婴儿用鼻推压或用舌舔母亲的乳房,婴儿的气味、身体的接触刺激乳母的射乳反射。③哺乳时母亲产后最初几天可取半卧位,以后宜采用坐位,哺乳一侧的脚稍抬高(置一小凳于脚下),抱婴儿于斜坐位,让婴儿的头、肩枕于哺乳侧的肘弯,用另一手呈"C"形托住乳房,使婴儿含住乳头及大部分乳晕吸吮,并能自由地用鼻呼吸。当奶流过急时,母亲可采取示指、中指轻夹乳晕两旁的"剪刀式"喂哺姿势。每次哺乳时间为15~20分钟,应根据婴儿吸吮能力和体质强弱适当调整,以吃饱为度。④哺乳结束后,为防止溢乳,应将婴儿竖起直抱,头部紧靠母亲肩上,用手掌轻拍背部将咽下的空气排出,然后将婴儿置于右侧卧位,以防溢乳造成窒息。

4)注意事项:①哺乳时应防止乳房阻塞婴儿鼻部,导致窒息。②每次哺乳应做到两侧乳房交替,应先吸空一侧,然后再吸另一侧。③哺乳期母亲应始终保持愉快的心情、有规律的生活和足够的睡眠，加强营养。④若排乳不畅或喂哺时未将乳汁吸空引起乳汁淤积时，可发生乳房小硬块（乳核），有胀痛，应及早进行局部湿热敷及轻轻按摩使其软化，并于喂乳后用吸乳器将乳汁吸尽，以防乳腺炎发生。⑤防止发生乳头皲裂，在妊娠晚期就应经常用湿毛巾擦洗乳头，使乳头能耐受吸吮；哺乳后可挤出少许乳汁均匀地涂在乳头上，乳汁中的成分对乳头表皮有保护作用。

（2）掌握母乳喂养的禁忌：乳母感染人类免疫缺陷病毒（HIV）以及患有严重疾病如活动性肺结核、精神病、恶性肿瘤或重症心、肾疾病等不宜哺乳。乙型肝炎的母婴传播主要发生在临产或分娩时，通过胎盘或血液传递，因此乙肝病毒携带者并非哺乳禁忌，这类患者的婴儿应在出生后 24 小时内给予高效乙肝免疫球蛋白，继之接受乙肝疫苗免疫接种。

（3）把握断乳时机：一般可自 4～6 个月起开始引入转乳期食物，同时逐步减少哺乳次数，增加引入食物的量。健康婴儿于 10～12 个月时可完全断乳（世界卫生组织建议母乳喂养应至 2 岁）。

知识点 3：人工喂养和部分母乳喂养

人工喂养是指以配方奶或其他代乳品完全替代母乳喂养的方法，是母亲因各种原因不能喂哺 4～6 个月内的婴儿所采取的方法。

1. 常用乳品及代乳品　有配方奶、兽乳（牛乳和羊乳等）和代乳品，其中以配方奶为首选。配方奶是以母乳的营养素含量及其组成为依据，对牛乳进行改造的奶制品。牛乳中蛋白质含量较母乳高，但多为酪蛋白，在胃中形成的凝块较大，不易消化；脂肪含量与母乳相似，所含不饱和脂肪酸少，脂肪颗粒大，缺乏脂肪酶，故较难消化吸收；乳糖含量较少，主要以甲型乳糖为主，有利于大肠埃希菌生长；矿物质较多，可中和胃酸，不利于消化，并可增加肾的负担；缺乏免疫物质，导致婴儿易患感染性疾病。羊乳的营养价值与牛乳相似，蛋白质与脂肪较牛乳多，凝块较牛乳细而软，脂肪球大小接近母乳，比牛乳易于消化，叶酸含量很少，长期单纯羊乳喂养可致巨幼红细胞贫血。

人工喂养时，如选择牛乳，可通过稀释、加糖、煮沸对牛乳进行加工，矫正其缺点。稀释即加水或米汤；加糖即每 100ml 牛乳加糖 5～8g；煮沸即用温火煮 3～4 分钟。

2. 人工喂养的护理

（1）乳量估算：牛乳、水及糖的需要量按每日所需总能量和总液量来计算。一般 < 6 月龄婴儿能量平均需要量为 90kcal（376.56kJ）/（kg·d），需水量为 150ml/（kg·d）。①配方奶粉：一般市售婴儿配方奶粉 100g 供能约 500kcal（2029kJ），配备统一规格的专业小勺。如盛 4.4g 配方奶粉的专用小勺，1 平勺宜加入 30ml 温开水。以 < 6 月龄

婴儿为例,需婴儿配方奶粉 18g/(kg·d)或 125ml/(kg·d)。②牛乳:8% 糖牛奶 100ml 供能约 100kcal(418kJ),以<6 月龄婴儿为例,需 8% 糖牛奶 90ml/(kg·d),全牛奶喂养时,因蛋白质和矿物质浓度较高,应两次喂哺之间加喂水,结合需水量 150ml/(kg·d),需喂水总量为 60ml/(kg·d)。

（2）喂哺次数:配方奶粉一般每 2~3 小时喂哺 1 次;因牛乳在胃中排空时间较长,故间隔时间可略长,一般每 3~4 小时喂哺 1 次。

（3）喂哺方法:哺乳前应先给婴儿换尿布、洗手。用奶瓶喂哺时,要选择开孔合适的奶嘴和奶瓶;将乳汁滴在哺喂者手背部或前臂内侧,以不烫手为宜;将婴儿抱起置于膝上,使之呈半卧位姿势;持奶瓶为斜位,使乳汁充满奶嘴及奶瓶的前半部分进行喂哺。每次喂哺时间持续 15~20 分钟,哺乳结束时,应参照母乳喂养法竖抱婴儿,轻拍其背部,排出空气后再将婴儿置右侧卧位。

（4）注意事项:婴儿食量存在个体差异,应根据实际情况随时调整奶量;加强奶具卫生;由母亲亲自喂哺。

3. 部分母乳喂养　部分母乳喂养指母乳与配方奶或其他乳品同时喂养婴儿,分为补授法和代授法两种。

知识点 4: 婴儿食物转换

1. 食物转换的原则　引入食物的质和量应循序渐进,应遵循由少到多、由稀到稠、由细到粗、由一种到多种循序渐进的原则,并根据婴儿的消化情况而定,可简单地记为"1 汁 4 泥 7 末 10 碎"。

2. 食物转换的步骤和方法　具体步骤和方法见表 3-1。

表 3-1　转乳期食物的引入

月龄	食物形状	引入的食物	餐数		进食技能
			主餐	辅餐	
4~6 个月	泥状食物	含铁配方米粉、配方奶、菜泥、水果泥	6 次奶(断夜间奶)	逐渐加至 1 次	用勺喂
7~9 个月	末状食物	粥、烂面条、烤馒头片、饼干、鱼、肝泥、肉末	4 次奶	1 餐饭 1 次水果	学用杯
10~12 个月	碎食物	软饭、面条、馒头、碎肉、碎菜、豆制品、带馅食品	3 餐饭	2~3 次奶 1 次水果	抓食 断奶瓶 自用勺

第三节 幼儿营养

知识点 5：幼儿营养特点及膳食安排要点

1. 营养特点　①1岁以后幼儿生长速度减慢，仍需保证充足的能量和优质蛋白质的摄入。②幼儿神经、心理发育迅速，充满好奇心，应允许幼儿参与进食，培养其独立进食的能力。③幼儿喜好模仿，家长应注意培养幼儿良好的进食习惯。④幼儿的进食技能与婴儿期的训练有关。

2. 膳食安排要点　①供给足够的能量和蛋白质，蛋白质、脂肪和碳水化合物产能所占比例为 10%～15%、30%～35%、50%～60%。②食物种类多样化，注意肉类、蛋类、鱼、豆制品、水果、蔬菜的供给。③注意软、细、碎、烂，烹调时应低盐，不放花椒、辣椒等刺激性调味品。④每日可在3次正餐中再加1～2次点心。⑤环境要求清洁、整齐，最好能与大人共同进餐，培养幼儿自己进餐，正确使用餐具，不偏食、不挑食。⑥培养幼儿2岁后自我自由进食，不规定进食方法，不强迫进食。

第四节　学龄前儿童营养

知识点 6：学龄前儿童营养特点及膳食建议

1. 营养特点　①学龄前儿童生长发育平稳发展，仍需要充足的营养素。②口腔功能较成熟，消化功能逐渐接近成年人，已可进食成人食物。③学龄前儿童进入幼儿园集体生活，应培养其良好的饮食习惯。④功能性便秘、营养性缺铁性贫血、肥胖症在该年龄段发病率较高，应得到足够的重视。

2. 膳食建议　①学龄前儿童的膳食应以谷类食物为主，并适当注意粗细粮的合理搭配。②保证蛋白质的供给，建议一半来源于动物性蛋白质，每天摄入乳类 300～400ml，常吃豆制品。③注意每天进食适量的膳食纤维。④膳食应清淡少盐，少油煎、油炸食物、高糖饮料，科学吃零食。⑤学习遵守餐桌礼仪，鼓励儿童参与餐前准备工作，注意口腔卫生。⑥食量与体力活动要平衡，保证体重增长。⑦不挑食、不偏食，培养良好的饮食习惯。

第五节 学龄儿童和青少年营养

知识点 7：学龄儿童和青少年营养特点及膳食安排要点

1. 营养特点 ①多数学龄儿童体格仍维持稳步的增长。②口腔咀嚼和吞咽功能发育成熟，消化吸收能力基本达成人水平。③学龄儿童能量摄入量需满足其生长速度、体育活动的需要。④青少年时期是生长发育的第二高峰，总能量的 20%～30% 用于生长发育；骨骼快速生长，矿物质如钙的需求量大；各种维生素的需要亦增加。⑤家庭、同伴、教师、媒体等因素影响着学龄期儿童特别是青少年的饮食行为。⑥注意营养性缺铁性贫血、神经性厌食、超重或肥胖症的及早预防。

2. 膳食安排要点 ①学龄儿童、青少年的膳食安排与成人相同，需保证足够的能量和蛋白质的摄入，主食宜选用可保留 B 族维生素的粗加工的谷类。②食物种类多样性，搭配合理。③提供含钙丰富的食物。

【考点训练题】

考点 1：能量与营养素的需要

*1. 儿童机体需要的总能量中，为儿童所特有的是

    A. 活动消耗

    B. 基础代谢

    C. 生长发育所需

    D. 排泄消耗

    E. 食物的特殊动力作用

2. 婴儿每日的需水量是

    A. 110ml/kg   B. 120ml/kg

    C. 130ml/kg   D. 140ml/kg

    E. 150ml/kg

*3. 按热量计算，8 个月婴儿每日所需的热量为

    A. 640kcal   B. 770kcal

    C. 800kcal   D. 990kcal

    E. 1100kcal

*4. 女婴，5个月，妈妈带她到社区卫生服务中心体检，体重为6kg，家长询问婴儿每天需水量，正确的是

    A. 800ml   B. 850ml

    C. 900ml   D. 950ml

    E. 975ml

*5. 机体能量最主要来源于

    A. 脂肪   B. 蛋白质

    C. 维生素   D. 矿物质

    E. 碳水化合物

考点2：母乳喂养

6. 4~6个月的婴儿最适宜的天然食品是

    A. 纯母乳   B. 全脂奶粉

    C. 母乳加奶粉   D. 母乳加辅食

    E. 婴儿配方奶粉

7. 下列关于母乳喂养**错误**的是

    A. 新生儿要按时哺乳

    B. 哺乳时应防止乳房阻塞婴儿鼻部

    C. 乳母感染人类免疫缺陷病毒（HIV）禁忌哺乳

    D. 吸乳前让母亲湿热敷乳房

    E. 喂乳后用吸乳器将乳汁吸尽

8. 婴儿哺乳结束拍背后，应将其保持的体位是

    A. 立位   B. 仰卧位

    C. 俯卧位   D. 左侧卧位

    E. 右侧卧位

*9. 下列**不属于**母乳优点的是

    A. 含乳糖高于牛乳   B. 含乳清白蛋白高于牛乳

    C. 含多种生物活性物质   D. 含钙高于牛乳

    E. 含免疫物质

*10. 母乳喂养的婴儿不易患肠道感染的原因是母乳中含有

    A. IgA   B. IgG

    C. SIgA   D. IgE

    E. 淋巴细胞

考点 3：人工喂养和部分母乳喂养

11. 人工喂养婴儿应选择的最佳乳品是

    A. 鲜牛乳   B. 羊乳

    C. 全脂奶粉   D. 婴儿配方奶粉

    E. 豆粉

*12. 关于牛乳成分的描述正确的是

    A. 矿物质含量少   B. 所含乳糖以甲型乳糖为主

    C. 富含各种免疫因子   D. 含不饱和脂肪酸较多

    E. 蛋白质含量高，以清蛋白为主

考点 4：婴儿食物转换

*13. 下列关于婴儿转乳期食物的添加原则说法**错误**的是

    A. 从稠到稀   B. 从细到粗

    C. 从少到多   D. 逐步添加

    E. 从一种到多种

14. 某胎龄 35 周早产儿，生后 32 天。冬天出生，母乳喂养。体重已由出生时的 2.0kg 增加到 3.0kg。现在可以引入的转乳期食物和引入的目的是

    A. 米汤，以补充热量   B. 菜汤，以补充矿物质

    C. 软面条，以保护消化道   D. 蛋黄，以补充铁

    E. 鱼肝油，以补充维生素 D

*15. 婴儿转乳期食物中可以添加软饭的月龄是

    A. 3 个月   B. 5 个月

    C. 7 个月   D. 9 个月

    E. 11 个月

考点 5：幼儿营养特点及膳食安排要点

*16. 幼儿每日蛋白质的供给量为

    A. 10g   B. 20g

    C. 30g   D. 40g

    E. 50g

17. 幼儿膳食安排特点描述**不正确**的是

    A. 供给足够的能量和蛋白质

    B. 食物种类多样化

    C. 注意软、细、碎、烂，烹调可以适当放花椒、辣椒

D. 每日可在 3 次正餐中再加 1 ~ 2 次点心

E. 创造良好的进餐环境

考点 6: 学龄前儿童营养特点及膳食建议

18. 学龄前儿童，每天乳类的摄入量的毫升数是

A. 100 ~ 200 　　　　　　　　B. 200 ~ 300

C. 300 ~ 400 　　　　　　　　D. 400 ~ 500

E. 500 ~ 600

考点 7: 学龄儿童和青少年营养特点及膳食安排要点

19. 青少年时期是生长发育的第二高峰，用于生长发育的能量占总能量的比例是

A. 10% ~ 20% 　　　　　　　B. 20% ~ 30%

C. 20% ~ 40% 　　　　　　　D. 30% ~ 40%

E. 30% ~ 50%

【参考答案和部分解析】

序号	1	2	3	4	5	6	7	8	9	10
答案	C	E	A	C	E	A	A	E	D	C
序号	11	12	13	14	15	16	17	18	19	
答案	D	B	A	E	E	D	C	C	B	

1. 答案 C

解析: 生长发育是儿童区别于成人的重要特点，生长发育所需的能量是儿童时期特有的需要。

3. 答案 A

解析: 按照 7 ~ 12 个月婴儿的体重计算公式，8 个月婴儿体重为：体重（kg）= 6（kg）+ 8 × 0.25（kg）= 8kg。7 ~ 12 个月婴儿每日需要能量为 80kcal/kg（334kJ/kg），所以 8 个月婴儿每日所需的热量为：8kg × 80kcal/kg = 640kcal。

4. 答案 C

解析: 婴儿每天需水量为 150ml/kg，该婴儿体重为 6kg，所以，她每天的需水量为：150ml/kg × 6kg = 900ml。

5. 答案 E

解析: 碳水化合物是供给能量的主要物质。

9. 答案 D

解析：与牛乳相比，母乳中钙的含量虽较低，但由于钙、磷比例合适，吸收率较高。

10. 答案 C

解析：母乳喂养的婴儿不易患肠道感染的原因是母乳中含有 SIgA 等免疫成分，对预防肠道和全身感染有一定的作用。

12. 答案 B

解析：牛乳中所含矿物质较多；乳糖含量较少，主要以甲型乳糖为主；免疫物质缺乏，易患感染性疾病；不饱和脂肪酸少；蛋白质含量较母乳高，但多为酪蛋白。

13. 答案 A

解析：引入食物的质和量要循序渐进，应遵循由少到多、由稀到稠、由细到粗、由一种到多种的原则。

15. 答案 E

解析：见表 3-1。

16. 答案 D

解析：幼儿期儿童每日需要供给蛋白质 40g，其中优质蛋白应占总蛋白量的 $1/3 \sim 1/2$。

（张 梅 李 研）

第四章 | 儿童保健和疾病预防

1. 具有儿科护理人员所需要的严谨、细致、慎独的职业素养,较好的护患沟通与团队合作能力,尊重儿童及其家庭成员、关爱儿童、保护儿童隐私的职业态度。

2. 掌握计划免疫程序。

3. 熟悉不同年龄期儿童的保健特点;儿童体格锻炼常见的方式;预防接种的注意事项、预防接种后的反应及处理。

4. 了解儿童游戏的功能;常见事故伤害发生的原因及预防措施;计划免疫的基本概念。

5. 学会根据儿童的实际情况,制订合适的保健要点;指导家长选择适合儿童的玩具、游戏或体格锻炼方法;指导家长正确处理预防接种后的反应。

【重点和难点】

本章重点是不同年龄儿童的保健重点、不同年龄阶段游戏的特点、体格锻炼、事故伤害预防及儿童计划免疫。难点是预防接种及其注意事项,接种后的反应和处理措施。

第一节 不同年龄期儿童的保健特点

知识点 1: 不同年龄期儿童的保健特点

1. 胎儿期保健 预防遗传性疾病与先天畸形;保证充足的营养;预防感染;给予良好的生活环境,避免环境污染,注意劳逸结合,减少精神负担和心理压力;加强高危孕妇的随访,尽量避免妊娠合并症。

2. 新生儿期保健　保健重点在生后第 1 周内。

（1）护理：保持呼吸道通畅，消毒、结扎脐带，记录出生时阿普加评分（Apgar score）、体温、呼吸、心率、体重与身长，预防接种，注意皮肤护理、脐部护理和臀部护理，预防感染，促进亲子情感交流。

（2）保暖：室温保持在 22～24℃，湿度以 55%～65% 为宜。

（3）喂养：早接触，早吸吮。出生后几天补充维生素 D（400IU/d），注意因维生素 K 缺乏而发生的出血性疾病。

（4）新生儿疾病筛查：遗传代谢性疾病筛查、听力筛查。

（5）家庭访视：新生儿期一般访视 3～4 次，高危儿或检查发现有异常者适当增加访视次数。访视内容：出生时的情况，回家后的生活情况，预防接种情况，营养与护理指导，体重测量，体格检查，咨询及指导。

3. 婴儿期保健　保健重点是保证充足营养及预防感染。

（1）合理喂养：4～6 个月以内的婴儿宜母乳喂养，根据婴儿具体情况指导断乳。

（2）日常护理：每日给婴儿擦洗或温水浴。衣服应简单、宽松，6 个月前每天睡 15～20 个小时，1 岁时每天睡 15～16 个小时。

（3）预防疾病和意外：按时完成基础免疫，定期给予体格检查，进行生长发育监测。预防意外事故，包括异物吸入、窒息、中毒、烧伤和烫伤、溺水、跌伤等。

（4）早期教育：培养如睡眠、饮食、排便的习惯及卫生习惯等，促进感知觉、语言和动作的发育。

（5）户外活动：家长应每日带婴儿进行户外活动，呼吸新鲜空气和晒太阳。

4. 幼儿期保健　此期社会心理发育最为迅速，意外事故发生率增加。

（1）合理膳食搭配、安排规律生活：培养良好的进食行为和卫生习惯，保证每日睡眠 10～12 个小时，白天小睡 1～2 次。

（2）促进语言及各种能力的发展。

（3）定期体检、预防疾病：进行生长发育监测，每 3～6 个月体检 1 次，筛查缺铁性贫血，进行眼保健和口腔保健，定期预防接种，预防意外伤害。

（4）体格锻炼：进行"三浴"（日光浴、空气浴、水浴）锻炼。

（5）防治常见的心理行为问题：包括违抗、发脾气和破坏性行为等。

5. 学龄前期保健　加强早期教育，培养良好的学习习惯和心理素质。

（1）合理膳食、保证营养：保证食物多样化和乳类的摄入，优质蛋白占总蛋白的 1/2。

（2）培养良好的生活习惯：学龄前期儿童已有部分自理能力，常需他人帮助，应给予鼓励,不能包办。每日保证11~12小时的睡眠时间。

（3）定期体检、预防疾病:每6~12个月进行一次体检,继续生长发育监测,筛查缺铁性贫血,做好眼保健、口腔保健,定期免疫接种,预防溺水、外伤、误服药物以及食物中毒等意外伤害。

（4）学前教育:此期应以游戏的方式培养儿童的思维能力和想象力、创造力,培养儿童良好的学习习惯和道德品质。

（5）防治常见的心理行为问题:如吮拇指和咬指甲、遗尿、攻击性或破坏性行为等。

6. 学龄期保健

（1）加强营养,合理安排作息时间:合理膳食,保证优质蛋白的摄入。每天保证睡眠10小时以上,保证60分钟以上的中高强度身体活动,每天看电子屏幕时间限制在2小时以内。

（2）提供良好的学习环境,培养良好的学习习惯:创造良好的学习环境,培养学习兴趣,培养自我管理能力,预防近视、斜视等。

（3）积极参加体育锻炼,增强防病抗病能力。

（4）预防疾病和意外:按时预防接种,每年体格检查1次,宣传常见传染病的预防知识,预防营养性疾病和常见病,注意心理行为问题,预防车祸、溺水、外伤或骨折等,进行法制教育,普及交通规则和意外伤害的防范知识。

（5）加强教育:培养良好的学习兴趣和习惯,培养良好的个性和品格。

（6）防治常见的心理行为问题:主要是对学校的不适应,表现为焦虑、恐惧或拒绝上学。

7. 青春期保健

（1）合理营养:保证能量、优质蛋白以及维生素和矿物质(如铁、钙、碘)的摄入。

（2）积极参加身体活动:每天至少累计达到60分钟的中高强度身体活动,包括每周至少3天的高强度身体活动和增强肌肉力量、骨骼健康的抗阻活动;每天看电子屏幕时间限制在2小时内。

（3）重视心理卫生的咨询:家长及老师要善于理解和帮助青少年,与青少年交流,引导并培养青少年正确的人生观、价值观,帮助青少年提高承受压力、应对挫折的能力,提高青少年是非辨别能力。

（4）正确的性教育:帮助青少年正确认识性发育,防止早恋及过早发生性行为。

（5）预防疾病和意外:定期进行健康检查,重点防治结核病、风湿病、沙眼、龋齿、肥胖、屈光不正、缺铁性贫血和脊柱弯曲等疾病。预防意外伤害。

（6）**防治常见的心理行为问题**：青少年最常见的心理行为问题是多种原因引发的出走、对自我形象不满等。

第二节 儿 童 游 戏

游戏是儿童生活中的一个重要组成部分，是儿童与他人沟通的一种重要方式。

知识点 2：不同年龄阶段游戏的特点

1. 婴儿期　主要通过抓握、抱持、爬行和走的方式进行游戏。婴儿早期游戏需要大人的陪伴和参与，后期逐渐演变为单独性游戏。游戏的主要内容往往就是自己的身体。

2. 幼儿期　属于运用玩具的阶段，游戏的形式转变为平行性游戏，即幼儿与其他小朋友一起玩耍，但没有联合或合作性行动，玩伴之间偶有语言的沟通和玩具的交换。

3. 学龄前期　多为联合性或合作性游戏。许多儿童共同参加一个游戏，彼此能够交换意见并相互影响，但游戏团体没有严谨的组织、明确的领袖和共同的目标，每个儿童可以按照自己的意愿去表现。此期儿童的想象力非常丰富，模仿性强，如玩"过家家"等。绘画、搭积木、剪贴和做模型的复杂性、技巧性明显增加。

4. 学龄期　多为竞赛性游戏。儿童在游戏中制订一些规则，彼此遵守，并进行角色分工，以完成某个目标。游戏的竞争性和合作性高度发展，并出现游戏的中心人物。此期儿童希望有更多的时间与同伴一起玩耍。学龄儿童开始收集他们认为不平常的东西，如石子、各种图片等，并且喜欢读较简单有趣的故事书。活动内容有骑车、游泳、溜冰、踢足球、跳绳，以及看电视、玩游戏机、弹奏乐器和绘画等。

5. 青春期　青少年的游戏内容因性别而有很大的差异。女童一般对社交性活动感兴趣，男童则喜欢运动中的竞争及胜利感，对机械和电器装置感兴趣。青少年对父母的依赖进一步减少，主要从朋友处获得自我认同感。

第三节 体 格 锻 炼

体格锻炼是促进儿童成长、增强体质的重要措施，可锻炼儿童的意志，促进德、智、体、美、劳全面发展。

知识点 3：体格锻炼

1. 户外活动　活动时间由开始每日 1~2 次，每次 10~15 分钟，逐渐延长至 1~2 小时。外出时衣着适宜，避免过多。

2. 皮肤锻炼

（1）婴儿抚触：抚触可以从新生儿期开始，一般在婴儿洗澡后进行，抚触时房间温度要适宜，每日 1~2 次，每次 10~15 分钟，抚触力度应逐渐增加，以婴儿舒适合作为宜。

（2）空气浴：健康儿童从出生时即可进行，可先在室内进行，预先做好通风换气，室温不低于 20℃，逐渐减少衣服至只穿短裤，习惯后可移至户外。宜从夏季开始，在饭后 0.5~1 小时进行较好，每日 1~2 次，每次 2~3 分钟，逐渐延长至夏季 2~3 小时。冬季以 20~25 分钟为宜，室温每 4~5 天下降 1℃。一般 3 岁以下儿童及体弱儿，气温不宜低于 15℃，3~7 岁不低于 12~14℃，学龄儿可降至 10~12℃。空气浴过程中要随时观察儿童的反应。

（3）日光浴：日光浴适于 1 岁以上的儿童，宜在气温 22℃以上且无大风时进行。夏季以早餐后 1~1.5 小时最佳，在上午 8~9 时左右；春、秋季节可在上午 10~12 时进行。儿童应躺在树荫或凉棚下，空气流通又无强风处进行日光浴，头戴白帽，眼戴遮阳镜。先晒背部，再晒身体两侧，最后晒胸腹部。开始时每侧晒半分钟，以后逐渐增加，每次日光浴时间不超过 20~30 分钟。不满 5 岁的儿童可以配合安静的游戏如玩积木等。一般日光浴前应进行一段时间的空气浴，日光浴时应避免日光直射，如出现头晕头痛、虚弱感、神经兴奋等情况应限制日光照射量或停止进行日光浴。

（4）水浴：①温水浴：新生儿在脐带脱落后即可进行温水浴，室温 22~24℃，水温 35~37℃。每日 1~2 次，每次浸泡时间为 5 分钟左右。浴毕可用较冷的水（33~35℃）冲淋儿童，随即擦干，用温暖的毛巾包裹，然后穿好衣服。②擦浴：适用于 7~8 个月以上的婴儿。室温应保持在 16~18℃，开始水温可为 32~33℃，待婴儿适应后，每隔 2~3 天降 1℃，水温可逐渐降至 26℃。先将吸水性好而软硬适中的毛巾浸入水中，拧半干，然后在婴儿四肢做向心性擦浴，擦毕再用干毛巾擦至皮肤微红。擦浴时其他不擦部位要用大毛巾包裹好，擦完后让婴儿静卧 10~15 分钟。③淋浴：适用于 3 岁以上的儿童。每日 1 次，每次冲淋身体 20~40 秒，室温保持在 18~20℃，水温 35~36℃。淋浴时，儿童立于有少量温水的盆中，从上肢到胸背、下肢，不可冲淋头部。浴后用干毛巾擦摩至全身皮肤微红。待儿童适应后，年幼儿可逐渐将水温降至 26~28℃，年长儿可将水温降至 24~26℃。④游泳：气温不应低于 24~26℃，水温不低于 25℃。开始时每次 1~2 分钟，逐渐延长游泳时间。

3. 体育运动

（1）婴儿被动操：适合于 2~6 个月的婴儿。婴儿完全在成人帮助下进行四肢伸屈运动，每日 1~2 次，逐渐过渡到主动操。

（2）婴儿主动操：适用于 7~12 个月的婴儿。在成人适当扶持下，婴儿有部分主动动作，可训练婴儿爬、坐、仰卧起身、扶站、扶走、双手取物等动作。

（3）幼儿体操：对 12~18 个月尚不会走路或独走不稳的幼儿，在成人的扶持下，主要锻炼走、前进、后退、平衡、扶物过障碍物等动作，如竹竿操。幼儿模仿操适用于 18 个月~3 岁的幼儿，可配合儿歌或音乐进行有节奏的运动。

（4）儿童体操：如广播体操、健美操，适用于 3~6 岁的儿童。

（5）田径及球类：年长儿可利用器械进行锻炼，如木马、滑梯，还可进行各种田径活动、球类、舞蹈、跳绳等。

第四节　事故伤害预防

事故是指因各种因素综合作用而引起的人体损伤。它已成为威胁儿童健康和生命的主要问题，是 5 岁以下儿童死亡的首位原因。事故伤害是可预防的。

知识点 4：事故伤害预防

1. 窒息与异物进入机体

（1）窒息的原因：窒息是 3 个月内婴儿较常见的事故，多发生于严冬季节。如婴儿包裹过严，床上的大毛巾等物品不慎盖在婴儿脸上，或因母亲与婴儿同床，熟睡后误用身体或被子捂住婴儿的脸部而导致婴儿窒息。溢奶，将奶液或奶块呛入气管引起窒息。

（2）异物进入机体的可能：婴幼儿将小物品塞入鼻腔、外耳道或放入口内，引起这些部位的异物进入，多见于 1~5 岁儿童。呼吸道异物多见于学龄前儿童。

（3）预防措施：①看护婴幼儿时，对易发生事故的情况有预见性。②小婴儿要注意盖被，保持口、鼻不被堵塞，避免躺着给婴儿喂奶，婴儿与母亲分床睡时，婴儿床上无杂物。③培养儿童良好的饮食习惯，细嚼慢咽，避免将食物吸入气管。④不给婴幼儿整粒的瓜子、花生、豆子及带刺、带骨、带核的食品。⑤危险物品要放在儿童不易取到的地方；不给儿童玩体积小、锐利、带有毒性物质的玩具及物品，以免塞入耳、鼻或放入口中误吞，造成耳、鼻、气管及食管异物，刺伤、割伤及中毒等。

2. 中毒　预防措施：①保证儿童食物的清洁和新鲜，防止食物在制作、储存、运输、出售过程中处理不当所致的细菌性食物中毒；腐败变质及过期的食品不能食用；生吃蔬菜瓜果要洗净。②教育儿童勿随便采集植物及野果,避免食用有毒的植物。③口服药物及日常使用的灭虫、灭蚊、灭鼠等剧毒物品应放置在儿童拿不到的地方；家长喂药前要认真核对药瓶标签、用量及用法,切勿提供变质、标签不清的药物。④冬季室内使用煤炉或烤火炉应注意室内通风,经常检查煤气是否漏气,以免一氧化碳中毒。

3. 外伤　常见的外伤有骨折、关节脱位、灼伤及电击伤等,要积极采取预防措施。

4. 溺水与交通事故　预防措施:①幼托机构应远离公路、河塘等,以免发生车祸及溺水。农村房前屋后的水缸、粪缸均应加盖,以免儿童失足跌入。游泳池四周应设立护栏。②教育儿童不可去无安全措施的池塘、江河玩水或游泳；正确使用救生衣。绝不可将婴幼儿单独留在澡盆中。③教育儿童遵守交通规则,识别红绿灯,走人行道；勿在马路上玩耍。家长做好儿童接送工作。④教育儿童骑车时佩戴头盔。坐汽车时,系上安全带或使用儿童约束装置,不可坐在第一排。⑤在校园、居住区和游戏场所周围强制车辆减速,建议机动车安装昼间行驶灯,不同车辆和行人分道行驶。

第五节　儿童计划免疫

儿童计划免疫是根据免疫学原理、儿童免疫特点和传染病疫情的监测情况制订的免疫程序,是有计划、有目的地将生物制品接种到儿童身体中,以确保其获得可靠的抵抗疾病的能力,从而达到预防、控制乃至消灭相应传染病的目的。预防接种是计划免疫的核心。

知识点5:儿童计划免疫

1. 主动免疫　主动免疫是指给易感者接种特异性抗原,刺激机体产生特异性抗体,从而获得免疫力,预防相应的传染病。主动免疫制剂接种后在机体产生的抗体可持续1~5年。主动免疫制剂分为灭活疫苗、减毒活疫苗、类毒素疫苗、组分疫苗(亚单位疫苗)及基因工程疫苗等。

2. 被动免疫　被动免疫指未接受主动免疫的易感者在接触传染源后,被给予相应的抗体而立即获得免疫力。抗体留在机体中的时间短暂,一般约3周,主要用于应急预防和治疗。被动免疫制剂主要包括特异性免疫球蛋白、抗毒素、抗血清。

3. 计划免疫程序　计划免疫程序见表4-1。

表 4-1　儿童计划免疫程序

可预防疾病	疫苗	接种年龄	接种剂次	接种途径	剂量
乙型病毒性肝炎	乙肝疫苗	0、1、6 月龄	3	肌内注射	10μg 或 20μg
结核病	卡介苗	出生时	1	皮内注射	0.1ml
脊髓灰质炎	脊灰灭活疫苗	2、3 月龄	2	肌内注射	0.5ml
	脊灰减毒活疫苗	4 月龄、4 岁	2	口服	1 粒或 2 滴
百日咳、白喉、破伤风	百白破疫苗	3、4、5、18 月龄	4	肌内注射	0.5ml
	白破疫苗	6 周岁	1	肌内注射	0.5ml
麻疹、风疹、流行性腮腺炎	麻腮风疫苗	8、18 月龄	2	皮下注射	0.5ml
流行性乙型脑炎	乙脑减毒活疫苗	8 月龄，2 周岁	2	皮下注射	0.5ml
	乙脑灭活疫苗	8 月龄（2 剂次，间隔 7~10d），2 周岁，6 周岁	4	肌内注射	0.5ml
流行性脑脊髓膜炎	A 群流脑多糖疫苗	6、9 月龄	2	皮下注射	0.5ml
	A 群 C 群流脑多糖疫苗	3 周岁，6 周岁	2	皮下注射	0.5ml
甲型病毒性肝炎	甲肝减毒活疫苗	18 月龄	1	皮下注射	0.5 或 1ml
	甲肝灭活疫苗	18、24 月龄	2	肌内注射	0.5ml

注：注射部位通常为上臂外侧三角肌处和大腿前外侧中部。当多种疫苗同时注射接种（包括肌内、皮下和皮内注射）时，可在左右上臂、左右大腿分别接种，卡介苗接种选择上臂。

4. 预防接种的注意事项

（1）做好环境准备。

（2）使患儿做好心理准备。

（3）严格执行免疫程序。

（4）严格掌握禁忌证：患急性传染病（包括疾病恢复期、有急性传染病接触史而未过检疫期者）、慢性消耗性疾病、活动性肺结核、过敏性疾病、先天性免疫缺陷疾病、肝肾疾病以及发热的儿童均不能接种疫苗；正在接受免疫抑制剂治疗的儿童，应推迟常规的预防接种；近 1 个月内注射过丙种球蛋白者，不能接种活疫苗。

（5）严格执行查对制度及无菌操作原则：接种活疫苗时，只用 75% 乙醇消毒；疫苗瓶开封后，疫苗应在 2 小时内用完；接种后剩余活菌苗应烧毁。

（6）其他：①2个月以上婴儿接种卡介苗前应做 PPD 试验，阴性者才能接种。②脊髓灰质炎疫苗冷开水送服，且服用后1小时内禁热饮。③接种麻疹疫苗前1个月及接种后2周避免使用胎盘球蛋白、丙种球蛋白制剂。

5. 预防接种后的反应及处理

（1）一般反应：①局部反应：接种后数小时至24小时左右，注射局部会出现红、肿、热、痛，有时伴有局部淋巴结肿大。红肿直径和硬结 < 15mm，一般不需处理；15～30mm 者可用干净的毛巾先冷敷，出现硬结者可热敷，每日数次，每次 10～15 分钟；≥30mm 者应及时到医院就诊。②全身反应：在接种灭活疫苗24小时内出现发热，一般持续1～2天；接种减毒活疫苗，发热时间稍晚，如麻疹疫苗，可在接种后6～10天出现。发热同时还可能伴有头晕、恶心、呕吐、腹痛、腹泻、全身不适等表现，一般持续1～2天。发热在≤37.5℃时，应加强观察，适当休息，多饮水；> 37.5℃或≤37.5℃并伴有其他全身症状、异常哭闹者应及时就诊。

（2）异常反应：过敏性休克（于注射后数秒或数分钟发生，出现烦躁不安、面色苍白、口周青紫、四肢湿冷、呼吸困难、脉搏细速、恶心呕吐、惊厥、大小便失禁甚至昏迷，如不及时抢救，可在短期内危及生命）、晕针（在接种时或接种后几分钟内，出现头晕、心慌、面色苍白、出冷汗、手足冰凉、心跳加快等症状，重者意识丧失、呼吸减慢）、过敏性皮疹、全身感染等。

（3）偶合症：是指受种者正处于某种疾病的潜伏期，或者存在尚未发现的基础疾病，接种后巧合发病，因此，偶合症的发生与疫苗接种无关，仅是时间上的巧合，如冬季偶合流感，夏季偶合腹泻等。

【考点训练题】

考点1：不同年龄期儿童的保健特点

*1. 新生儿保健的重点应放在

   A. 生后第1周   B. 生后10天内

   C. 生后第2周   D. 生后第3周

   E. 生后第4周

2. 下列**不属于**家庭访视常规内容的是

   A. 观察黄疸是否消退   B. 指导母乳喂养

   C. 测量婴儿智力   D. 测量婴儿体重

   E. 指导婴儿洗澡

3. 一周岁儿童每天应保证睡眠

    A. 18～20小时　　　　　　　　　　B. 13～14小时

    C. 15～16小时　　　　　　　　　　D. 10～12小时

    E. 8～10小时

*4. 学龄前期儿童较少见的心理问题是

    A. 撒谎　　　　　　　　B. 咬指甲　　　　　　　　C. 遗尿

    D. 攻击性行为　　　　　E. 出走

5. 培养幼儿良好的生活习惯**不包括**

    A. 睡眠习惯　　　　　　　　　　　B. 个人卫生习惯

    C. 学习和劳动习惯　　　　　　　　D. 饮食习惯

    E. 排便习惯

6. 患儿,女,13岁,因肺炎入院治疗,住院期间月经来潮,出现乳房胀痛、失眠等症状,护士应指导其

    A. 参加剧烈的体育运动　　　　　　B. 可多食冷饮

    C. 每天盆浴　　　　　　　　　　　D. 可食辛辣刺激性食物

    E. 情绪乐观稳定,注意休息

考点2:不同年龄阶段游戏的特点

7. 下列属于婴儿期游戏特点的是

    A. 与其他小朋友一起玩耍

    B. 按照自己的意愿去玩群体游戏

    C. 看较简单有趣的图画书

    D. 通过游戏从小朋友处获得自我认同感

    E. 主要通过抓握、抱持、爬行和走的方式进行游戏

考点3:体格锻炼

8. 田径及球类运动适用于哪个年龄段的儿童

    A. 1～3岁的儿童　　　　　　　　　B. 3～5岁的儿童

    C. 5～7岁的儿童　　　　　　　　　D. 年长儿

    E. 年长的男儿童

考点4:事故伤害预防

9. 预防窒息与异物进入儿童体内,下列措施**不妥**的是

    A. 避免躺着给婴儿喂奶

    B. 幼儿可吃整粒的瓜子、花生、豆子

C. 小婴儿要注意盖被，保持口、鼻不被堵塞

D. 婴儿与母亲分床睡时，婴儿床上无杂物

E. 危险物品要放在儿童不易取到的地方

考点5：儿童计划免疫

10. 百白破疫苗初种年龄应何时开始

    A. 生后2~3天   B. 2个月

    C. 3个月   D. 4个月

    E. 5个月

11. 初种麻腮风疫苗的时间是

    A. 生后2个月   B. 生后4个月

    C. 生后8个月   D. 4岁时加强1次

    E. 8岁时加强1次

*12. 接种卡介苗时，消毒皮肤用

    A. 2%碘酊消毒，75%乙醇脱碘   B. 0.5%碘酊

    C. 75%乙醇   D. 0.5%碘伏

    E. 2%碘伏

13. 属于疫苗接种后异常反应的是

    A. 心因性反应   B. 偶合发病

    C. 原有疾病加重   D. 一般反应

    E. 过敏性皮疹

14. 关于预防接种，下列**错误**的是

    A. 出生后即可接种卡介苗

    B. 严格掌握疫苗的接种剂量

    C. 接种前注意询问儿童有无过敏史

    D. 活动性肺结核患儿亦可进行预防接种

    E. 先天性免疫缺陷病患儿不可进行预防接种

*15. 4个月婴儿，第二次接种百白破疫苗，出现烦躁不安、哭闹。查体：体温37.4℃，右上臂外侧注射部位有轻微红肿。咽部无充血，心肺无异常发现，其他无异常，处理最恰当的是

    A. 口服激素   B. 同时口服抗生素和抗病毒药物

    C. 暂不用药   D. 口服消炎药

    E. 口服退热药

*16. 婴儿，男，3.5 个月，出生时因体弱未接种疫苗，现补种卡介苗，接种前需进行的试验是

    A. 痰结核菌检查   B. 支气管镜检查

    C. PPD 试验   D. CT 检查

    E. 病原学检查

（17~19 题共用题干）

男婴，50 天，母乳喂养，吃奶好。从未进行预防接种，患儿无湿疹，近期无发热及不适。

*17. 该男婴应尽快补种的疫苗是

    A. 脊髓灰质炎减毒活疫苗   B. 卡介苗和乙肝疫苗

    C. 麻腮风疫苗   D. 百白破疫苗

    E. 免疫球蛋白

*18. 若该男婴近期患上呼吸道感染，应该

    A. 照常接种疫苗

    B. 暂推迟疫苗接种，待呼吸道感染痊愈后再接种

    C. 先接种疫苗，有反应即可应用抗病毒或抗细菌药物

    D. 先应用抗病毒或抗细菌药物后，马上接种疫苗

    E. 推迟到 3 个月后接种

*19. 卡介苗和乙肝疫苗的接种途径与方法分别是

    A. 皮内注射、静脉注射

    B. 深部肌内注射、皮内注射

    C. 上臂三角肌皮内注射、肌内注射

    D. 口服、皮内注射

    E. 鞘内注射、口服

（20~23 题共用题干）

女婴，3 个月。母亲带其去儿童保健门诊接种百白破疫苗。

20. 接种前，护士应询问的内容**不包括**

    A. 家族史   B. 疾病史

    C. 过敏史   D. 目前健康状况

    E. 接种史

21. 接种结束后，**错误**的健康指导是

    A. 可以立即回家   B. 多饮水

C. 多休息 　　　　　　　　　　　D. 饮食不需忌口

E. 观察接种后的反应

22. 接种后,患儿出现烦躁不安、面色苍白、四肢湿冷、脉搏细速等症状,该患儿最可能发生了

A. 低血钙 　　　　　　　　　　　B. 过敏性休克

C. 全身反应 　　　　　　　　　　D. 全身感染

E. 低血糖

23. 患儿母亲非常焦虑,不停哭泣,针对患儿母亲的心理护理,**错误**的是

A. 告诉其患儿的目前状况

B. 告诉其当前采取的措施及原因

C. 告诉其不可陪伴患儿,以免交叉感染

D. 告知其以往类似情况的处理效果

E. 帮助其选择缓解焦虑情绪的方法

【参考答案和部分解析】

序号	1	2	3	4	5	6	7	8	9	10
答案	A	C	C	E	C	E	E	D	B	C
序号	11	12	13	14	15	16	17	18	19	20
答案	C	C	E	D	C	C	B	B	C	A
序号	21	22	23							
答案	A	B	C							

1. 答案 A

解析:新生儿期发病率和死亡率都很高,尤其生后第 1 周是保健重点。

4. 答案 E

解析:学龄前期儿童常见的心理行为问题包括吮拇指和咬指甲、遗尿、攻击性或破坏性行为等,青春期常见的心理行为问题是多种原因引发的出走及对自我形象不满等。

12. 答案 C

解析:接种疫苗局部消毒用 2% 碘酊及 75% 乙醇,或用 0.5% 碘伏消毒皮肤,待干后注射;接种活疫苗、菌苗时,只用 75% 乙醇消毒,因活疫苗、菌苗易被碘酊杀死,从

而影响接种效果。卡介苗属于减毒活菌苗,所以只用75%乙醇局部消毒。

15. 答案C

解析:婴幼儿接种了疫苗后,由于机体受到了抗原的刺激,就会出现某些反应,从而刺激体内产生一定的抵抗力(我们称之为特异性抗体)。一般无反应,个别有轻度发热,局部红肿、疼痛、发痒等。多饮开水。硬块是可逐渐吸收的。

16. 答案C

解析:《国家免疫规划疫苗儿童免疫程序及说明》(2021年版)要求:3月龄~3岁儿童对结核菌素纯蛋白衍生物(TB-PPD)或卡介菌蛋白衍生物(BCG-PPD)试验阴性者,应予以补种。

17. 答案B

解析:儿童计划免疫接种程序表(局部)

接种起始月(年)龄	接种疫苗名称
刚出生	卡介苗,乙肝疫苗(第1次)
1个月	乙肝疫苗(第2次)
2个月	脊髓灰质炎灭活疫苗(第1次)

该男婴50天,故需补种卡介苗和乙肝疫苗。

18. 答案B

解析:正在发热或患一般疾病的急性期儿童属于接种疫苗的"暂时禁忌证",可以在疾病康复后补种。

19. 答案C

解析:卡介苗:上臂外侧三角肌处皮内注射;乙肝疫苗:上臂三角肌肌内注射。

(王灿灿　袁　芬)

第五章 | 住院患儿的护理

【学习目标】

1. 具有儿科护理人员所需要的严谨、细致、慎独的职业素养,较好的护患沟通与团队合作能力,尊重儿童及其家庭成员、关爱儿童、保护儿童隐私的职业态度。

2. 掌握儿童常用的给药方法。

3. 熟悉住院患儿及其家庭的心理反应及护理、儿童用药时药物剂量的计算。

4. 了解儿科门诊、急诊、病房的设置及儿童用药时药物的选择。

5. 学会运用沟通技巧,评估患儿及其家庭的心理反应,为患儿及其家庭提供心理护理。

【重点和难点】

本章重点是住院患儿及其家庭的心理护理和儿童用药护理,难点是儿童药物的选择、药物剂量的计算,不同途径给药方法的注意事项。

第一节 儿科医疗机构的组织特点

我国儿童医疗机构主要有三类:妇幼保健院、儿童医院及综合医院中的儿科。

知识点1: 儿科医疗机构的组织特点

1. 儿科门诊、急诊设置

(1)儿科门诊设置:儿科门诊设置有预诊处、挂号处、候诊处、检查室、治疗室、采血中心、化验室、配液中心和输液室等。①预诊处:预诊可帮助识别急重症患儿,尽快安排急诊就诊,赢得抢救危重患儿的时机;也可以检出传染病患儿,及时隔离,减少交叉感染;同时可以协助家长选择就诊科室,节省就诊时间。预诊处应设在医院内距大门最近处或儿科门诊的入口处，与急诊、门诊、传染病隔离室相通，方便转运。②候诊处：应宽敞、明亮、空气流通，有足够的候诊椅，并设有换尿布、包裹所需的台面，提供热水等具有儿科特点的便民设施。有条件的医院，候诊处可以划分出发热儿童的专门区域。

（2）儿科急诊设置：一般设有分诊处、抢救室、观察室、手术室等，各室备有抢救设备和药物等。人、医疗技术、药品、仪器设备和时间是急诊抢救的五要素，起主要作用的是人。

2. 儿科病房设置　儿科病房分为普通病房和重症监护室，重症监护室可分为新生儿监护病房（NICU）、儿科监护病房（PICU）和普通病房设置的监护室。

（1）普通病房设置：儿科普通病房设有病室、护士站、治疗室、值班室、配膳（奶）室、厕所等，可配置若干间负压房和正压房。具有儿科特色的是病区设置有游戏室或游戏区，提供适合不同年龄患儿的玩具和书籍，有条件的话，游戏室或游戏区可配备专门的医护人员。配膳（奶）室备有配奶器具，新生儿病房设置婴儿沐浴设备等。儿科的病床也应有适合各年龄患儿的床挡，厕所可有门但不加锁，浴室设有防滑装置等。

（2）重症监护室设置：重症监护室主要收治病情危重、需要观察及抢救者。监护室应与普通病房、产房或手术室邻近，方便转运和抢救，室内备有各种抢救设备和监护设备。监护室主要由监护病房、隔离病房和辅助用房（治疗室、护士站、医护办公室等）组成。监护病房的床位安排可分为集中式和分散式。监护室的一面可设置为透明玻璃墙，或在监护室内设置摄像器材，家长可通过监护室外的电视屏幕看到患儿的情况。

第二节　住院患儿及其家庭的心理护理

患儿住院后接触陌生的环境、接受各种检查和治疗护理操作等，使患儿产生各种心理反应；其家庭也会进入应激状态。护士应了解住院患儿及其家庭的心理反应，做好心理护理。

知识点 2：住院患儿及其家庭的心理护理

1. 住院患儿心理反应及护理

（1）各年龄阶段患儿对疾病的认识：①婴儿期：对疾病没有认识，但生理上的不适会造成哭闹、易激惹。②幼儿期与学龄前期：这一阶段患儿对自己身体各部位和器官有所了解,但对疾病的病因常用自身的感情和行为模式来解释,易将疾病和痛苦认为是对自身不良行为的惩罚。③学龄期:开始了解身体各部位的功能,能听懂关于疾病和诊疗程序的解释,喜欢询问相关的问题,对身体的损伤和死亡感到恐惧。④青春期:能够理解疾病及治疗,也易对疾病和治疗所导致的后果感到焦虑、恐惧,自我意识增强,常常难以接受疾病造成的身体功能损害和外表改变。

（2）住院患儿的心理反应:①分离焦虑:一般表现为三个阶段,分别为反抗期、失望期、否认期。反抗期表现为侵略性、攻击性行为;患儿常表现为哭闹、认生,对陌生人用言语攻击、身体攻击,拒绝医护人员的照顾和安慰等。失望期表现为明显抑郁、沮丧、不爱说话、对周围事物不感兴趣、顺从,部分患儿出现逃避压力的行为——退行性行为(吮指、尿床、过度依赖等)以得到安慰;患儿发现经过自身努力不能改变,停止哭泣。否认期表现为患儿把对父母的思念压抑下来,克制自己的情感,配合医护人员的诊疗程序,以不在乎的态度对待父母的探望与离去。这一阶段往往会被误认为患儿对住院生活适应良好,但却使患儿与父母之间的信任关系受到伤害,患儿成年后不易与他人建立信任关系,甚至影响成年后的人际交往。长期与父母分离的患儿可进入此阶段。②失控感:婴儿期患儿主要对侵入性的诊疗活动有失控感,易导致患儿产生不信任感和不安全感;幼儿期及学龄前期患儿对住院的规章制度和诊疗活动有失控感,常有剧烈的反抗,同时伴有明显的退化行为;学龄期患儿对疾病住院引起的死亡、残疾和失去同学、朋友的恐惧会导致失控感;青春期患儿很难接受诊疗引起的外表和生活方式的改变。③焦虑或恐惧。④羞耻感和罪恶感。⑤住院临终患儿的心理反应:2岁前的婴幼儿把死亡看成是可逆的、暂时的,如同与父母或照顾者的分离;2～6岁患儿将死亡看作是可逆的,是一种惩罚;学龄期患儿开始认识死亡,开始用具体语言表达其内心对死亡的恐惧,但对自己或亲友的死亡难以理解。青春期患儿逐渐懂得死亡是生命的终结,是不可逆的、普遍的和必然要发生的,对死亡有了和成人相似的概念,面临死亡时也有恐惧和痛苦的表现。

（3）住院患儿的心理护理:①住院婴儿:了解患儿住院前的习惯,尽量做到有固定的护士对患儿进行连续护理,提供颜色鲜艳、声音适宜的玩具进行感知觉的刺激,帮助患儿进行动作训练,使儿得到正常的发育。②住院幼儿:讲解医院的环境、生活安排,认真倾听患儿诉说,了解患儿表达需要的特殊方式。对患儿入院后出现的反抗、哭闹等行为给予理解,允许其发泄不满。为患儿创造表现其自主性的机会,如发现患儿有退行性行为时,给予抚摸、拥抱,以暗示和循循善诱的方法帮助患儿疏泄其内心的压抑,激发其情绪释放,帮助其恢复健康。③住院学龄前期患儿:用患儿容易理解的语言介绍病房的环境、相关医护人员和其他病友，说明住院的原因、各种操作的必要性，为患儿提供自我选择的机会。酌情组织适当的游戏并鼓励患儿参加力所能及的活动及自我护理，尽量使患儿表达感情、发泄恐惧和焦虑情绪，树立自信心。④住院学龄期患儿：向患儿介绍有关病情、治疗和住院的目的，讲解健康知识。鼓励患儿与伙伴、同学保持联系，允许他们来院探望，如病情允许可帮助患儿补习功课。进行体格检查及各项操作时，要做好解释工作，保护患儿的隐私，给患儿一定的自主选择权。及时帮助患儿调整情绪，使患儿保持积极、乐观、稳定的心理状态。⑤住院青春期患儿：运用沟通技巧与之建立良好的护患关系，鼓励其表达情绪反应，以减轻焦虑情绪。与患儿及家长共同制订合理的作息时间表。尊重患儿，在治疗护理过程中提供给患儿部分选择权，使之更好地配合。⑥住院临终患儿：帮助患儿正确面对死亡，尽量满足患儿的需要，减少临终患儿的痛苦，允许家长守护在身边，鼓励父母搂抱、抚摸患儿，认真回答患儿提出的死亡问题，但避免给予预期死亡的时间，随时观察患儿的情绪变化，提供必要的支持和鼓励。患儿死后，要理解、同情家长的痛苦，给予安慰，尽量满足他们的要求，允许他们在患儿身边停留一些时间，并提供家长发泄痛苦的场所。

2. 住院患儿家庭的心理反应及护理

（1）家庭对患儿住院的心理反应：①患儿父母的心理反应：最初是否认和质疑，继而会感到自责和内疚。慢性病及危重症患儿家长可产生焦虑、恐惧心理；或因昂贵的医疗费、家庭正常生活被打乱等产生失望、悲观等情绪；对患有遗传性疾病的患儿家长会因疾病由自己遗传引起而产生极大的罪恶感。②兄弟姐妹的心理反应：可因父母过多地关心患儿、家庭生活秩序被打乱、担心患儿的健康、不能为父母分忧等而产生嫉妒、不安、内疚等心理。

（2）住院患儿家庭的心理护理：要帮助他们积极应对各种困难，介绍医院的环境、工作人员、患儿所患疾病的相关知识、患儿的病情、治疗方案和护理计划等。在患儿进行各项治疗、护理之前做好解释工作，确保治疗和护理顺利进行。对疑难、危重疾病的患儿，可向家长介绍目前医疗技术的发展进程，介绍治愈个案。对经济困难的家庭，帮助家长利用社会力量得到援助。对患有遗传性疾病的患儿家长，要介绍疾病的发生及预防要点。对患儿的兄弟姐妹多做解释工作，增加与患儿及家长的沟通，促进相互的理解。

第三节 儿童用药护理

药物治疗是儿童综合治疗的重要组成部分和手段。不同年龄阶段儿童在药物选择、剂量、给药途径及间隔时间等方面必须慎重。

知识点3：儿童用药护理

1. 药物的选择

（1）抗生素：严格掌握适应证，有针对性地使用，应用抗生素时要注意药物的毒副作用。

（2）退热药：婴幼儿发热首选多饮水及物理降温，必要时应用对乙酰氨基酚和布洛芬。

（3）镇静止惊药：临床常用苯巴比妥、地西泮、水合氯醛等。

（4）镇咳祛痰平喘药：一般不用镇咳药，多用祛痰药或雾化吸入稀释分泌物，配合体位引流排痰。

（5）止泻药和泻药：腹泻患儿一般不主张使用止泻药，多采用调整饮食和补充液体等方法，可适当使用保护肠黏膜的药物（如蒙脱石散），或辅以含双歧杆菌、乳酸杆菌的制剂以调整肠道的微生态环境。儿童便秘多采用调整饮食和松软大便的通便法。

（6）糖皮质激素：严格掌握适应证，避免滥用。长期使用糖皮质激素可抑制骨骼生长，影响水、电解质、蛋白质、脂肪代谢，降低免疫力，也可引起血压升高和库欣综合征。水痘患儿禁用糖皮质激素，以免加重病情。

2. 药物的剂量计算

（1）按体重计算：此法是最常用、最基本的计算方法。其计算公式为：

每日（次）剂量 = 患儿体重（kg）× 每日（次）每千克体重所需药量

（2）按体表面积计算：更准确，但比较复杂。

每日（次）剂量 = 患儿体表面积（m²）× 每日（次）每平方米体表面积所需药量

（3）按年龄计算：此法简单易行，用于剂量大、不需要剂量十分精确的药物，如营养类药物、止咳药等。

（4）按成人剂量折算：不常用。

3. 给药方法

（1）口服法：是临床最常用的给药方法，对患儿的身心影响较小，只要条件许可应尽量使用口服给药。

（2）注射法：多用于急重症患儿或不宜口服药物的患儿。主要采用肌内注射、静脉推注和静脉滴注。2岁以下儿童肌内注射多选用臀中肌、臀小肌，对哭闹挣扎的婴幼儿，可采取"三快"的注射技术，即进针快、注药快、拔针快。静脉推注多在抢救时使用，静脉滴注应用要注意保持静脉通畅，根据病情需要调整滴速。

（3）外用药：如水剂、粉剂、膏剂等，以软膏最常用。

（4）其他：肺泡表面活性物质主要用于新生儿呼吸窘迫综合征，通过气道给药；雾化吸入常用于支气管哮喘患儿，灌肠法儿童采用不多，含剂、漱剂年长儿可采用。

【考点训练题】

考点1：儿科医疗机构的组织特点

1. 儿科门诊设置**不应**包括
   A. 预诊室　　　　　　　　　　B. 候诊室
   C. 隔离诊室　　　　　　　　　D. 诊查室
   E. 配膳室

2. 哪项**不是**门诊诊查室应准备的物品
   A. 治疗器械　　　　　　　　　B. 诊查桌
   C. 诊查床　　　　　　　　　　D. 诊查椅
   E. 洗手设备

3. 下列哪项**不属于**儿科抢救室须配置的设备
   A. 心电监护仪　　　　　　　　B. 人工呼吸机
   C. 供氧设备　　　　　　　　　D. 玩具柜
   E. 喉镜

4. 儿科门诊设置预诊室，预诊的主要目的是
   A. 测量体温，为就诊做准备
   B. 给患儿及家属进行咨询服务
   C. 预诊挂号，管理儿科门诊的候诊秩序
   D. 对需住院者，可由值班人员及时护送入院
   E. 及时检出传染病患儿，防止患儿之间交叉感染

（5~6题共用题干）

患儿，女，6岁。下午在学校上课时突然发生腹痛、呕吐，面色发白，四肢无力，

呕吐物为胃内容物,由救护车送往医院。

5. 此时,护士应首先安排患儿就诊的地点是

    A. 去急诊室就诊   B. 直接送往病房

    C. 在普通门诊就诊   D. 去放射科摄片

    E. 去检验室查血、尿、粪常规

6. 若患儿呕吐更为剧烈,护士应给予

    A. 优先就诊   B. 按次序就诊

    C. 先查血、尿、粪常规后就诊   D. 立即做腹部摄片

    E. 待症状缓解后就诊

考点 2: 住院患儿及其家庭的心理护理

7. 适用于护理婴儿的心理沟通方式是

    A. 因势利导   B. 多做游戏

    C. 搂抱与抚摸   D. 适时鼓励

    E. 社会交流

8. 住院儿童最易出现退行性行为的年龄阶段是

    A. 婴儿期   B. 幼儿期

    C. 学龄前期   D. 学龄期

    E. 青春期

9. 逐步了解死亡的概念,知道死亡是生命的终结,是普遍存在的,不可避免的,年龄是

    A. 婴儿期   B. 幼儿期

    C. 学龄前期   D. 学龄期

    E. 青春期

*10. 某患儿,3 岁,入院后对一切感到陌生,再加上一些治疗操作,可能出现的退行性行为是

    A. 拒食   B. 闷不作声

    C. 依赖性   D. 哭闹

    E. 吮指

11. 下列**不属于**分离焦虑表现的是

    A. 罪恶感   B. 哭闹

    C. 攻击性行为   D. 不爱说话

    E. 对周围事物不感兴趣

（12～14题共用题干）

女婴，9个月。因支气管肺炎而入院，入院当天患儿哭闹不停，不愿意离开母亲。

*12. 此时该患儿主要的心理压力源是

    A. 身体形象改变   B. 缺乏对疾病的认识

    C. 中断学习   D. 离开亲人和接触陌生人

    E. 失眠、做噩梦

*13. 该患儿主要的身心反应是

    A. 分离焦虑   B. 谵妄

    C. 担心   D. 攻击别人

    E. 痴呆

*14. 对该患儿进行心理护理时，**错误**的是

    A. 首次接触患儿先和其母亲谈话

    B. 突然从父母怀抱中将患儿抱过来

    C. 尽量固定一名护士连续护理

    D. 了解患儿住院前的生活习惯

    E. 保持与患儿父母的密切联系

（15～16题共用题干）

护士在巡视病房时，发现一名5岁患儿躺在床上偷偷流眼泪。

*15. 这时护士应该

    A. 走过去不管他   B. 把电灯关上不管他

    C. 走到患儿面前，询问情况   D. 给予镇静药让患儿睡眠

    E. 让患儿随意哭

*16. 对于该患儿，护理方法**不正确**的是

    A. 给患儿身体上的接触

    B. 提供有益环境，做游戏，听音乐

    C. 尽量满足幼儿住院前的爱好和生活习惯

    D. 别管他，患儿哭一会儿就没事了

    E. 给患儿喜欢的玩具

考点 3：儿童用药护理

17. 关于儿童用药特点的说法**不正确**的是

    A. 最常使用口服法   B. 婴幼儿注射采取"二快一慢"

    C. 静脉推注要慢   D. 静脉滴注避免药液外渗

E. 外用药以软膏最多

*18. 可以按年龄推算药量的是

A. 止咳药
B. 抗生素
C. 解热药
D. 镇静止惊药
E. 肾上腺皮质激素

19. 儿童发生感染性腹泻时,处理**不正确**的是

A. 确定病因,针对病因治疗
B. 采用口服补液
C. 首选止泻药治疗
D. 应用活菌制剂
E. 通过静脉补充液体

*20. 婴幼儿神经系统和呼吸中枢发育不成熟,选择镇静止惊药时**不宜**选择

A. 地西泮
B. 吗啡
C. 苯巴比妥
D. 异丙嗪
E. 氯丙嗪

*21. 患儿,5岁,因支气管炎住院治疗,护士在帮助患儿服止咳药时应注意

A. 先喂止咳糖浆,后喂维生素
B. 喂止咳糖浆后多喂水
C. 最后喂止咳糖浆,不能喂水
D. 在患儿咳嗽时喂药
E. 吃奶后喂药并多喂水

*22. 患儿,女,因惊厥按医嘱肌内注射地西泮 2mg,针剂规格为每支 10mg/2ml,护士应抽取的药液量为

A. 0.2ml
B. 0.4m1
C. 0.6ml
D. 0.8ml
E. 1ml

【参考答案和部分解析】

序号	1	2	3	4	5	6	7	8	9	10
答案	E	A	D	E	A	A	C	B	E	E
序号	11	12	13	14	15	16	17	18	19	20
答案	A	D	A	B	C	D	B	A	C	B
序号	21	22								
答案	C	B								

10．答案 E

解析：部分住院患儿在分离焦虑的失望期会出现逃避压力的行为——退行性行为，如吮指、尿床、过度依赖等，以得到安慰。

12．答案 D

解析：婴儿对父母的依恋十分强烈，6个月后的婴儿就能意识到与父母的分离，常表现为明显的哭闹行为。

13．答案 A

解析：分离焦虑指由现实的或预期的与家庭、日常接触的人、事物分离时引起的情绪低落，甚至功能损伤，该患儿表现为哭闹、认生，处于分离焦虑的反抗期。

14．答案 B

解析：在住院的婴儿期患儿还未对护士熟悉、适应和产生好感前，如果护士突然从父母怀抱中将患儿抱过来，会加剧患儿的不良情绪，会对护士产生排斥，不利于后期的治疗、护理。

15．答案 C

解析：护士要与患儿沟通，尽量满足患儿的要求可减少患儿住院后产生的负面心理。

16．答案 D

解析：对患儿置之不理，将加重患儿住院后的不良情绪、心理。

18．答案 A

解析：营养类药物和止咳药用药剂量大，不需精确计算，可采用简单易行的按年龄计算的方法。

20．答案 B

解析：吗啡对中枢神经系统有强烈的麻醉镇痛作用，且能抑制大脑呼吸中枢和咳嗽中枢的活动，使呼吸减慢并产生镇咳作用。由于婴儿神经系统和呼吸中枢发育尚不成熟，选择镇静止惊药时不宜选择吗啡，以免造成神经系统损害和呼吸暂停。

21．答案 C

解析：服用对呼吸道黏膜起安抚作用的药物后不宜立即饮水。

22．答案 B

解析：护士应抽取地西泮的液量为 $2mg \times 2ml \div 10mg = 0.4ml$。

（王灿灿　袁　芬）

第六章 │ 儿科常用护理技术

【学习目标】

1. 具有儿科护理人员所需要的严谨、细致、慎独的职业素养，较好的护患沟通与团队合作能力，尊重儿童及其家庭成员、关爱儿童、保护儿童隐私的职业态度。

2. 掌握一般护理技术、协助治疗的护理技术的操作前准备、注意事项。

3. 熟悉儿科协助检查诊断的护理技术的操作前准备、操作方法和注意事项。

4. 了解儿科常用护理技术的目的及外周静脉穿刺中心静脉置管法。

5. 学会一般护理技术、协助治疗的护理技术的操作方法。

【重点和难点】

本章重点是一般护理法和协助治疗的护理技术，难点是护理技术操作技巧、操作要点。

第一节　一般护理法

知识点 1：体重、身高（长）测量的操作方法及注意事项

（一）体重测量法

【目的】

评价儿童体格发育和营养状况；为临床观察病情变化、用药、输液、奶量计算提供依据。

【操作流程】

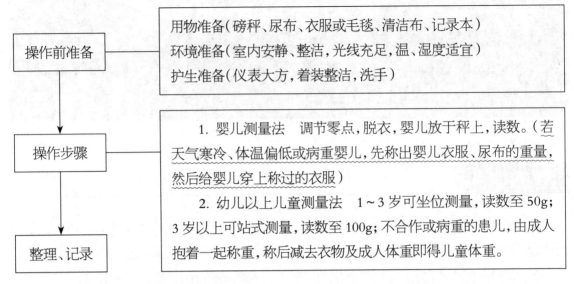

操作前准备 ——
用物准备（磅秤、尿布、衣服或毛毯、清洁布、记录本）
环境准备（室内安静、整洁，光线充足，温、湿度适宜）
护生准备（仪表大方，着装整洁，洗手）

操作步骤 ——
1. 婴儿测量法　调节零点，脱衣，婴儿放于秤上，读数。（若天气寒冷、体温偏低或病重婴儿，先称出婴儿衣服、尿布的重量，然后给婴儿穿上称过的衣服）
2. 幼儿以上儿童测量法　1～3岁可坐位测量，读数至50g；3岁以上可站式测量，读数至100g；不合作或病重的患儿，由成人抱着一起称重，称后减去衣物及成人体重即得儿童体重。

整理、记录

【注意事项】

1. 测量体重前必须校正磅秤。

2. 每次测量应在同一磅秤、同一时间进行，以晨起空腹排尿后或进食后2小时为佳。

3. 测得数值与前次差异较大时，应重新测量核对，儿童体重变化较大应报告医生。

（二）身高（长）测量法

【目的】

评价儿童骨骼发育状况；为疾病判断提供依据。

【操作流程】

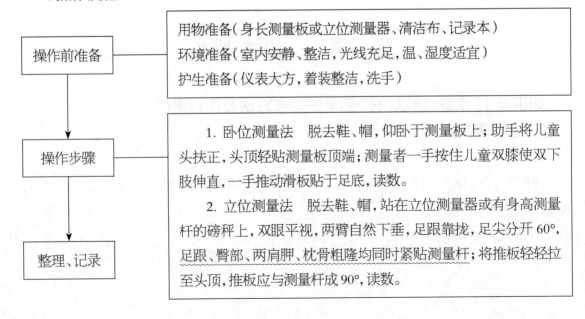

操作前准备 ——
用物准备（身长测量板或立位测量器、清洁布、记录本）
环境准备（室内安静、整洁，光线充足，温、湿度适宜）
护生准备（仪表大方，着装整洁，洗手）

操作步骤 ——
1. 卧位测量法　脱去鞋、帽，仰卧于测量板上；助手将儿童头扶正，头顶轻贴测量板顶端；测量者一手按住儿童双膝使双下肢伸直，一手推动滑板贴于足底，读数。
2. 立位测量法　脱去鞋、帽，站在立位测量器或有身高测量杆的磅秤上，双眼平视，两臂自然下垂，足跟靠拢，足尖分开60°，足跟、臀部、两肩胛、枕骨粗隆均同时紧贴测量杆；将推板轻轻拉至头顶，推板应与测量杆成90°，读数。

整理、记录

【注意事项】

1. 婴幼儿易动,推动滑板时动作应轻快,并准确读数。

2. 儿童立位测量时头部保持正直,眼眶下缘与耳孔上缘在同一水平线上。

知识点 2: 臀红的分类及护理

(一) 臀红分类

1. 轻度 主要表现为表皮潮红。

2. 重度 又分为三度:重Ⅰ度表现为局部皮肤潮红,伴有皮疹;重Ⅱ度除以上表现外,并有皮肤溃破、脱皮;重Ⅲ度局部大片糜烂或表皮剥脱,可继发感染。

(二) 臀红护理

【目的】

保持臀部皮肤清洁、干燥,减轻患儿疼痛,促进受损皮肤康复。

【操作流程】

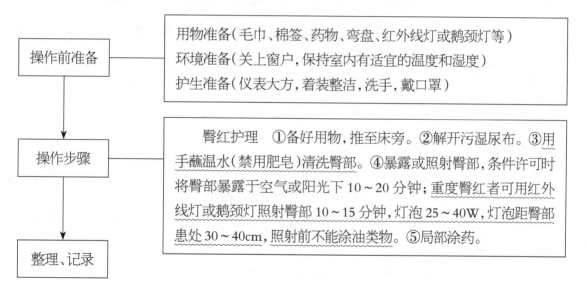

操作前准备 —— 用物准备(毛巾、棉签、药物、弯盘、红外线灯或鹅颈灯等)
环境准备(关上窗户,保持室内有适宜的温度和湿度)
护生准备(仪表大方,着装整洁,洗手,戴口罩)

操作步骤 —— 臀红护理 ①备好用物,推至床旁。②解开污湿尿布。③用手蘸温水(禁用肥皂)清洗臀部。④暴露或照射臀部,条件许可时将臀部暴露于空气或阳光下 10 ~ 20 分钟;重度臀红者可用红外线灯或鹅颈灯照射臀部 10 ~ 15 分钟,灯泡 25 ~ 40W,灯泡距臀部患处 30 ~ 40cm,照射前不能涂油类物。⑤局部涂药。

整理、记录

【注意事项】

1. 重度患儿所用尿布应煮沸、消毒液浸泡或阳光下暴晒。

2. 暴露时应注意保暖,一般每日 2 ~ 3 次。

3. 照射臀部时必须有护士守护,避免烫伤;如是男童,用尿布遮住会阴部。

4. 根据臀部皮肤受损程度选择油类或药膏:轻度臀红涂紫草油或鞣酸软膏;重Ⅰ、Ⅱ度臀红涂鱼肝油软膏;重Ⅲ度臀红涂鱼肝油软膏或康复新溶液,每日 3 ~ 4 次,继发感染时,可涂红霉素软膏或硝酸咪康唑霜(达克宁霜),每日 2 次,直至局部感染控制。

5. 涂抹油类或药膏时,不可在皮肤上反复涂擦,以免加剧疼痛和导致脱皮。

知识点 3: 婴儿盆浴法

【目的】

保持婴儿皮肤清洁、舒适；协助皮肤的排泄和散热，促进血液循环；观察皮肤及全身情况。

【操作流程】

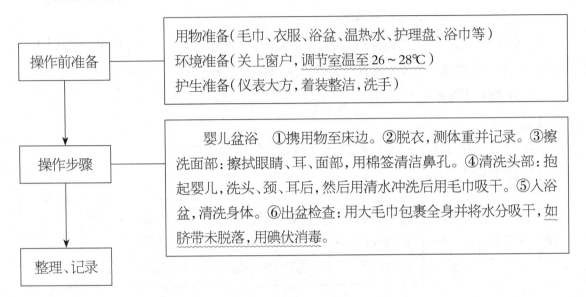

【注意事项】

1. 婴儿盆浴于喂奶前或喂奶后1小时进行，以免呕吐和溢奶。

2. 擦洗面部时禁用肥皂。耳、眼内不得有水或浴液进入。

3. 对头顶部的皮脂结痂不可用力清洗，可涂液状石蜡浸润，待次日轻轻梳去痂皮后再予洗净。

4. 注意保护未脱落的脐带残端，避免脐部被水浸泡，可用脐带贴保护脐部。

第二节　协助检查诊断的护理技术

知识点 4: 颈外静脉穿刺术

【目的】

取血标本，为诊断及治疗疾病提供依据。

【操作流程】

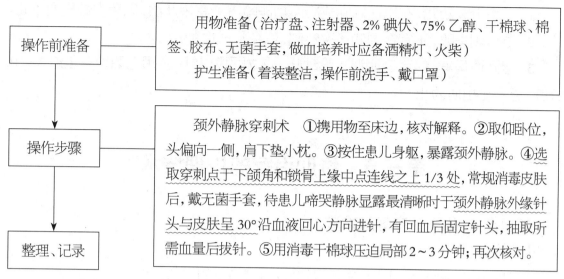

操作前准备 —— 用物准备(治疗盘、注射器、2% 碘伏、75% 乙醇、干棉球、棉签、胶布、无菌手套,做血培养时应备酒精灯、火柴)
护生准备(着装整洁,操作前洗手、戴口罩)

操作步骤 —— 颈外静脉穿刺术　①携用物至床边,核对解释。②取仰卧位,头偏向一侧,肩下垫小枕。③按住患儿身躯,暴露颈外静脉。④选取穿刺点于下颌角和锁骨上缘中点连线之上 1/3 处,常规消毒皮肤后,戴无菌手套,待患儿啼哭静脉显露最清晰时于颈外静脉外缘针头与皮肤呈 30°沿血液回心方向进针,有回血后固定针头,抽取所需血量后拔针。⑤用消毒干棉球压迫局部 2~3 分钟;再次核对。

整理、记录

【注意事项】

1. 适用于 3 岁以内的婴幼儿或肥胖儿童,有严重心肺疾病患儿、新生儿、病情危重者以及有出血倾向的患儿禁用。

2. 固定体位后应立即操作,以防患儿头部下垂时间过长影响头部血液回流。

3. 穿刺时应随时观察患儿面色和呼吸,发现异常立即停止操作。

知识点 5:股静脉穿刺术

【目的】

采血标本,为诊断及治疗疾病提供依据。

【操作流程】

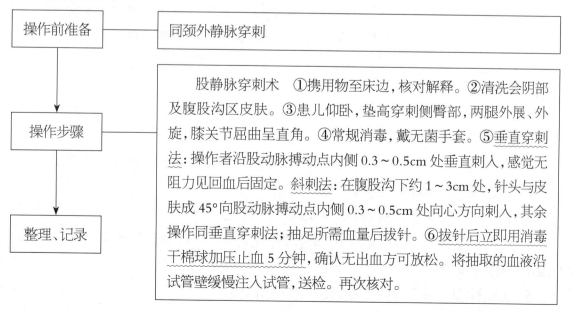

操作前准备 —— 同颈外静脉穿刺

操作步骤 —— 股静脉穿刺术　①携用物至床边,核对解释。②清洗会阴部及腹股沟区皮肤。③患儿仰卧,垫高穿刺侧臀部,两腿外展、外旋,膝关节屈曲呈直角。④常规消毒,戴无菌手套。⑤垂直穿刺法:操作者沿股动脉搏动点内侧 0.3~0.5cm 处垂直刺入,感觉无阻力见回血后固定。斜刺法:在腹股沟下约 1~3cm 处,针头与皮肤成 45°向股动脉搏动点内侧 0.3~0.5cm 处向心方向刺入,其余操作同垂直穿刺法;抽足所需血量后拔针。⑥拔针后立即用消毒干棉球加压止血 5 分钟,确认无出血方可放松。将抽取的血液沿试管壁缓慢注入试管,送检。再次核对。

整理、记录

【注意事项】

1. 适用于婴幼儿，有出血倾向或凝血功能障碍者禁用此法，以免引起出血不止。

2. 若穿刺失败，不宜在同侧多次穿刺，以免形成血肿。

3. 若回血呈鲜红色，表明误入股动脉，应立即拔出针头，用无菌纱布压迫5～10分钟，直到无出血为止。

第三节 协助治疗的护理技术

知识点6：儿童头皮静脉输液

【目的】

1. 使药物快速进入婴幼儿体内以达到治疗疾病的目的。

2. 增加液体、营养，排出毒素，维持体内电解质平衡，纠正血容量不足。

【操作流程】

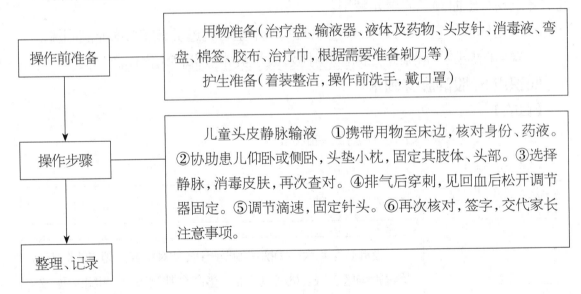

【注意事项】

1. 严格执行查对制度和无菌操作原则，合理分配加入的药物并注意配伍禁忌。

2. 注意鉴别头皮静脉与动脉。

3. 需24小时输液者，应每日更换输液管。

4. 需长期输液者，要注意保护和合理使用静脉，一般从远端小静脉开始，必要时选择静脉留置针。

5. 头皮针和输液管牢固固定，防止移动和脱落。

知识点 7：光照疗法

【目的】

治疗新生儿高胆红素血症，降低血清胆红素浓度。

【操作流程】

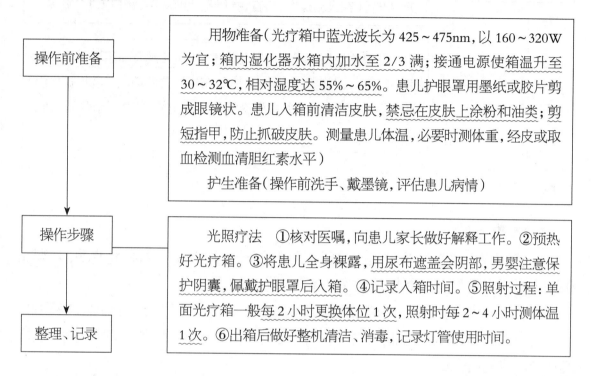

【注意事项】

1. 光照时出现的轻度腹泻、排深绿色多泡沫稀便、小便呈深黄色、一过性皮疹等副作用，可随病情好转而消失。

2. 光疗中要按医嘱静脉输液，按需喂乳，保证水分及营养供给。

3. 照射中如体温超过37.8℃或低于35℃，要暂停光疗。

4. 工作人员为患儿进行检查、治疗、护理时要戴墨镜，并严格交接班。

5. 保持灯管及反射板清洁，每日擦拭，防止灰尘影响光照强度。

6. 灯管与患儿的距离（一般为33～50cm）遵照设备说明书调节，使用时间达到设备规定的时限也必须更换。

知识点 8：温箱使用法

【目的】

温箱可为出生体重低于2 000g者及异常新生儿（如患新生儿寒冷损伤综合征的新生儿、体温不升新生儿等）提供一个适宜的中性温度，以维持体温在正常范围。

【操作流程】

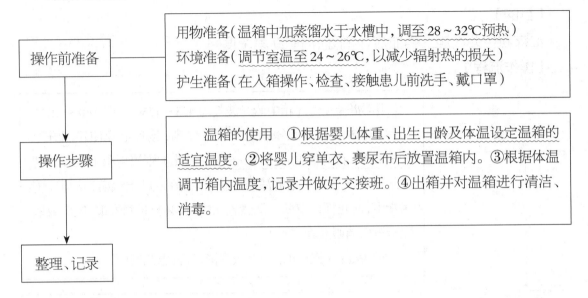

操作前准备 ── 用物准备(温箱中加蒸馏水于水槽中,调至28～32℃预热)
环境准备(调节室温至24～26℃,以减少辐射热的损失)
护生准备(在入箱操作、检查、接触患儿前洗手、戴口罩)

操作步骤 ── 温箱的使用　①根据婴儿体重、出生日龄及体温设定温箱的适宜温度。②将婴儿穿单衣、裹尿布后放置温箱内。③根据体温调节箱内温度,记录并做好交接班。④出箱并对温箱进行清洁、消毒。

整理、记录

【注意事项】

1. 护理操作尽量在箱内集中进行,尽量少开箱门,以免箱内温度波动;若婴儿确因需要暂出温箱治疗检查,应注意在保暖措施下进行。

2. 保持箱内温度稳定,严禁骤然提高温箱温度,以免婴儿体温上升造成不良后果。

3. 使用期间每天消毒温箱内外,每周更换温箱1次,定期进行细菌培养,以检查清洁消毒的质量。

4. 湿化器水箱用水每天更换1次;机箱下面的空气净化垫每月清洗1次。

5. 严格执行操作规程,定期检查有无故障,保证绝对安全。随时观察使用效果,如温箱发出报警信号,应及时查找原因,妥善处理。

知识点9:儿童心肺复苏

婴儿和儿童CPR程序为C—A—B,即胸外按压、开放气道和建立呼吸;对于新生儿,心搏骤停主要是呼吸因素所致(已明确为心脏原因者除外),其CPR程序为A—B—C。

【目的】

用人工方法重建呼吸及循环,尽快地恢复患儿肺部气体交换以及全身血液和氧的供给。

【操作方法】

进行心肺复苏前,应迅速判断意识,呼救以寻求帮助,判断心跳、呼吸情况,如心跳、呼吸停止,立即行心肺复苏。①胸外按压:患儿仰卧在硬板床上,按压幅度应至少为胸部前后径的1/3,按压频率为每分钟100～120次。②开放气道:仰头抬颏法、托颌法,清理呼吸道。③建立呼吸:口对口人工呼吸适用于现场没有抢救器械的紧急情况;应用复苏囊,应根据患儿年龄选择合适的面罩,并确定挤压气囊的频率和压力。④药物治疗:给药途径主要是静脉,其次是气管内,再次为心内;观察心肺复苏的有效指征。⑤心脏复苏、重建循环有效的指征为:大动脉扪及搏动;口唇、甲床颜色转红;出现自主呼吸;扩大的瞳孔缩小,对光反射恢复;肌张力恢复。

【注意事项】

1. 每次按压后使胸廓完全反弹,尽量减少按压的中断,避免过度通气。

2. 每次按压与放松的比例为 1:1,按压深度至少为胸部前后径的 1/3,频率为 $100 \sim 120$ 次 /min。

3. 按压时用力要适度,以防骨折或心肺损伤。

4. 单人施救时心脏按压与人工通气频率之比 30:2,两人施救为 15:2,新生儿按压 - 通气比率仍然为 3:1,即每分钟 90 次按压和 30 次人工呼吸。

【考点训练题】

考点 1: 体重、身高(长)测量的操作方法及注意事项

1. 下列关于儿童体重的测量哪项**不正确**

    A. 测量体重前必须校正磅秤

    B. 进食后立即进行

    C. 脱去衣裤鞋袜后进行

    D. 每次测量应在同一磅秤进行

    E. 测得数值与前次差异较大时应重新测量核对

2. 卧位测量儿童的身长时,**错误**的做法是

    A. 将清洁布铺在测量板上

    B. 脱去儿童鞋、帽,使儿童仰卧于测量板上

    C. 助手将儿童头扶正,头顶轻贴测量板顶端

    D. 测量者一手按住儿童双膝使双下肢伸直,一手推动滑板贴于足尖,读出身长厘米数

    E. 记录测量结果

考点 2: 臀红的分类及护理

*3. 预防臀红的方法**不包括**

    A. 洗涤尿布时应漂净肥皂

B. 保持臀部清洁干燥,勤换尿布

C. 腹泻患儿应勤洗臀部,涂油保护

D. 用塑料布直接包裹患儿臀部

E. 选用质地柔软、吸水性强的棉织品做尿布

4. 重度臀红疑有真菌感染者,局部可涂

A. 氧化锌油膏　　　　　　　B. 鞣酸软膏

C. 鱼肝油　　　　　　　　　D. 制霉菌素乳膏

E. 1%~2%龙胆紫溶液

(5~6题共用题干)

男婴,5个月。因腹泻2日就诊,每日大便10余次,臀部皮肤潮红,伴皮疹,有少许脱皮。

5. 该患儿臀部皮肤出现了

A. 臀红　　　　　　　　　　B. 浅表溃疡

C. 水痘皮疹　　　　　　　　D. 真菌性皮炎

E. 病毒性疱疹

6. 对其臀部皮肤护理**不妥**的操作是

A. 每次大便后用温水洗净　　B. 洗后用小毛巾吸干水分

C. 可用鹅颈灯照射臀部　　　D. 鹅颈灯照射时间是60分钟

E. 灯光照射后可涂鱼肝油软膏

考点3: 婴儿盆浴法

7. 婴幼儿盆浴的目的**不正确**的是

A. 使患儿清洁舒适

B. 促进血液循环

C. 帮助皮肤排泄和散热,活动肌肉和肢体

D. 观察全身情况,尤其是皮肤情况

E. 可以维持体温在正常范围

8. 婴儿盆浴法正确的是

A. 于喂奶前或喂奶后1小时进行,以免吐奶

B. 擦洗面部时可用肥皂,但耳内不得进入肥皂沫

C. 用单层面巾由外眦向内眦擦拭眼睛

D. 头顶部的皮脂结痂需用力清洗

E. 洗澡时水温为34~36℃

考点 4：颈外静脉穿刺术

*9. 颈外静脉穿刺术主要适用于

　A. 病情危重的患儿　　　　　　　　B. 有严重心、肺疾病的患儿

　C. 有出血倾向的患儿　　　　　　　D. 新生儿或一般情况不佳的患儿

　E. 肥胖儿童

10. 颈外静脉穿刺操作正确的是

　A. 患儿取俯卧位，头偏向一侧，垂于治疗桌边缘

　B. 戴无菌手套后常规消毒穿刺部位皮肤

　C. 进针的针头与皮肤角度为 45°

　D. 进针部位在下颌角和锁骨上缘中点连线之上 1/3 处

　E. 拔针后用消毒湿棉球压迫 5～6 分钟

考点 5：股静脉穿刺术

11. 股静脉穿刺的方法**不妥**的是

　A. 清洗患儿会阴部及腹股沟区皮肤

　B. 更换尿布后垫高穿刺侧臀部

　C. 助手固定患儿两腿，呈青蛙状

　D. 用斜刺法时针头与皮肤成 45° 进针

　E. 拔针后立即用消毒干棉球加压止血 2～3 分钟

*12. 股静脉穿刺注意事项，**错误**的是

　A. 保护穿刺针孔，防止感染

　B. 穿刺前包裹好会阴部，以免尿液污染穿刺点

　C. 若穿刺失败，不宜在同侧多次穿刺

　D. 若回血呈鲜红色，表明穿刺成功

　E. 有出血倾向或凝血功能障碍者禁用

考点 6：儿童头皮静脉输液

*13. 儿童头皮静脉输液操作方法正确的是

　A. 患儿仰卧或侧卧，头垫小枕　　　B. 右手中指、示指分别固定静脉

　C. 持针于静脉最清晰点刺入　　　　D. 进针沿静脉离心方向穿刺

　E. 有落空感同时有回血即可

14. 头皮静脉与头皮动脉鉴别，特点正确的是

　A. 外观呈浅红色　　　　　　　　　B. 啼哭时充血不明显

　C. 触摸时有搏动　　　　　　　　　D. 管壁厚不易压瘪，易滑动

E. 液体滴入顺畅,血液顺向心方向流动

考点 7: 光照疗法

15. 使用蓝光箱时,箱内的温度应保持在

    A. 24～26℃   B. 25～27℃

    C. 27～29℃   D. 28～29℃

    E. 30～32℃

*16. 在光照疗法过程中,护士操作**不妥**的是

    A. 严密观察病情,若有异常及时与医生联系

    B. 按医嘱静脉输液,保证水分及营养供给

    C. 观察光照时出现的副作用

    D. 单面光疗箱一般每小时更换体位1次

    E. 检查、治疗、护理患儿时戴墨镜

(17～19题共用题干)

患儿,男,生后7天,因皮肤黄疸就诊。查体:体重2 500g,全身皮肤、黏膜黄染,体温36℃,脐部有脓性分泌物;做了相关实验室检查,诊断为新生儿败血症、高胆红素血症。按医嘱给予抗生素及蓝光疗法等治疗。

*17. 在蓝光疗法用物准备的物品中应**除外**

    A. 护眼罩   B. 尿布

    C. 蓝光箱   D. 记录单

    E. 爽身粉

*18. 在蓝光箱中对患儿的护理操作正确的是

    A. 灯管与患儿距离为70cm   B. 调节箱温至26～28℃

    C. 体温在37.5℃时可暂停光疗   D. 戴上护眼罩,包好尿布

    E. 在箱内穿棉质衣服

*19. 患儿光疗过程中最可能出现的反应是

    A. 呕吐   B. 腹泻

    C. 抽搐   D. 体重下降

    E. 体温下降

考点 8: 温箱使用

*20. 新生儿需使用温箱的情况**不包括**

    A. 早产儿   B. 体重<2 000g的足月儿

    C. 巨大儿   D. 硬肿症患儿

E. 体温不升的新生儿

21. 使用温箱的注意事项正确的是

    A. 护理操作尽量不在箱内进行

    B. 体温恢复正常前每 2 小时测体温 1 次

    C. 保持体温在 32～36℃

    D. 维持箱内湿度为 50%～55%

    E. 密切观察患儿面色、呼吸、心率及病情变化

*22. 新生儿出温箱的条件是

    A. 体重达 2 200g, 呼吸平稳

    B. 体重达 2 200g, 食欲良好

    C. 体重不到 2 000g, 但在温箱内体温正常

    D. 体重不到 2 000g, 但在温箱内生活了 1 个月以上, 一般情况良好

    E. 在不加热的温箱内, 室温在 28～32℃时能保持正常体温

考点 9：儿童心肺复苏

*23. 口对口人工呼吸时, 患儿吸入气体氧浓度约为

    A. ＜18%   B. 20%

    C. 25%   D. 30%

    E. 35%

（24～26 题共用题干）

患儿, 男, 6 岁, 因触电导致呼吸、心搏骤停。立即对其进行心肺复苏。

*24. 该患儿胸外按压的部位是

    A. 胸骨上段   B. 胸骨中段

    C. 胸骨下段   D. 胸骨下半段

    E. 胸骨剑突

25. 该患儿进行心脏按压的频率是

    A. 50～60 次/min   B. 60～80 次/min

    C. 80～100 次/min   D. 100～120 次/min

    E. 120～130 次/min

*26. 判断心肺复苏有效的指征应**除外**的是

    A. 能触到大动脉搏动   B. 瞳孔散大

    C. 收缩压＞60mmHg   D. 神经反射出现

    E. 皮肤、黏膜色泽转为红润

序号	1	2	3	4	5	6	7	8	9	10
答案	B	D	D	D	A	D	E	A	E	D
序号	11	12	13	14	15	16	17	18	19	20
答案	E	D	A	E	E	D	E	D	B	C
序号	21	22	23	24	25	26				
答案	E	D	A	D	D	B				

3. 答案 D

解析：不能用油布或塑料布直接包裹儿童臀部，会导致局部湿热，引起臀红。

9. 答案 E

解析：颈外静脉穿刺术适用于婴幼儿或肥胖儿童，有严重心肺疾病患儿、新生儿、病情危重患儿以及有出血倾向的患儿禁用。

12. 答案 D

解析：若回血呈鲜红色，表明误入股动脉，应立即拔出针头，用无菌纱布压迫 5～10 分钟，直到无出血为止。

13. 答案 A

解析：头皮静脉输液时，操作者以左手拇指、示指分别固定静脉两端皮肤，右手持针，在距静脉最清晰点向后移 0.3cm 处将针头近似平行刺入头皮，然后沿静脉向心方向穿刺，有落空感同时有回血时再进针少许。

16. 答案 D

解析：单面光疗箱一般每 2 小时更换体位 1 次，仰卧、侧卧、俯卧交替照射；俯卧时要有专人巡视，以免口鼻受压而影响呼吸。

17. 答案 E

解析：接受光照疗法的患儿，身上若涂爽身粉或油类，会影响光疗效果。

18. 答案 D

解析：患儿全身裸露，男婴注意保护阴囊，用尿布遮盖会阴部；佩戴护眼罩，抱入已预热好的光疗箱中（适中温度为 30～32℃，相对湿度达 55%～65%）。照射时使体温保持在 36～37℃，如体温超过 37.8℃ 或低于 35℃，要暂停光疗。

19. 答案 B

解析：光照时出现的轻度腹泻、排深绿色多泡沫稀便、小便呈深黄色、一过性皮疹等副作用,可随病情好转而消失。

20.答案 C

解析:温箱可为出生体重低于2 000g者及异常新生儿,如患新生儿寒冷损伤综合征、体温不升的新生儿等,提供一个适宜的中性温度,以维持体温在正常范围。

22.答案 D

解析:出温箱条件:①新生儿体重达2 000g或以上,体温正常。②在不加热的温箱内,室温维持在24~26℃时,新生儿能保持正常体温。③新生儿在温箱内生活了1个月以上,体重虽不到2 000g,但一般情况良好。

23.答案 A

解析:口对口人工呼吸吸入氧浓度较低(<18%),操作者易疲劳,也有感染疾病的潜在可能,故应尽快采取其他辅助呼吸的方法进行代替。

24.答案 D

解析:对1~8岁的儿童,可用一只手固定患儿头部,另一手掌根部置于胸骨下半段(避开剑突),手掌根的长轴与胸骨的长轴一致进行按压。

26.答案 B

解析:心脏复苏、重建循环有效的指征为:①大动脉扪及搏动。②口唇、甲床颜色转红。③出现自主呼吸。④扩大的瞳孔缩小,对光反射恢复。⑤肌张力恢复。

（袁 芬 王灿灿）

第七章 | 新生儿及患病新生儿的护理

【学习目标】

1. 具有儿科护理人员所需要的严谨、细致、慎独的职业素养,较好的护患沟通与团队合作能力,尊重患儿及其家庭成员、关爱患儿、主动为患儿缓解不适、促进患儿恢复健康的职业态度。

2. 掌握正常足月儿、早产儿的特点及护理;常见新生儿疾病的护理评估、常见护理诊断/问题和护理措施。

3. 熟悉新生儿的分类;常见新生儿疾病的病因和健康教育。

4. 了解常见新生儿疾病的发病机制。

5. 学会运用护理程序对新生儿和患病新生儿实施整体护理。

【重点和难点】

本章重点为足月儿、早产儿的特点及护理;常见新生儿疾病的护理评估、常见护理诊断/问题和护理措施。难点为生理性黄疸与病理性黄疸的区别,在学习过程中要注意正确理解和判断。

第一节 新生儿概述

知识点 1:新生儿的概念和分类

【概念】

从胎儿娩出脐带结扎至出生后 28 天内的婴儿称新生儿。目前我国将围生期定义为从妊娠 28 周(此时胎儿体重约 1 000g)至生后 1 周。

【分类】

1. 根据出生时胎龄分类

（1）足月儿：指37周≤胎龄＜42周的新生儿。

（2）早产儿：指胎龄＜37周的新生儿。

（3）过期产儿：指胎龄≥42周的新生儿。

2. 根据出生体重分类

（1）正常出生体重儿：指出生体重为2 500～4 000g的新生儿。

（2）低出生体重儿：指出生体重不足2 500g的新生儿。其中出生体重不足1 500g者又称极低出生体重儿；出生体重不足1 000g者又称超低出生体重儿。

（3）巨大儿：指出生体重超过4 000g的新生儿。

3. 根据出生体重和胎龄关系分类

（1）适于胎龄儿：指出生体重在同胎龄儿平均体重第10～90百分位之间的新生儿。

（2）小于胎龄儿：指出生体重在同胎龄儿平均体重第10百分位以下的新生儿。我国习惯将胎龄已足月但体重在2 500g以下的新生儿称足月小样儿，足月小样儿是小于胎龄儿中最常见的一种，多由宫内发育迟缓引起。

（3）大于胎龄儿：指出生体重在同胎龄儿平均体重第90百分位以上的新生儿。

第二节　正常足月新生儿的特点及护理

知识点2：正常足月儿的概念、足月儿与早产儿的外观特点、正常足月儿的生理特点和新生儿的特殊生理状态

【概念】

正常足月儿是指出生时胎龄≥37周并＜42周，出生体重≥2 500g并≤4 000g，无畸形和疾病的活产婴儿。

【足月儿与早产儿的外观特点】

正常足月儿与早产儿在外观上各具特点，见表7-1。

【生理特点】

1. 呼吸系统　呼吸中枢发育不完善，呼吸节律常不规则，呼吸较浅，频率较快，40～45次/min左右。呼吸运动以腹式呼吸为主。

表 7-1　足月儿与早产儿外观特点

	足月儿	早产儿
头	头大（占全身比例的 1/4）	头更大（占全身比例的 1/3）
四肢肌张力	良好	低下
皮肤	红润、皮下脂肪丰满和毳毛少	绛红、水肿和毳毛多
头发	分条清楚	细而乱
耳郭	软骨发育良好、耳舟成形、直挺	软、缺乏软骨、耳舟不清楚
指（趾）甲	达到或超过指（趾）端	未达指（趾）端
乳腺	乳晕清楚、结节 > 4mm	乳晕不清、无结节或结节 < 4mm
跖纹	整个足底遍及足纹	足底纹理少
外生殖器	男婴阴囊皱褶多，睾丸已降；女婴大阴唇遮盖小阴唇	男婴阴囊皱褶少，睾丸未降；女婴大阴唇不能遮盖小阴唇

2. 循环系统　新生儿心率波动范围较大，平均为 120～140 次 /min。血压平均为 70/50mmHg（9.3/6.7kPa）。因新生儿时期血流多分布于躯干和内脏，四肢少，故四肢易出现冷凉及发绀。

3. 消化系统　新生儿胃呈水平位，贲门松弛，幽门相对较紧张，易发生溢乳。消化道面积相对较大，管壁薄，通透性高，有利于营养物质的吸收，但肠腔内毒素和消化不全产物也易进入血液循环，引起中毒或过敏。除淀粉酶外，消化道内已能分泌充足的消化酶，不宜过早喂淀粉类食物。出生后 10～12 小时开始排出胎粪，胎粪呈墨绿色糊状，黏稠，无臭味，2～3 天即可排净过渡到正常粪便。若超过 24 小时仍无胎粪排出，应检查是否有消化道畸形，如肛门闭锁等。

4. 血液系统　出生时血液中红细胞数和血红蛋白量较高，以后逐渐下降。血红蛋白中胎儿血红蛋白约占 70%，后渐被成人血红蛋白取代。白细胞总数较高，出生后第 3 天开始下降。胎儿肝脏维生素 K 储存量少，凝血因子活性低，出生后常规注射维生素 K_1。

5. 泌尿系统　一般在出生后 24 小时内排尿，若出生后超过 48 小时仍无尿，需要排除先天畸形。肾小球滤过率低，浓缩功能较差；肾脏的稀释功能尚可，排磷功能较差，易出现低钙血症。

6. 神经系统　新生儿大脑皮质兴奋性低，睡眠时间长。脊髓相对较长。出生时已具有原始反射,如觅食反射、吸吮反射、握持反射、拥抱反射和交叉伸腿反射等。正常情况下,出生后数月这些反射自然消失,若新生儿期这些反射消失或出生后数月仍存在,常提示有神经系统疾病或其他异常。新生儿巴宾斯基征、凯尔尼格征可呈弱阳性。

7. 免疫系统　新生儿免疫功能不成熟,非特异性免疫能力差,如皮肤、黏膜薄嫩,屏障功能差;胃酸少,杀菌能力弱。特异性免疫能力不足,但可从母体获得 IgG,从而使新生儿对麻疹、白喉等传染病具有免疫力,母乳中有 SIgA,可使母乳喂养儿呼吸道和消化道有一定的抵抗力。

8. 体温调节　新生儿体温调节中枢发育不完善,体表面积相对较大,皮下脂肪薄,容易散热;寒冷时主要依靠棕色脂肪氧化来产热,产热量相对不足,易出现体温下降;室温过低可发生低体温或寒冷损伤综合征;室温过高时,足月儿能通过皮肤蒸发和出汗散热,但如果体内水分不足,室温过高时无法通过皮肤出汗蒸发完成散热可致体温升高,称"脱水热"。

【特殊生理状态】

1. 生理性体重下降　指新生儿出生数天内,由于摄入少、水分丢失较多及尿、粪排出而引起的体重下降,约在生后 3～4 日达最低点,下降范围为 3%～9%,最多不超过 10%,生后 7～10 天恢复到出生时体重。

2. 生理性黄疸　由于新生儿胆红素代谢特点,足月新生儿生后 2～3 天出现黄疸,4～5 天达高峰,5～7 天消退,最迟不超过 2 周。早产儿黄疸最长可延迟到 3～4 周。一般情况良好。

3. 乳腺肿大和假月经　新生儿生后 4～7 天出现乳腺肿大,如蚕豆或鸽卵大小,2～3 周消退。部分女婴生后 5～7 天阴道流出少量血性分泌物,或大量非脓性分泌物,可持续 1 周,称假月经。上述两种现象均是来自母体的雌激素水平变化所致,无需特殊处理。

4. "马牙"和"螳螂嘴"　在口腔上腭中线两侧和齿龈切缘上有散在黄白色、米粒大小的颗粒,俗称"马牙",数周后可自然消退。口腔内两侧颊部各有一突起的脂肪垫,俗称"螳螂嘴",对吸吮有利,不可挑割,以防发生感染。

5. 新生儿红斑及粟粒疹　生后 1～2 天,在头部、躯干及四肢常出现大小不等的多形性斑丘疹,称为"新生儿红斑",1～2 天后自然消失。也可因皮脂腺潴留,在鼻尖、鼻翼两侧形成小米粒大小、黄白色皮疹,称"新生儿粟粒疹",可自行消退,不必处理。

知识点 3：正常足月儿的护理措施和健康教育

【护理措施】

1. 保持呼吸道通畅

（1）新生儿娩出后，在保暖条件下，在新生儿开始呼吸前，应迅速清除口鼻腔的黏液及羊水，防止引起吸入性肺炎或窒息。

（2）保持新生儿处于舒适体位，仰卧时避免颈部前屈或过度后仰，俯卧时头偏向一侧。经常检查清理鼻孔，清除鼻孔内分泌物，避免物品阻挡新生儿口、鼻或压迫其胸部。

（3）喂乳后应竖抱婴儿轻拍背部，帮助排出空气，然后应将婴儿保持于右侧卧位，防止溢乳和呕吐引起窒息。

2. 维持体温稳定

（1）环境调整：新生儿居室需备有空调和空气净化装置，室温调至适中温度，室温保持在 22～24℃，相对湿度保持在 55%～65%。

（2）加强保暖：新生儿娩出后应立即擦干皮肤，用温暖、柔软的包被包裹，因地制宜地采取保暖措施。避免不必要的暴露，接触新生儿的手、仪器、物品等均应保持温暖，定时监测新生儿的体温，每 4～6 小时监测 1 次。

3. 预防感染

（1）消毒隔离：环境清洁以湿式扫除为宜，每天用紫外线进行空气消毒 1 次，每次 30 分钟。新生儿应与感染患儿分室居住。护理人员入室前更换清洁衣、帽及鞋，接触每个新生儿前、后必须严格洗手，避免交叉感染，并严格遵守无菌操作。各类医疗器械定期消毒，工作人员定期做咽拭子培养。护理人员若患病或为带菌者应暂停护理新生儿。

（2）保持脐部清洁干燥：新生儿娩出后无菌结扎脐带，脐带残端应保持清洁干燥，每天检查有无渗血或感染，并及时处置。脐带残端一般在生后 1 周内脱落，脱落后脐窝如有分泌物者用 0.2%～0.5% 的碘伏消毒，注意保持干燥；若有肉芽组织可用硝酸银局部烧灼。

（3）做好皮肤、黏膜护理：新生儿出生后可用消毒植物油拭去皮肤皱褶处过多的胎脂，体温稳定后每天沐浴 1 次，沐浴时室温维持在 26～28℃，水温保持在 37～39℃。勤换尿布，每次大便后用温开水清洗会阴及臀部并拭干，以防发生尿布皮炎。口腔清洁时可喂温开水清洗，不宜擦拭，所有哺喂用具用后煮沸消毒。衣服宜选棉质品，应柔软、透气、不褪色，款式应宽松、无扣及易穿脱，衣服应勤换，洗涤后用开水煮沸消毒。尿布应柔软、吸湿性强，清洗后也应煮沸消毒。

（4）预防接种：新生儿出生后2～3天接种卡介苗，出生后第1天注射乙肝疫苗。

【健康教育】

1. 宣传育儿知识　提倡母婴同室和母乳喂养，鼓励和指导父母与新生儿进行眼神交流、说话、皮肤接触，以利于新生儿身心发育。采用录像和示范等多种方式，教会父母新生儿的日常护理方法，并能及时发现和处理异常情况。

2. 指导合理喂养　婴儿出生后尽早让母亲怀抱婴儿吸吮母乳，提倡按需哺乳。不能母乳喂养者先试喂5%～10%葡萄糖水，无异常者可给配方乳，每3～4小时一次，乳具专用并严格消毒。每天测体重1次，体重应每天增加约15～30g（生理性体重下降期除外）。

3. 新生儿筛查　让家长了解新生儿需要进行筛查的疾病（如先天性甲状腺功能减退症、苯丙酮尿症和半乳糖症等）和尽早筛查的重要性。

第三节　早产儿的特点及护理

知识点4：早产儿的生理特点和护理措施

【生理特点】

1. 呼吸系统　早产儿呼吸中枢发育不成熟，呼吸浅快而不规则，易出现周期性呼吸（5～10秒短暂的呼吸停顿后又出现呼吸，不伴有心率、血氧饱和度变化及青紫）及呼吸暂停或青紫。呼吸暂停是指呼吸停止时间≥20秒，伴心率＜100次/min或发绀、氧饱和度下降，严重时伴面色苍白、肌张力下降。因早产儿的肺发育不成熟，肺泡表面活性物质缺乏，易发生呼吸窘迫综合征（肺透明膜病）。

2. 循环系统　早产儿心率较快，血压较低，部分早产儿早期可有动脉导管开放。

3. 消化系统　早产儿吸吮及吞咽能力差，容易呛乳而引起乳汁吸入性肺炎。胃贲门括约肌松弛、胃容量小，易发生胃－食管反流和溢乳。消化酶不足，胆酸分泌量少，对脂肪的消化吸收较差。在缺血、缺氧、喂养不当情况下易发生坏死性小肠炎。

由于胎粪形成较少及肠蠕动弱，胎粪排出常延迟，肝功能不成熟，生理性黄疸程度重，持续时间长。肝糖原储存少，肝合成蛋白质的功能差，易发生低血糖和低蛋白血症。由于肝功能不完善，肝内与维生素K密切相关的凝血因子合成少，易发生出血症。

4. 血液系统　早产儿红细胞生成素水平低下，先天性铁储存少，易发生贫血。维生素K、铁及维生素D储存较足月儿低，更易发生出血、贫血和佝偻病。

5. 泌尿系统　早产儿肾浓缩功能差，易出现低钠血症。肾小管对糖的回吸收能力低，尿糖可呈阳性。肾小管排酸能力差，易出现代谢性酸中毒。

6. 神经系统　神经系统成熟度与胎龄关系密切，胎龄越小，各种反射越差。早产儿易发生缺氧，导致缺氧缺血性脑病。早产儿脑室管膜下存在发达的胚胎生发层组织，易导致颅内出血。

7. 免疫系统　早产儿皮肤娇嫩，屏障功能弱，体液及细胞免疫功能均很不完善，IgG 和补体水平较足月儿低，极易发生各种感染。

8. 体温调节　早产儿体温调节能力差，棕色脂肪少，基础代谢率低，产热量少，而体表面积相对大，易散热，寒冷时更易发生低体温导致的寒冷损伤综合征。汗腺发育差，环境温度过高或过度保暖，体温易升高。

【护理措施】

1. 保暖　保持室内温度在 24～26℃，相对湿度在 55%～65%，室内应空气新鲜，备有空调、空气净化装置、婴儿温箱、远红外辐射床等。体重低于 2 000g 者应置于温箱内，根据出生体重和日龄来调节箱温，待体重增至 2 000g 以上，体温稳定，吸吮良好，呼吸正常，即可出温箱。体重超过 2 000g 者在箱外保暖，可通过戴绒布帽、母亲怀抱、使用热水袋等维持体温恒定。各种护理操作应集中进行，尽量缩短操作时间，若需抢救应在远红外辐射床保暖下进行。

2. 合理喂养　尽早开奶，以防止低血糖的发生。早产儿生长发育快，所需营养多，根据吸吮、吞咽、消化、吸收功能，选择直接哺喂母乳、奶瓶喂养、滴管喂养、管饲或静脉滴注等不同的补充营养方式，保证营养供给。一般在生后 2～4 小时喂 5%～10% 葡萄糖水，无异常后给予母乳喂养，无法母乳喂养者以早产儿配方乳为宜。喂乳量及间隔时间根据出生体重和耐受力而定，以不发生胃潴留及呕吐为标准。详细记录 24 小时出入量，准确测量体重，以便适时调整喂养方案。早产儿因先天储存不足，出生后应按医嘱补充维生素 A、B 族维生素、维生素 C、维生素 D、维生素 K 及铁剂等，以防出现维生素缺乏、贫血等疾病。

3. 维持有效呼吸　①保持呼吸道通畅，早产儿仰卧时可在肩下放置小软枕，避免颈部弯曲、呼吸道梗阻。②出现发绀、呼吸急促、呼吸暂停时应查明原因，同时是给氧的指征，吸氧浓度以维持动脉血氧分压 50～70mmHg（6.7～9.3kPa）或经皮血氧饱和度 90%～95% 为宜，症状改善立即停用，切忌常规吸氧，避免引发视网膜病变导致失明。③出现呼吸暂停时，可拍打足底、托背、刺激皮肤等，条件允许放置水囊床垫。必要时可按医嘱给予枸橼酸咖啡因静脉输注或机械正压通气。④预防感染：严格执行消毒隔离制度。严格控制入室人数，室内物品定期消毒，防止交叉感染。强化洗手意识,每次接触早产儿前后要洗手或用快速消毒液擦拭手部,严格控制医源性感染。预防接种也应在体重达 2 000g 以上再进行。

第四节　新生儿缺氧缺血性脑病

新生儿缺氧缺血性脑病是指围生期窒息引起的部分或完全缺氧和脑血流减少或暂停而导致胎儿或新生儿脑损伤。本病是新生儿窒息后的严重并发症。

知识点 5：新生儿缺氧缺血性脑病的病因和临床表现

【病因】

1. 缺氧　缺氧是新生儿缺氧缺血性脑病发病的核心,其中围生期窒息是最主要的原因;其他原因有反复呼吸暂停、严重的呼吸系统疾病、右向左分流型先天性心脏病等。

2. 缺血　心搏骤停或严重的心动过缓;重度心力衰竭或周围循环衰竭。

【临床表现】

临床表现取决于缺氧持续时间和严重程度,根据意识状态、肌张力、原始反射、有无惊厥和脑干功能改变等,可分为轻、中、重三度(表7-2)。

表7-2　新生儿缺氧缺血性脑病临床分度

分度	轻度	中度	重度
意识	激惹	嗜睡	昏迷
肌张力	正常	减低	松软
拥抱反射	活跃	减弱	消失
吸吮反射	正常	减弱	消失
惊厥	可有肌阵挛	常有	有,可呈持续状态
中枢性呼吸衰竭	无	有	明显
瞳孔改变	扩大	缩小	不等大,对光反射迟钝
EEG	正常	低电压,可有痫样放电	暴发抑制,等电位
病程及预后	症状在72h内消失,预后好	症状在14d内消失,可能有后遗症	数天至数周内死亡,症状可持续数周,病死率高,存活者多有后遗症

知识点 6：新生儿缺氧缺血性脑病的辅助检查和治疗要点

【辅助检查】

1. 头颅超声、头颅 CT 及磁共振成像　明确病变部位、范围、性质、预后等。

2. 脑电图　确定病变严重程度，判断预后，对惊厥进行诊断。

3. 血气分析　可见 $PaCO_2$ 升高，pH 和 PaO_2 降低。

4. 血生化检查　有血清钾、钠、钙、镁及血糖降低。

【治疗要点】

1. 对症支持疗法

（1）维持良好的通气功能：根据血气分析结果给予不同方式的氧疗。

（2）维持脑和全身良好的血流灌注：保证各脏器的血液灌注，低压者可选用多巴胺等。

（3）维持血糖在正常高值：以提供神经细胞代谢所需的能源。

2. 控制惊厥　首选苯巴比妥静脉滴注，顽固性抽搐者可加用地西泮或水合氯醛灌肠。

3. 防治脑水肿　避免输入过量液体是预防和控制脑水肿的关键，每日液体总量不超过 60～80ml/kg，出现颅内高压症状可首先用呋塞米静脉推注或用甘露醇静脉注射。

4. 亚低温疗法　应于发病 6 小时内治疗，持续 48～72 小时。目前亚低温治疗新生儿缺氧缺血性脑病，仅适用于足月儿，对早产儿尚不宜采用。

5. 新生儿期后治疗　病情稳定后尽早行智能和体能的康复训练，有利于促进脑功能恢复，减少后遗症。

知识点 7：新生儿缺氧缺血性脑病的常见护理诊断／问题和护理措施

【常见护理诊断／问题】

1. 低效性呼吸型态　与缺氧引起的呼吸中枢抑制有关。

2. 颅内适应能力低下　与缺氧引起的脑水肿有关。

3. 营养失调：低于机体需要量　与患儿吸吮能力降低有关。

4. 有废用综合征的危险　与缺氧引起脑功能受损有关。

【护理措施】

1. 改善缺氧状态

（1）保持呼吸道通畅，将患儿头偏向一侧，及时清除呼吸道分泌物，防止窒息。

（2）根据患儿缺氧情况选择合适的给氧方式，鼻导管吸氧或头罩吸氧，如严重缺氧，可给予气管插管或机械辅助通气。保持 $PaO_2 > 60～80mmHg（7.98～10.64kPa）$、

$PaCO_2 < 40mmHg（5.32kPa）$。

（3）严密监护病情变化：注意有无呼吸暂停，一旦发生呼吸暂停，可给予适当刺激以恢复正常呼吸，如弹足底、托背或轻轻摇动身体等，无效时则用复苏囊面罩加压给氧及遵医嘱用药。

（4）将患儿置于中性温度环境中，使患儿体温保持在36～37℃，以减少氧气的消耗。

2. 降低颅内压

（1）保持安静，减少刺激，有计划地完成各种护理操作。患儿抽搐时遵医嘱给予注射苯巴比妥钠和/或地西泮，如需两药合用时应密切观察呼吸，避免出现呼吸抑制。

（2）遵医嘱给予脱水剂，静脉注射呋塞米或快速静脉滴注20%甘露醇。

3. 保证营养的供给

（1）患儿无吸吮能力，吞咽能力较差，应给予管饲母乳。必要时给予血浆或白蛋白及静脉高营养。

（2）每日测量体重1次并准确记录。

4. 促进脑功能的恢复

（1）亚低温治疗的护理：①降温：采用选择性头部降温，使头部温度维持在34～35℃。由于头部的降温，体温亦会相应降低，易引起新生儿寒冷损伤综合征等并发症，因此必须注意保暖，给予远红外辐射床或热水袋保暖，注意防止意外发生。保暖的同时要保证亚低温的温度要求，患儿持续进行肛温监测，了解体温波动情况，维持体温在35.5℃。②复温：亚低温治疗结束后，必须进行复温。③监测：进行亚低温治疗的过程中，给予持续的动态心电监护、肛温监测、每小时测血压等，同时观察患儿的面色、反应、末梢循环情况，记录24小时出入液量。

（2）早期康复干预：疑有功能障碍者，将肢体固定于功能位，早期给予患儿动作训练和感知刺激，并使用改善脑代谢的药物，促进脑功能恢复。指导家长掌握康复干预的措施。

第五节 新生儿颅内出血

新生儿颅内出血是指主要由缺氧或产伤引起的严重脑损伤，早产儿多见，是新生儿早期的重要疾病与死亡原因。

知识点 8：新生儿颅内出血的病因和临床表现

【病因】

主要的病因是缺氧和产伤。

【临床表现】

1. 颅内出血的症状和体征主要与出血部位及出血量有关。

2. 兴奋与抑制交替出现。以兴奋症状为主时，新生儿易激惹、烦躁不安。

知识点 9：新生儿颅内出血的辅助检查、治疗要点

【辅助检查】

1. 脑脊液检查：脑脊液呈均匀血性和有皱缩红细胞有助于诊断，但检查正常者不能排除本病，病情危重者不宜进行此项检查。

2. 影像学检查：头颅 CT、MRI 和 B 超检查可提供出血部位和范围的信息，有助于诊断和判断预后。

【治疗要点】

1. 止血　选用维生素 K_1、酚磺乙胺（止血敏）、卡巴克络（安络血）和立止血等。

2. 降低颅内压　选用呋塞米，有中枢性呼吸衰竭时用小剂量甘露醇。

3. 镇静、止惊　选用苯巴比妥或地西泮等。

4. 应用脑代谢激活剂　出血停止后，可给胞磷胆碱、脑活素静脉滴注，每天 1 次，10~14 天为一疗程；恢复期给予吡拉西坦（脑复康）。

5. 给氧　呼吸困难、发绀者给氧。

6. 治疗并发症　脑积水时应用乙酰唑胺可减少脑脊液的产生，每天 2~3 次口服；脑积水早期有症状者可行侧脑室穿刺引流，病情进行性加重者行脑室 - 腹腔分流。

知识点 10：新生儿颅内出血的常见护理诊断 / 问题、护理措施和健康教育

【常见护理诊断 / 问题】

1. 潜在并发症：颅内压增高　与颅内出血有关。

2. 营养失调：低于机体需要量　与意识障碍不能进食有关。

【护理措施】

1. 降低颅内压

（1）减少刺激：室内保持安静，减少噪声。头肩部抬高 15°~30°，尽量减少对患儿的移动和刺激，一切必要的护理操作尽量集中进行，做到轻、稳、准。静脉穿刺最好选用留置针，减少反复穿刺。喂乳时不宜抱喂。

（2）缓解颅内高压：保持头高体位，凡需头偏向一侧时，整个躯体也取同向侧位，使头部始终处于正中位，避免颈动脉受压。按医嘱应用降颅内压药物。

（3）合理用氧：根据缺氧程度选择给氧的方式和浓度，维持 PaO_2 在 $60 \sim 80mmHg$（$7.98 \sim 10.64kPa$）、血氧饱和度在 $85\% \sim 98\%$，早产儿血氧饱和度维持在 $88\% \sim 93\%$，防止氧浓度过高或吸氧时间过长导致的氧中毒症状。呼吸衰竭或严重的呼吸暂停时需气管插管、机械通气，并做好相应护理。

（4）密切观察病情：注意生命体征、精神反应、瞳孔、肌张力、前囟等改变，注意有无惊厥、脑性尖叫等，定期测量头围，及时记录阳性体征并报告医生。

2. 保证营养和能量的供给　不能进食者，应给予管饲，遵医嘱静脉输液，每日液体量为 $60 \sim 80ml/(kg \cdot d)$，速度宜慢，于 24 小时内均匀输入，以保证患儿营养和能量的供给。

【健康教育】

向家长讲解患儿病情、治疗效果及可能的预后，给予相应的心理支持和安慰。如有后遗症，尽早指导家长带患儿进行功能训练和智力开发，对瘫痪患儿进行皮肤护理及肢体运动功能的训练，鼓励患儿及家长坚持治疗和随访。

第六节　新生儿黄疸

新生儿黄疸是由于新生儿时期胆红素（大部分为未结合胆红素）在体内积聚过多，当血清胆红素超过 $85\mu mol/L（5mg/dl）$，则可出现肉眼可见的黄疸。新生儿黄疸分为生理性黄疸和病理性黄疸。

知识点 11：新生儿黄疸的原因和临床表现

【新生儿黄疸的原因】

1. 生理性黄疸的原因

（1）胆红素形成过多。

（2）血浆白蛋白联结胆红素的能力不足。

（3）肝细胞处理胆红素的能力差。

（4）肠肝循环的特点。

2. 病理性黄疸的原因

（1）感染性：新生儿败血症、新生儿肝炎及其他感染等。

（2）非感染性：新生儿溶血症（是指母婴血型不合而导致的同族免疫性溶血）、先天性胆道闭锁、母乳性黄疸、遗传性疾病、药物性黄疸（维生素 K_3、磺胺类药物、新生霉素等）等。

【临床表现】

1. 生理性黄疸　由于新生儿胆红素代谢特点,足月新生儿出生后 2 ~ 3 天出现黄疸,4 ~ 5 天达高峰,5 ~ 7 天消退,最迟不超过 2 周。早产儿黄疸多于出生后 3 ~ 5 天出现,5 ~ 7 天达高峰,7 ~ 9 天消退,最长可延迟到 3 ~ 4 周。一般情况良好。每日血清胆红素升高 < 85μmol/L(5mg/dl)或每小时血清胆红素升高 < 8.5μmol/L(0.5mg/dl)。

2. 病理性黄疸　①黄疸出现早,生后 24 小时内出现黄疸。②黄疸程度重,血清胆红素足月儿 > 221μmol/L(12.9mg/dl),早产儿 > 256.5μmol/L(15mg/dl)。③黄疸进展快,血清胆红素每天上升超过 85μmol/L(5mg/dl)。④黄疸持续时间长,足月儿超过 2 周,早产儿超过 4 周。⑤黄疸退而复现。⑥血清结合胆红素 > 34μmol/L(2mg/dl)。

3. 胆红素脑病　当患儿血清胆红素 > 342μmol/L(20mg/dl)和 / 或每小时上升速度 > 8.5μmol/L(0.5mg/dl),游离的未结合胆红素可透过血 – 脑屏障,造成基底核等处的神经细胞损害,出现中枢神经系统症状,发生胆红素脑病(核黄疸),病死率高,存活者多留有神经系统后遗症。

4. 不同原因所致黄疸的特点　①新生儿溶血病:以 ABO 血型不合(多为母亲 O 型,婴儿 A 型或 B 型)最常见,多为轻症;Rh 血型不合较少见,一般较重。生后 24 小时内出现黄疸,以未结合胆红素增高为主,伴不同程度的贫血及水肿、心力衰竭、肝脾大,严重者导致胆红素脑病。②新生儿肝炎:生后 2 ~ 3 周出现黄疸,并且逐渐加重,伴有厌食、体重不增、大便色淡及肝脾大。③新生儿败血症:表现为黄疸迅速加重或退而复现,伴全身中毒症状及感染病灶。④先天性胆管阻塞:生后 1 ~ 3 周出现黄疸,进行性加重,皮肤呈黄绿色,大便呈灰白色,肝脏进行性增大、边缘光滑、质硬。

知识点 12：新生儿黄疸的辅助检查和治疗要点

【辅助检查】

1. 血清胆红素浓度测定　胆红素增高,结合和未结合胆红素的检查对病因诊断有意义。

2. 根据病因选择相关检查　①新生儿溶血病:红细胞及血红蛋白降低、网织红细胞增加;血型测定可见母婴 ABO 或 Rh 血型不合;溶血三项试验(改良直接抗人球蛋白试验、患儿红细胞抗体释放试验、患儿血清中游离抗体试验)阳性。②新生儿肝炎:肝功能异常。③新生儿败血症:白细胞增高,血培养阳性。

【治疗要点】

1. 生理性黄疸　不需要特殊治疗。

2. 病理性黄疸　去除病因,降低血清胆红素。

（1）去除病因，积极治疗原发病；针对不同病因采取相应的治疗。

（2）降低血清胆红素：采用光照疗法，输入血浆和白蛋白，使用肝酶诱导剂及换血疗法等。

（3）保护肝脏：预防和控制病毒、细菌感染，避免使用对肝细胞有损害的药物。

（4）对症治疗：纠正缺氧和水、电解质紊乱，维持酸碱平衡。

知识点 13：新生儿黄疸的常见护理诊断/问题、护理措施和健康教育

【常见护理诊断/问题】

1. 潜在并发症：胆红素脑病　与血清胆红素增高有关。

2. 有体液不足的危险　与光照疗法导致的不显性失水增多有关。

【护理措施】

1. 预防胆红素脑病

（1）加强保暖：置患儿于中性温度下，维持体温稳定，低体温影响胆红素与白蛋白结合，使黄疸加重。

（2）喂养调整：尽早喂养可刺激肠蠕动，有利于胎粪排出，同时能避免低血糖，帮助建立肠道正常菌群，减少肠肝循环。若为母乳性黄疸，可隔次母乳喂养，待黄疸好转后，逐步过渡到正常母乳喂养；若黄疸较重，可暂停母乳喂养 24～48 小时，待黄疸消退后再继续母乳喂养。

（3）光照疗法：见第六章第三节。

（4）按医嘱用药：输入血浆、白蛋白，增加未结合胆红素与白蛋白的联结；给予肝酶诱导剂如苯巴比妥、尼可刹米，可增加葡萄糖醛酸基转移酶的生成和肝摄取未结合胆红素的能力。

（5）配合换血治疗：换血疗法用于严重新生儿溶血病所致的黄疸。目的是降低血清未结合胆红素的浓度。换血量一般为患儿全身血量的 2 倍，多选用脐静脉或其他较大静脉进行。

（6）密切观察病情：注意观察生命体征的变化、黄疸的消退情况，注意有无胆红素脑病的早期征象，如精神反应差、吸吮无力、肌张力减退以及呼吸暂停和心动过缓等，发现后及时报告医生。

2. 供给充足的水分　光疗期间在两次喂奶中间加喂 5% 葡萄糖水 10ml/kg，必要时遵医嘱补液。

【健康教育】

向患儿家长讲解黄疸常见原因，观察黄疸程度、治疗效果及预后的方法。介绍黄疸的预防知识：如预防新生儿肝炎、败血症等的发生。宣传孕期保健知识，对曾有

过死胎、流产史的孕妇,向其说明产前检查的重要性。并发胆红素脑病留有后遗症的患儿,及时给予正确的康复治疗和护理指导。

第七节 新生儿寒冷损伤综合征

新生儿寒冷损伤综合征简称新生儿冷伤,亦称新生儿硬肿症,是由寒冷和/或多种疾病所致。

知识点 14:新生儿寒冷损伤综合征的病因、发病机制和临床表现

【病因】

寒冷、早产、感染和窒息为主要病因。

【发病机制】

1. 新生儿体温调节中枢不成熟,体表面积相对较大,皮下脂肪层薄,血管丰富,易散热。

2. 胎龄越小,棕色脂肪含量越少,且新生儿缺乏寒战等物理产热方式,产热能力差,易发生低体温。

3. 新生儿皮下脂肪中饱和脂肪酸多,其熔点高,体温低时易凝固出现皮肤变硬。

4. 低体温及皮肤硬肿使局部血液循环障碍,血流缓慢,组织灌注不足,引起缺氧和代谢性酸中毒,导致毛细血管壁通透性增加,出现水肿,严重时可发生多器官功能损害。

5. 重症感染、心力衰竭、休克等使能源物质消耗增加、能量摄入不足,导致能量代谢紊乱,出现低体温和皮肤硬肿。

【临床表现】

新生儿寒冷损伤综合征主要发生在寒冷季节或重症感染时;多于生后 1 周内发病,早产儿多见;低体温和皮肤硬肿是本病的主要表现。

1. 一般表现 患儿反应低下、食欲差或拒乳、哭声低弱或不哭,活动减少,也可出现呼吸暂停。

2. 低体温 体核温度(肛门内 5cm 处温度)常降至 35℃ 以下,重症 <30℃,可出现四肢或全身冰冷。低体温常伴有心率减慢。

3. 皮肤硬肿 皮肤发硬,紧贴皮下组织,不能移动,有水肿者压之有凹陷,呈暗红或青紫色。硬肿常呈对称性,其发生顺序是:小腿→大腿外侧→整个下肢→臀部→面颊→上肢→全身。硬肿严重时可使患儿活动受限,呼吸功能出现障碍。

4. 多器官功能损害　病情严重时可出现休克、弥散性血管内凝血（DIC）和急性肾衰竭等多器官功能损害表现。肺出血是较常见的并发症。

知识点 15：新生儿寒冷损伤综合征的辅助检查和治疗要点

【辅助检查】

通过血常规检查判断有无感染；通过动脉血气分析确定有无酸中毒；通过血电解质、尿素氮、肌酐检查判断有无肾衰竭，通过血小板计数、凝血时间及纤维蛋白原测定等确定有无 DIC。

【治疗要点】

复温是治疗的关键，复温原则是逐步复温，循序渐进，同时供给能量和液体、对症治疗及合理用药；有感染者根据血培养和药敏结果选用抗生素；有 DIC 时慎用肝素；有出血倾向者用止血药；出现休克时进行扩容、纠正酸中毒。

知识点 16：新生儿寒冷损伤综合征的常见护理诊断 / 问题和护理措施

【常见护理诊断 / 问题】

1. 体温过低　与受寒、早产、感染、窒息等有关。

2. 营养失调：低于机体需要量　与能量摄入不足有关。

3. 有感染的危险　与机体免疫功能低下有关。

4. 潜在并发症：DIC、肺出血。

【护理措施】

1. 复温　目的是在体内产热不足的情况下，通过提高环境温度（减少散热或外加热），以恢复和保持正常体温。

（1）自产热复温：患儿肛温 >30℃、腋温 – 肛温差≥0 时，提示棕色脂肪产热较好，自身具有产热能力，此时可通过减少散热复温，将患儿置于中性温度的温箱中，6～12 小时使体温恢复正常。

（2）外加热复温：肛温 <30℃，无论腋温 – 肛温差如何，均应将患儿置于比肛温高 1～2℃的温箱中，通过外加热复温，每小时升高箱温 0.5～1℃，最高不超过 34℃，12～24 小时使体温恢复正常。在肛温 >30℃、腋温 – 肛温差 <0 时，提示棕色脂肪不产热，自身产热能力差，也应采取外加热复温。待体温恢复正常后，温箱的温度维持于适中温度。

（3）其他方式复温：无上述条件者，可因地制宜采用温水浴、母亲怀抱、热水袋、热炕及电热毯等方法或物品复温，但要注意避免烫伤。

2. 合理喂养　根据患儿的吸吮、吞咽及消化能力，选择适宜的营养供给方式，保证能量和水分的供给。有明显心、肾功能损害者应严格控制输液量及输液速度，供给的能量和液体需加温至35℃左右。

3. 预防感染　低体温可致机体免疫力下降，易发生感染，感染又可使硬肿加重，故应积极预防感染。①实行保护性隔离，与感染患儿分室居住。②做好病室、温箱内的清洁消毒。③加强皮肤护理，及时擦洗臀部及更换尿布；经常更换体位，防止体位性水肿和坠积性肺炎；尽量避免肌内注射，防止皮肤感染。④严格遵守无菌操作规程，避免医源性感染。

4. 密切观察病情，防止并发症　积极治疗原发病，注意观察生命体征、硬肿范围、尿量及有无 DIC、肺出血等，详细记录，如有异常及时报告医生，并备好抢救药品和设备，进行有效的抢救。

第八节　新生儿感染性疾病

一、新生儿脐炎

新生儿脐炎是指细菌入侵脐残端，且在残端繁殖所引起的急性炎症。

知识点 17：新生儿脐炎的病因和临床表现

【病因】

新生儿脐炎是出生时或出生后脐带处理不当所致。金黄色葡萄球菌是最常见的病原菌，其次为大肠埃希菌、铜绿假单胞菌、溶血性链球菌等。

【临床表现】

1. 轻者脐带根部发红，或脐带脱落后伤口不痊愈，脐窝湿润。

2. 重者脐部及脐周红肿发硬、脓性分泌物多且有臭味。

3. 炎症扩散可形成蜂窝织炎，细菌入血可引起败血症，伴有全身中毒症状。

4. 慢性脐炎时局部形成脐部肉芽肿，为一小樱红色突出的肿物，常常流黏性分泌物，经久不愈。

知识点 18：新生儿脐炎的辅助检查、治疗要点、常见护理诊断 / 问题和护理措施

【辅助检查】

血常规、脐部分泌物细菌培养。

【治疗要点】

清除局部感染病灶、选择适宜抗生素、对症治疗等。

【常见护理诊断 / 问题】

1. 皮肤完整性受损　与脐部感染有关。

2. 潜在并发症:败血症、腹膜炎　与脐部感染有关。

【护理措施】

1. 脐部护理

(1)进行脐部护理时应先洗手,并注意腹部保暖,避免大小便污染。

(2)洗澡时注意不要浸湿脐部,洗澡完毕,用消毒干棉签吸干脐部,并用 75% 乙醇消毒,保持局部干燥。

(3)轻症者局部用 75% 乙醇或碘伏从脐的根部由内向外环形彻底清洁消毒,每日 3 次。脐部化脓、蜂窝织炎或出现全身症状者遵医嘱应用抗生素。

(4)如有脓肿形成,则需行切开引流。肉芽肿形成者可用 10% 硝酸银溶液烧灼。

2. 观察病情,预防并发症　观察患儿有无面色灰白、少吃或吸吮无力、少哭、少动、反应低下、发热或体温不升、黄疸等败血症的表现,若有上述表现及时报告医生,准备好药物及物品,积极配合医生进行救治。

二、新生儿败血症

新生儿败血症是指病原体侵入血液循环并生长繁殖,产生毒素而造成的全身性炎症反应,早产儿多见。

知识点 19:新生儿败血症的病因与发病机制、临床表现、辅助检查和治疗要点

【病因与发病机制】

1. 易感因素　新生儿免疫系统功能不完善,屏障功能差,血中补体少,白细胞在应激状态下杀菌力下降,T 细胞对特异性抗原反应差,细菌容易侵入血液循环而发生全身感染。

2. 病原菌　我国以葡萄球菌多见,其次为大肠埃希菌。

3. 感染途径　感染可发生在产前、产时、产后不同阶段,尤以产后感染最多见。

【临床表现】

出生后 7 天内起病的称为早发型败血症,病原菌以大肠埃希菌等革兰氏阴性杆菌为主,病死率高;出生 7 天后起病的称为晚发型败血症,病原菌以葡萄球菌、机会致病菌为主,病死率较早发型败血症低。

临床表现不典型,无特征性表现,常累及多个系统,主要是以全身中毒症状为主。

1. 全身中毒症状　早期表现为反应差、食欲不佳、体重不增、哭声低弱、发热或

体温不升等,而后发展为嗜睡、不吃、不哭、不动、体重明显下降等症状。

2. 出现以下表现时高度怀疑败血症的可能性   ①黄疸:有时是败血症的唯一表现,表现为生理性黄疸迅速加重或退而复现,严重者有胆红素脑病。②肝脾大:出现较晚,一般为轻度至中度大。③出血倾向:皮肤黏膜瘀点或瘀斑、消化道出血、肺出血等。④休克:皮肤呈大理石样花纹,血压下降,尿少或无尿;⑤其他:呕吐、腹胀、中毒性肠麻痹、呼吸窘迫或暂停等。

3. 并发症   化脓性脑膜炎最常见,也可合并肺炎、骨髓炎等。

【辅助检查】

1. 病原学检查   血培养应在抗生素使用之前进行。脑脊液除培养外,还应涂片找细菌;尿培养最好从耻骨上膀胱穿刺取尿液,以免污染,尿培养阳性有助于诊断。可酌情进行胃液、脐部分泌物、咽拭子、外耳道分泌物等涂片和培养,对本病有参考意义。

2. 血常规   白细胞总数升高,中性粒细胞增高,血小板计数减少。

3. 其他   C反应蛋白(CRP)在急性感染期可升高,血清降钙素原(PCT)细菌感染后改变早于CRP,有效抗生素治疗后PCT水平迅速下降,因此具有较高的特异性和敏感性。

【治疗要点】

1. 合理使用抗生素   早期、足量、联合、足疗程、静脉应用敏感抗生素,疗程为10~14天,有并发症者治疗时间延长至3~4周。

2. 支持、对症治疗   注意保暖,供给氧气、能量和液体;清除感染灶;纠正酸中毒及电解质紊乱;必要时可输注新鲜血浆或全血、粒细胞、血小板及免疫球蛋白。

知识点20:新生儿败血症常见护理诊断/问题和护理措施

【常见护理诊断/问题】

1. 体温调节无效   与感染有关。

2. 皮肤完整性受损   与局部感染性病灶有关。

3. 营养失调:低于机体需要量   与营养摄入不足及病程长消耗过多有关。

4. 潜在并发症:化脓性脑膜炎、感染性休克。

【护理措施】

1. 维持体温正常

(1)观察体温:当体温波动较大时,每1~2小时测体温1次,体温平稳后每4小时测体温1次,并做好记录。

(2)体温过高:保持适宜的温湿度,松解包被,多喂水或用温水浴来降低体温。不宜采用退热剂或酒精擦浴、冷盐水灌肠等刺激性强的降温方法,易出现体温过低。

降温处理后 30 分钟复测体温 1 次并记录。

（3）体温过低：应及时保暖，如用预热后的柔软棉被包裹、母亲怀抱、热水袋等，必要时用温箱或远红外辐射床复温。

2. 清除局部感染灶　及时处理局部病灶，如脐炎、脓疱疮、皮肤黏膜破损等。按医嘱用抗生素，同时注意药物的毒副作用。

3. 保证营养供给　有吸吮及吞咽能力的患儿，继续母乳喂养，主张少量多次。吸吮及吞咽能力差者，可管饲喂养。病情危重者，按医嘱静脉补充营养，如血浆、白蛋白、新鲜血等。

4. 密切观察病情，防治并发症　加强巡视，如出现面色青灰、脑性尖叫、频繁呕吐、前囟饱满、两眼凝视等表现，提示可能发生化脓性脑膜炎；如患儿皮肤呈大理石样花纹、四肢厥冷、脉搏细弱、皮肤有出血点等，应考虑感染性休克或 DIC，应及时报告医生，积极处理。

三、新生儿肺炎

新生儿肺炎按病因不同可分为吸入性肺炎和感染性肺炎两大类。吸入性肺炎分别称为羊水吸入性肺炎、胎粪吸入性肺炎及乳汁吸入性肺炎。感染性肺炎是新生儿期最常见的感染性疾病，也是新生儿死亡的重要病因。

知识点 21：新生儿肺炎的病因及发病机制、临床表现、辅助检查和治疗要点

【病因及发病机制】

1. 吸入性肺炎　胎儿或新生儿吸入了羊水、胎粪及乳汁都可能引起新生儿肺炎。

2. 感染性肺炎　细菌、病毒、原虫等病原体均可引起感染性肺炎。病原体感染可发生在出生前、出生时及出生后，其中出生后感染发生率最高。出生前和出生时以风疹病毒、巨细胞病毒、大肠埃希菌等感染为主，出生后以金黄色葡萄球菌、大肠埃希菌、呼吸道合胞病毒、腺病毒感染多见。

【临床表现】

1. 吸入性肺炎

（1）羊水、胎粪吸入者：多有宫内窘迫和 / 或出生时的窒息，胎粪吸入者可有皮肤、黏膜及指甲被胎粪黄染。在复苏或出生后出现呼吸急促、呼吸困难、鼻翼扇动、三凹征，双肺可闻及干湿性啰音。胎粪吸入者病情常较重。

（2）乳汁吸入性肺炎：患儿常伴有喂奶时呛咳，乳汁从口腔、鼻腔流出，面色发绀，吸入量过多可发生窒息。少量多次吸入者，常伴有咳嗽、气促等症状。

2. 感染性肺炎　出生前感染的患儿常在出生时有窒息史，多在娩出后 24 小时内发病；出生时感染者经过一定潜伏期才发病；出生后感染者多在出生后 5～7 天发病。患儿肺炎的症状一般不典型，主要表现为体温不稳定，反应低下，口吐白沫，呼吸急促、不规则，唇周发绀，病情严重者出现点头样呼吸或呼吸暂停，还可出现心力衰竭、硬肿、腹胀、出血、惊厥等。肺部啰音也不明显，或在患儿啼哭时于吸气末可闻及细湿啰音。金黄色葡萄球菌肺炎易并发气胸、脓胸、脓气胸等。

【辅助检查】

1. X 线检查　吸入性肺炎胸片示双肺纹理增粗，常伴有肺气肿或肺不张，重症者有气胸或纵隔气肿；感染性肺炎胸片显示两肺纹理增粗，有点状、片状阴影，可融合成片。

2. 血气分析　PaO_2 下降，pH 下降，$PaCO_2$ 升高。

3. 血液检查　外周血白细胞总数升高提示细菌感染，白细胞总数降低多见于病毒感染或体弱儿、早产儿。

4. 病原学检查　取呼吸道分泌物、血液做细菌培养、病毒分离；使用免疫学的方法监测细菌抗原、血清检测病毒抗体及衣原体特异性的 IgM 等有助于诊断。

【治疗要点】

1. 保持呼吸道通畅　迅速清除吸入物、分泌物。

2. 支持疗法　给氧、纠正酸中毒、保暖及合理喂养等。

3. 控制感染　应针对不同病原菌选用合适的抗生素。用药原则：早期、联合、足量、足疗程、静脉给药，注意药物的副作用。如大肠埃希菌肺炎选用氨苄西林、第3代头孢菌素；乙型溶血性链球菌、肺炎链球菌肺炎选用青霉素；金黄色葡萄球菌肺炎可用新型青霉素、第3代头孢菌素；衣原体肺炎可选用红霉素；单纯疱疹病毒性肺炎可用阿昔洛韦；巨细胞病毒性肺炎可用更昔洛韦。

知识点 22：新生儿肺炎的常见护理诊断／问题和护理措施

【常见护理诊断／问题】

1. 清理呼吸道无效　与咳嗽反射差有关。

2. 气体交换受损　与肺部炎症所致的通气、换气功能障碍有关。

3. 营养失调：低于机体需要量　与摄入不足、消耗增加有关。

4. 体温调节无效　与感染有关。

5. 潜在并发症：心力衰竭、脓胸或脓气胸等。

【护理措施】

1. 保持呼吸道通畅　及时清理口、鼻、咽分泌物；定时翻身、拍背；痰液黏稠者可进行雾化吸入；对痰液过多且无力排出者应给予吸痰。

2. 改善呼吸功能

（1）室内空气要新鲜，保持适宜的温湿度，经常翻身，减少肺部淤血。有低氧血症时进行氧疗，应根据病情和血氧情况采取不同的给氧方法，使 PaO_2 维持在 $60 \sim 80mmHg(7.98 \sim 10.6kPa)$；重症合并呼吸衰竭者，给予正压通气治疗。

（2）给予胸部理疗，以促进肺部炎症的吸收。

3. 保证充足的能量和水分。

4. 维持正常的体温。

5. 严密观察病情变化　若在短期内出现呼吸明显增快、心率加快、烦躁不安、肝脏迅速增大，提示并发了心力衰竭，应遵医嘱给予吸氧、强心、利尿、镇静等处理。若患儿突然呼吸急促伴明显青紫，考虑发生了气胸或脓气胸，应立即做好胸腔引流的准备。

第九节　新生儿低血糖

新生儿全血血糖 $<2.2mmol/L(40mg/dl)$ 应诊断为新生儿低血糖。新生儿低血糖有暂时性低血糖和持续性低血糖两类。

知识点 23：新生儿低血糖的病因、发病机制和临床表现

【病因】

1. 暂时性低血糖　指低血糖持续时间较短，不超过新生儿期，多见于早产儿、败血症患儿、先天性心脏病患儿、小于胎龄儿、糖尿病母亲婴儿等。

2. 持续性低血糖　指低血糖持续到婴儿期或儿童期，主要见于胰岛细胞增生症、胰岛细胞腺瘤、先天性垂体功能不全、糖原累积病等内分泌缺陷和遗传代谢性疾病患儿。

【发病机制】

1. 葡萄糖产生过少和需要量增加　①早产儿、小于胎龄儿：主要与肝糖原、脂肪、蛋白储存不足和糖原异生功能低下有关。②败血症、寒冷损伤、先天性心脏病：主要由于能量摄入不足，代谢率高而糖的需要量增加，糖原异生作用低下所致。

2. 葡萄糖消耗增加　多见于糖尿病母亲婴儿及 Rh 溶血病、窒息缺氧、婴儿胰岛细胞增生症等，均由高胰岛素血症所致。

【临床表现】

1. 无症状或无特异性症状，表现为反应差或烦躁、喂养困难、哭声异常、肌张力低、激惹、惊厥、呼吸暂停等。

2. 经补充葡萄糖后症状消失、血糖恢复正常。如反复发作需考虑糖原累积病、先天性垂体功能低下和胰高血糖素缺乏症等。

知识点 24：新生儿低血糖的辅助检查、治疗要点、常见护理诊断／问题和护理措施

【辅助检查】

1. 血糖测定　常用微量纸片法测定血糖，结果异常者采静脉血测定血糖以明确诊断。

2. 持续顽固性低血糖者进一步行胰岛素、胰高血糖素、T_4（甲状腺素）、TSH（促甲状腺激素）、生长激素及皮质醇等检查，以明确是否患有先天性内分泌疾病或代谢性缺陷病。

【治疗要点】

1. 无症状低血糖者可给予进食葡萄糖，如无效改为静脉输注葡萄糖。对有症状患儿都应静脉输注葡萄糖。

2. 对持续或反复低血糖者除静脉输注葡萄糖外，结合病情给予氢化可的松静脉滴注、胰高糖素肌内注射或泼尼松口服。

【常见护理诊断／问题】

1. 营养失调：低于机体需要量　与摄入不足、消耗增加有关。

2. 潜在并发症：呼吸暂停、惊厥等　与血糖降低有关。

【护理措施】

1. 维持血糖稳定

（1）加强喂养，防止低血糖发生：生后能进食者尽早喂养，根据病情给予 10% 葡萄糖或吸吮母乳。早产儿或窒息儿尽快建立静脉通道，保证葡萄糖输注。

（2）监测：定期监测血糖，静脉输注葡萄糖时及时调整输注量及速度，用输液泵控制并每小时观察记录 1 次。

2. 密切观察变化　观察患儿神志、哭声、呼吸、肌张力及抽搐情况，注意有无震颤、多汗、呼吸暂停等，如发现呼吸暂停，立即给予拍背、弹足底等初步处理。

第十节　新生儿低钙血症

低钙血症是新生儿惊厥的常见原因之一，指血清总钙低于 1.75mmol/L（7mg/dl）或离子钙低于 1mmol/L（4mg/dl）。

知识点 25：新生儿低钙血症的病因和临床表现

【病因】

1. 早期低血钙 是指低血钙发生于出生后 72 小时内，多见于早产儿、小于胎龄儿、患糖尿病及妊娠高血压疾病的母亲所生婴儿。

2. 晚期低血钙 是指低血钙发生于出生 72 小时后，常发生于牛乳喂养的足月儿，主要是因为牛乳中磷含量高，钙磷比例不适宜导致钙吸收差。

3. 其他低血钙 多见维生素 D 缺乏或先天性永久性甲状旁腺功能不全。

【临床表现】

症状多出现于生后 5～10 天。主要表现为呼吸暂停、激惹、烦躁不安、肌肉抽动及震颤、惊跳，重者发生惊厥，手足搐搦和喉痉挛在新生儿少见。惊厥发作时常伴有呼吸暂停和发绀。患儿发作间期神志清楚、一般情况良好。

知识点 26：新生儿低钙血症的辅助检查和治疗要点

【辅助检查】

1. 血清学检查 血清总钙 < 1.75mmol/L（7mg/dl），游离钙 < 1mmol/L（4mg/dl），血磷 > 2.6mmol/L（8mg/dl），碱性磷酸酶多正常。

2. 心电图检查 可见 QT 间期延长，早产儿 > 0.2 秒，足月儿 > 0.19 秒提示低钙血症。

【治疗要点】

1. 静脉补钙，甲状旁腺功能不全者除补钙外，同时给予维生素 D。

2. 调整饮食，停喂含磷过高的牛乳，改用母乳或钙磷比例适当的配方乳。

知识点 27：新生儿低血钙的常见护理诊断／问题和护理措施

【常见护理诊断／问题】

1. 有窒息的危险 与惊厥、喉痉挛有关。

2. 营养失调：低于机体需要量 与钙的吸收不良、血磷浓度过高等有关。

【护理措施】

1. 控制惊厥，防止窒息 观察病情，加强巡视，备好吸引器、氧气及气管插管、气管切开等操作所需的急救用品，一旦发生喉痉挛、呼吸暂停应立即抢救。其他参见第八章第四节相关内容。

2. 维持血钙浓度正常

（1）补充钙剂：遵医嘱静脉使用 10% 葡萄糖酸钙，用 5%～10% 葡萄糖稀释至少 1 倍；推注要缓慢，经稀释后药液推注速度 < 1ml/min，并予以心电监护。当患儿心率小于 80 次 /min 时，应停止用药；静脉用药应防止药液外渗，一旦药液外渗应立

即更换注射部位,同时使用透明质酸酶对症处理。口服葡萄糖酸钙在两次喂奶间给药,禁忌与牛奶搅拌在一起,因为这样会影响钙的吸收。

（2）鼓励母乳喂养,无条件母乳喂养者,应给予配方乳喂养。

【考点训练题】

考点1: 新生儿的概念和分类

1. 新生儿期是指从出生后脐带结扎开始至

    A. 满7天   B. 满15天

    C. 满28天   D. 满30天

    E. 满1个月

2. 我国围生期通常是指

    A. 妊娠满28周到出生后足28天

    B. 妊娠满28周到出生后足7天

    C. 妊娠满20周到出生后足7天

    D. 妊娠满28周到出生后脐带结扎

    E. 妊娠满20周到出生后脐带结扎

考点2: 正常足月儿的概念、足月儿与早产儿的外观特点、正常足月儿的生理特点和新生儿的特殊生理状态

3. 正常足月儿是指

    A. 胎龄≥14周并<28周的新生儿

    B. 胎龄≥28周并<37周的新生儿

    C. 胎龄≥28周并<42周的新生儿

    D. 胎龄≥37周并<42周的新生儿

    E. 胎龄≥42周以上的新生儿

*4. 新生儿,女,胎龄33周,日龄3天。出生体重2 200g,心率120次/min,呼吸良好,四肢能活动,全身皮肤红润;其余均正常。与该新生儿外观特征**不符**的是

    A. 皮肤薄嫩,胎毛多   B. 头发细如绒毛

    C. 耳郭不清晰   D. 乳房无结节

    E. 足底布满纹理

5. 新生儿的护理措施,下列哪项**不妥**

    A. 注意保暖

B. 每次大便后用温水洗臀部，以免发生臀红

C. 上腭中线和齿龈切缘上有黄白色小斑点时须挑割

D. 皮肤皱褶处胎脂宜轻轻擦去

E. 为新生儿洗澡时可用中性肥皂

（6～7题共用题干）

女婴，5天，因出现阴道少量血性分泌物被父母送医院就诊。

6. 该现象最可能是

A. 会阴损伤　　　　　　　　　　B. 血友病

C. 假月经　　　　　　　　　　　D. 阴道直肠瘘

E. 尿道阴道瘘

7. 对该女婴给予的正确处理是

A. 应用止血药　　　　　　　　　B. 无须处理，并告知家长正确认识

C. 局部包扎止血　　　　　　　　D. 处理分泌物并冲洗

E. 换血疗法

考点3：正常足月儿的护理措施和健康教育

8. 新生儿喂乳后应取的体位是

A. 左侧卧位　　　　　　　　　　B. 右侧卧位

C. 仰卧位　　　　　　　　　　　D. 头高位

E. 以上都不是

9. 新生儿口腔护理正确的是

A. 用软毛巾擦洗口腔　　　　　　B. 用淘米水洗口腔

C. 用绸布抹洗口腔　　　　　　　D. 喂温开水以代替清洁口腔

E. 用淡盐水擦洗口腔

10. 关于预防和护理新生儿臀红的措施，**错误**的是

A. 每次大小便后用温水洗净　　　B. 适当暴露臀部，用烤灯照射

C. 勤换尿布　　　　　　　　　　D. 氧化锌软膏涂抹患部

E. 垫塑料布防止弄湿床单

考点4：早产儿的生理特点和护理措施

11. 男婴，胎龄35^{+4}周出生。生后15天，母乳喂养，每天8～10次，体重3.2kg，呼吸和体温正常。家长询问该婴儿室内应保持的温度，护士告知正确的温度是

A. 16～18℃　　　　　　　　　　B. 20～22℃

C. 22～24℃　　　　　　　　　　D. 24～26℃

E. 28℃

12. 早产儿使用温箱时,温箱温度的选择是根据下列哪项来决定的

    A. 该早产儿的体重

    B. 比该早产儿体温高 1～2℃

    C. 该早产儿的体重和日龄

    D. 比该早产儿体温低 1～2℃

    E. 该早产儿的体温、脉搏和呼吸频率

考点 5: 新生儿缺氧缺血性脑病的病因和临床表现

13. 新生儿缺血缺氧性脑病最主要的表现是

    A. 意识改变和肌张力的变化   B. 循环系统表现

    C. 意识无改变   D. 呼吸系统变化

    E. 心率减慢

考点 6: 新生儿缺氧缺血性脑病的辅助检查和治疗要点

14. 新生儿缺氧缺血性脑病患儿行 CT 检查最适宜的时间为生后

    A. 1天   B. 2～5天

    C. 6～7天   D. 8～10天

    E. 15天

*15. 某新生儿,因围生期窒息出现昏睡、反应迟钝、肌张力低下,惊厥频繁发作,为控制惊厥,首选的药物是

    A. 苯妥英钠   B. 丙戊酸钠

    C. 地西泮   D. 苯巴比妥钠

    E. 水合氯醛

考点 7: 新生儿缺氧缺血性脑病的常见护理诊断 / 问题和护理措施

16. 患儿,男,10天,患新生儿缺氧缺血性脑病,发生呼吸暂停,下列哪项恢复正常呼吸的措施是**错误**的

    A. 弹足底   B. 托背

    C. 轻轻摇动身体   D. 用力摇头

    E. 复苏囊面罩加压给氧

考点 8: 新生儿颅内出血的病因和临床表现

17. 新生儿颅内出血主要是由于

    A. 液体输入过快   B. 机械通气不当

    C. 毛细血管发育不成熟   D. 产伤和缺氧

E. 产伤和感染

*18. 足月儿,臀位,吸引器助产分娩,生后 1 天,出现嗜睡,呼吸不规则,肌张力低下。最可能的诊断是

    A. 新生儿化脓性脑膜炎   B. 新生儿破伤风

    C. 新生儿颅内出血   D. 新生儿吸入性肺炎

    E. 新生儿败血症

考点 9: 新生儿颅内出血的辅助检查和治疗要点

19. 对于颅内出血的治疗,以下哪项**错误**

    A. 可以移动患儿   B. 应用止血药

    C. 控制惊厥   D. 降低颅内压

    E. 维持正常氧分压、二氧化碳分压

考点 10: 新生儿颅内出血的常见护理诊断 / 问题、护理措施和健康教育

(20 ~ 23 题共用题干)

早产儿,2 天,有窒息史,目前患儿嗜睡。查体:患儿瞳孔缩小,对光反射迟钝,前囟饱满,拥抱、吸吮反射弱,肌张力低下。头颅 CT 示脑室及其周围出血。

*20. 该患儿最主要的护理诊断 / 问题是

    A. 营养失调: 低于机体需要量   B. 低效型呼吸型态

    C. 颅内适应能力下降   D. 潜在并发症: 脑疝

    E. 有体液不足的危险

*21. 护士应为该患儿选择的体位是

    A. 膝胸卧位   B. 半卧位

    C. 头低足高位   D. 俯卧位

    E. 头肩部抬高 15° ~ 30°

*22. 入院当日,病区护士为其采取护理措施,应**除外**

    A. 保持室内安静

    B. 保持呼吸道通畅

    C. 为患儿洗澡

    D. 密切观察生命体征、意识及瞳孔变化

    E. 必要时给予鼻饲

*23. 经治疗,此患儿病情平稳,如有后遗症,为促进其脑功能恢复,可采取的护理措施是

    A. 固定其肢体在功能位

B.　遵医嘱使用镇静剂

C.　输注营养药物

D.　不能经口进食，给予静脉补充营养

E.　指导家长带患儿进行功能训练和智力开发

考点 11: 新生儿黄疸的原因、分类和临床表现

24.　关于生理性黄疸的描述**错误**的是

　　A.　生后 2 ~ 3 天开始出现黄疸

　　B.　表现为食欲下降，哭声低弱

　　C.　一般 7 ~ 14 天自然消退

　　D.　早产儿可延迟 3 周消退

　　E.　血清胆红素浓度 < 205.2μmol/L

考点 12: 新生儿黄疸的辅助检查和治疗要点

*25.　足月新生儿，出生 6 天。生后第 3 天出现皮肤黄染，无发热，精神状态好，心肺(－)，脐(－)，血清总胆红素 154μmol/L。正确的处理为

　　A.　光照疗法　　　　　　　　B.　给予苯巴比妥

　　C.　输白蛋白　　　　　　　　D.　应用抗生素

　　E.　暂不需要治疗

考点 13: 新生儿黄疸的常见护理诊断 / 问题、护理措施和健康教育

26.　新生儿病理性黄疸最主要的护理诊断 / 问题是

　　A.　发热　　　　　　　　　　B.　营养失调

　　C.　活动无耐力　　　　　　　D.　有感染的危险

　　E.　潜在并发症：胆红素脑病

（27 ~ 29 题共用题干）

足月新生儿，男，3 600g，生后 36 小时出现皮肤、巩膜黄染，血清总胆红素 290μmol/L。

27.　根据以上情况，该患儿所患疾病是

　　A.　新生儿脑缺氧　　　　　　B.　新生儿溶血症

　　C.　新生儿病理性黄疸　　　　D.　生理性黄疸

　　E.　新生儿低钙血症

*28.　目前最有效的护理措施是

　　A.　保暖疗法　　　　　　　　B.　吸氧疗法

　　C.　换血疗法　　　　　　　　D.　光照疗法

E. 钙疗法

29. 针对此患儿病情观察的重点是

    A. 血氧饱和度   B. 心率

    C. 尿量   D. 皮肤黄染的程度

    E. 血钙

（30~32 题共用题干）

足月新生儿，第 1 胎，生后第 3 天，母乳喂养，生后 24 小时出现黄疸，皮肤黄染渐加重。实验室检查：Hb 110g/L，母血型 O，子血型 A。

30. 该患儿最有可能的诊断为

    A. 胆道闭锁   B. 新生儿生理性黄疸

    C. 新生儿 ABO 血型不合溶血症   D. 母乳性黄疸

    E. 新生儿败血症

31. 该患儿护理措施**不包括**

    A. 给予光照疗法   B. 输血浆

    C. 保暖   D. 停止母乳喂养

    E. 给予苯巴比妥

32. 若该患儿出现嗜睡、尖声哭叫、肌张力下降，胆红素上升至 386μmol/L，该患儿可能发生了

    A. 颅内出血   B. 胆红素脑病

    C. 呼吸衰竭   D. 新生儿化脓性脑膜炎

    E. 低血糖

考点 14：新生儿寒冷损伤综合征的病因和临床表现

33. 新生儿寒冷损伤综合征皮肤硬肿发生的顺序是

    A. 下肢—臀部—面颊—上肢—全身

    B. 臀部—面颊—下肢—上肢—全身

    C. 上肢—臀部—面颊—下肢—全身

    D. 面颊—臀部—上肢—下肢—全身

    E. 面颊—下肢—臀部—上肢—全身

34. 重症新生儿寒冷损伤综合征的常见死亡病因是

    A. 肾出血   B. 肺出血

    C. 硬肿部位出血   D. 颅内出血

    E. 消化道出血

考点 15：新生儿寒冷损伤综合征的辅助检查和治疗要点

*35. 新生儿寒冷损伤综合征首选的治疗是

A. 控制感染　　　　　　　　B. 合理用药

C. 对症处理　　　　　　　　D. 支持治疗

E. 复温

考点 16：新生儿寒冷损伤综合征的护理措施

36. 患儿，日龄 4 天，诊断为新生儿寒冷损伤综合征，下列护理措施**不正确**的是

A. 供给足够液体和热量　　　B. 尽量减少肌内注射

C. 应快速复温　　　　　　　D. 积极治疗原发病及并发症

E. 注意有无出血倾向

考点 17：新生儿脐炎的病因和临床表现

37. 新生儿脐炎最常见的致病菌是

A. 金黄色葡萄球菌　　　　　B. 大肠杆菌

C. 厌氧菌　　　　　　　　　D. 链球菌

E. 铜绿假单胞菌

38. 患儿，女，足月儿，生后 10 天，吃奶差，精神欠佳。脐部出现红肿、渗液，最可能的诊断是

A. 新生儿感染　　　　　　　B. 新生儿脐炎

C. 新生儿湿疹　　　　　　　D. 新生儿破伤风

E. 新生儿败血症

考点 18：新生儿脐炎的辅助检查、治疗要点和护理措施

39. 下列关于新生儿脐炎的处理措施哪项**不妥**

A. 保持脐部清洁干燥

B. 症状轻者局部用 75% 酒精或碘伏

C. 如有脓肿形成则需切开引流

D. 取脐部分泌物做细菌培养

E. 无论病情轻重均应静脉注射广谱抗菌药物

考点 19：新生儿败血症的病因、临床表现、辅助检查和治疗要点

40. 新生儿败血症出生后感染的主要途径是

A. 口腔黏膜　　　　　　　　B. 呼吸道

C. 脐部和皮肤　　　　　　　D. 泌尿道

E. 消化道

41. 下列哪项是新生儿败血症的典型表现
    A. 发热或体温不升、拒奶   B. 皮肤感染灶
    C. 白细胞计数增高   D. 反应性差
    E. 以全身中毒症状为主

考点 20：新生儿败血症的护理措施

42. 患儿，生后 10 天，精神萎靡，拒乳，体温 38.6℃，心率 154 次 /min，皮肤有脓疱疮，诊断为新生儿败血症。护理措施**不正确**的是
    A. 做好皮肤护理
    B. 遵医嘱使用有效抗生素
    C. 给予肠道外营养
    D. 注意有无化脓性脑膜炎表现
    E. 使用退热剂退热

考点 21：新生儿肺炎的病因、临床表现、辅助检查和治疗要点

43. 新生儿肺炎的表现特点是
    A. 多发生在出生 24 小时内   B. 多有体温升高
    C. 咳嗽较重   D. 三凹征明显
    E. 肺部体征不明显

考点 22：新生儿肺炎的护理措施

44. 护理新生儿肺炎患儿应采取的措施是
    A. 应加快输液速度   B. 定时翻身更换体位
    C. 不断用吸痰器吸痰   D. 持续正压面罩吸氧
    E. 病室温度应为 25℃

考点 23：新生儿低血糖的病因、发病机制和临床表现

45. 当全血血糖低于下列哪项数值可诊断为新生儿低血糖
    A. 2.3mmol/L   B. 3.3mmol/L
    C. 3.2mmol/L   D. 2.2mmol/L
    E. 2.4mmol/L

考点 24：新生儿低血糖的辅助检查、治疗要点和护理措施

46. 预防新生儿低血糖的主要措施是
    A. 尽早喂养   B. 监测血糖
    C. 静脉补液   D. 观察病情
    E. 注意保暖

考点 25：新生儿低钙血症的病因和临床表现

47. 患儿，男，出生后 10 天，人工喂养，出现烦躁不安、肌肉震颤，3 分钟后好转，一天发作数次，发作期间身体状况良好。查体：精神良好，眼睛能随物转动。实验室检查：血清游离钙＜0.9mmol/L（3.5mg/dl），血清磷＞2.6mmol/L（8mg/dl），该患儿最可能的诊断是

    A. 新生儿低血糖　　　　　　　　B. 新生儿颅内出血

    C. 新生儿低钙血症　　　　　　　D. 新生儿破伤风

    E. 新生儿寒冷损伤综合征

考点 26：新生儿低钙血症的辅助检查和治疗要点

48. 当血清总钙低于下列哪项数值可出现新生儿低钙血症表现

    A. ＜2.2mmol/L　　　　　　　　B. ＜1.75mmol/L

    C. ＜1.9mmol/L　　　　　　　　D. ＞2.6mmol/L

    E. ＞1.8mmol/L

考点 27：新生儿低钙血症的护理措施

*49. 某新生儿确诊为低钙血症，医嘱：静脉注射 10% 葡萄糖酸钙，护士要注意观察的是

    A. 防止心动过缓，保持心率＞80 次 /min

    B. 防止心动过速，保持心率＞80 次 /min

    C. 防止心动过缓，保持心率＞100 次 /min

    D. 防止心率过速，保持心率＜80 次 /min

    E. 防止心动过速，保持心率＜100 次 /min

【参考答案和部分解析】

序号	1	2	3	4	5	6	7	8	9	10
答案	C	B	D	E	C	C	B	B	D	E
序号	11	12	13	14	15	16	17	18	19	20
答案	D	C	A	B	D	D	D	C	A	D
序号	21	22	23	24	25	26	27	28	29	30
答案	E	C	E	B	E	E	C	D	D	C

序号	31	32	33	34	35	36	37	38	39	40
答案	D	B	A	B	E	C	A	B	E	C
序号	41	42	43	44	45	46	47	48	49	
答案	E	E	E	B	D	A	C	B	A	

4．答案 E

解析：该新生儿胎龄为 33 周，未满 37 周，属于早产，早产儿的外观特点是足底纹理少。

15．答案 D

解析：新生儿缺氧缺血性脑病控制惊厥首选苯巴比妥钠静脉滴注，顽固性抽搐者可加用地西泮或水合氯醛灌肠。

18．答案 C

解析：臀位，吸引器助产分娩，有产伤可能；有神经系统受到影响的表现，出现意识状态改变，嗜睡、肌张力低下，考虑新生儿颅内出血。

20．答案 D

解析：患儿颅内出血诊断明确，前囟饱满说明已有颅内压增高，如继续出血，颅内压进一步增高有引起脑疝的危险。

21．答案 E

解析：新生儿颅内出血患儿头肩抬高 15°～30°。

22．答案 C

解析：新生儿颅内出血护理措施是尽量减少对患儿移动和刺激，不能洗澡。

23．答案 E

解析：新生儿颅内出血如有后遗症，尽早指导家长带患儿进行肢体运动功能训练和智力开发。

25．答案 E

解析：生后第 3 天出现皮肤黄染，精神状态好，血清总胆红素 154μmol/L，＜221μmol/L，该新生儿的黄疸属于生理性黄疸，不需要特殊处理。

28．答案 D

解析：患儿生后 36 小时出现皮肤、巩膜黄染，可除外先天性胆管阻塞。光照疗法适用于未结合胆红素增高的新生儿，可以降低血清未结合胆红素，防止胆红素脑病的发生。原理是血清未结合胆红素在蓝光照射后转变为水溶性异构体，易于从胆汁和尿液中排出体外。患儿目前尚无换血疗法的指征。

35. 答案 E

解析：复温是新生儿寒冷损伤综合征治疗的关键，复温的原则是循序渐进，逐步复温。

49. 答案 A

解析：患儿低钙血症时，使用葡萄糖酸钙静脉注射或滴注时需用 5%～10% 葡萄糖稀释，推注要缓慢，速度 <1ml/min。注意观察，心率应大于 80 次 /min，防止发生心动过缓。

（罗艳艳　徐文兰）

第八章 | 营养障碍疾病患儿的护理

【学习目标】

1. 具有儿科护理人员所需要的严谨、细致、慎独的职业素养,较好的护患沟通与团队合作能力,尊重患儿及其家庭成员、关爱患儿、主动为患儿缓解不适、促进患儿恢复健康的职业态度。

2. 掌握常见营养障碍疾病的护理评估、常见护理诊断 / 问题和护理措施。

3. 熟悉常见营养障碍疾病的病因和健康教育。

4. 了解常见营养障碍疾病的发病机制。

5. 学会运用护理程序对营养障碍疾病患儿实施整体护理。

【重点和难点】

本章重点是蛋白质－能量营养不良、营养性维生素 D 缺乏性佝偻病和维生素 D 缺乏性手足抽搐症的护理评估、常见护理诊断 / 问题及护理措施,难点为营养性维生素 D 缺乏性佝偻病的发病机制。

第一节 蛋白质－能量营养不良

蛋白质－能量营养不良是由于多种原因引起的能量和 / 或蛋白质摄入不足或消耗过多所致的一种营养缺乏症,多见于 3 岁以下的婴幼儿。

知识点 1: 蛋白质－能量营养不良的病因、临床表现、辅助检查和治疗要点

【病因】

摄入不足、疾病因素和需要量增加是婴幼儿营养不良的原因,其中喂养不当是引起本病的主要原因。

【临床表现】

1. 最早表现为体重不增。随着营养不良加重,体重逐渐下降,主要表现为消瘦。

2. 皮下脂肪减少 营养不良患儿皮下脂肪减少的顺序是首先是腹部,其次为躯干、臀部、四肢,最后是面颊部,严重者皮下脂肪消失。

3. 其他状况 营养不良初期精神状态正常,身高(长)并无影响,重症者可有精神萎靡,对外界反应差,身高(长)低于正常;皮肤干燥、苍白;肌肉松弛;各系统器官功能低下。严重蛋白质缺乏者出现营养不良性水肿。

4. 营养不良常见的并发症 ①营养性贫血:最常见。②维生素 A 缺乏。③自发性低血糖:常出现在夜间或清晨。患儿突然出现面色苍白、神志不清、呼吸暂停、脉搏缓慢、体温不升,但无抽搐,若不及时治疗可危及生命。

5. 根据临床表现不同,营养不良可分为三度。腹部皮下脂肪厚度是判断营养不良程度的重要指标之一。轻度营养不良者体重低于正常的 15%～25%,腹壁皮下脂肪厚度为 0.4～0.8cm;中度营养不良者体重低于正常的 25%～40%,腹壁皮下脂肪厚度 < 0.4cm;重度营养不良者体重低于正常的 40% 以上,腹壁皮下脂肪消失。

【辅助检查】

血清白蛋白降低为特征性改变。胰岛素样生长因子 1(IGF-1)水平下降是早期诊断的灵敏、可靠的指标。血清淀粉酶、脂肪酶、胆碱酯酶、转氨酶、碱性磷酸酶等活力下降,治疗后可迅速恢复正常。胆固醇、各种电解质及微量元素含量均可下降。

【治疗要点】

营养不良要早期发现,早期治疗。主要采取综合治疗措施,包括积极处理各种危及生命的合并症、去除病因、改进喂养方法、调整饮食与补充营养物质、促进和改善消化功能、积极治疗原发病等。

知识点 2:蛋白质-能量营养不良的常见护理诊断/问题、护理措施和健康教育

【常见护理诊断/问题】

1. 营养失调:低于机体需要量 与能量和蛋白质长期摄入不足、吸收障碍,以及需要量和消耗量增加有关。

2. 生长发育迟缓 与营养物质缺乏,不能满足生长发育的需要有关。

3. 有感染的危险 与机体免疫功能低下有关。

4. 潜在并发症:低血糖、营养性贫血、维生素 A 缺乏等。

【护理措施】

1. 营养不良患儿饮食调整的原则是由少到多、由稀到稠、循序渐进、逐步补充。轻中度营养不良患儿,开始可供给能量60~80kcal/(kg·d)[251~335kJ/(kg·d)],以后逐渐增加直至超过正常量,待体重接近正常后,恢复正常需要量;重度营养不良患儿供给能量从40~60kcal/(kg·d)[167~251kJ/(kg·d)]开始。蛋白质摄入量:轻中度营养不良患儿蛋白质供给从3.0g/(kg·d)开始,重度营养不良患儿蛋白质供给量从1.5~2.0g/(kg·d)开始,逐步接近正常。鼓励母乳喂养,无法母乳喂养者可给予酪蛋白水解物,酌情给予蛋类、肉末、肝泥、鱼粉等高蛋白饮食。补充维生素和微量元素;帮助患儿提高消化能力、改善食欲。

2. 促进生长发育　提供舒适的环境,合理安排生活,减少不良刺激,保证患儿精神愉快和有充足的睡眠,进行适当的户外活动和体格锻炼以促进生长发育。

3. 预防感染　病情严重的患儿可按医嘱输新鲜血浆或丙种球蛋白,以增强抵抗力。

4. 密切观察病情,防止发生并发症　注意有无低血糖、维生素A缺乏及营养性贫血等并发症出现。尤其在夜间或清晨时重度营养不良患儿容易发生低血糖,一旦发现应立即报告医生,并备好25%~50%葡萄糖溶液,积极配合医生抢救。

【健康教育】

向家长讲解患儿的饮食调整方法。教会重度营养不良患儿的家长观察呼吸、面色、皮肤等情况变化,尤其是夜间或清晨,以便及时发现低血糖。向家长介绍营养不良的预防,讲解婴幼儿科学喂养知识;纠正患儿不良的饮食习惯;患儿应坚持户外活动,保证充足睡眠;按时预防接种,预防感染;进行生长发育监测;先天畸形患儿应及时手术治疗。

第二节　儿童单纯性肥胖

儿童单纯性肥胖是由于长期能量摄入超过人体的消耗,使体内脂肪过度积聚,体重超过参考值范围的一种营养障碍疾病。

知识点3:儿童单纯性肥胖的病因、临床表现、辅助检查和治疗要点

【病因】

能量摄入过多是导致本病的主要原因。活动量过少、遗传因素、进食过快、精神创伤和心理因素等均可引起儿童肥胖。

【临床表现】

肥胖可发生于任何年龄，但最常见于婴儿期、5～6岁和青春期，且男童多于女童。食欲旺盛且喜食甜食和高脂肪食物。明显肥胖儿童常有疲劳感，用力时出现气短或腿痛。严重肥胖儿可出现肥胖－换气不良综合征。皮下脂肪丰满而均匀分布，常有假性乳房增大、皮肤出现皮纹、膝外翻和扁平足等，肥胖儿童性发育较早，最终身高常略低于正常儿童。

当体重超过同性别、同身高（长）儿童正常标准的10%～19%者为超重，超过20%者即可诊断为肥胖症，超过20%～29%者为轻度肥胖；超过30%～49%者为中度肥胖；超过50%者为重度肥胖。

【辅助检查】

大多血甘油三酯、胆固醇增高，严重者血清β白蛋白增高，常有高胰岛素血症，血生长激素水平降低。肝脏超声检查常有脂肪肝。

【治疗要点】

常采取控制饮食、适量活动、消除心理障碍等综合措施，而饮食疗法和运动疗法是其中最重要的两项措施。一般不采用药物治疗方法；外科手术并发症严重，不宜用于儿童。

知识点4：儿童单纯性肥胖的常见护理诊断／问题、护理措施和健康教育

【常见护理诊断／问题】

1. 营养失调：高于机体需要量　与摄入高能量食物过多和／或活动量过少有关。

2. 社交障碍　与自身形体改变造成心理障碍有关。

【护理措施】

1. 维持营养平衡

（1）饮食疗法：在满足儿童基本营养及生长发育需要、避免影响其正常生长发育的前提下，限制患儿每日摄入的能量，使摄入的能量低于机体消耗的总能量。多进食低脂肪、低糖类、高蛋白、高微量营养素、适量纤维素的食物。培养良好的饮食习惯。

（2）运动疗法：运动时要循序渐进，每日坚持运动至少30分钟，以运动后轻松愉快、不感到疲劳为原则。

2. 心理护理　帮助患儿建立信心，消除自卑心理；鼓励患儿多参加集体活动，提高社会交往能力，帮助患儿建立健康的生活方式。

【健康教育】

向家长宣传科学喂养知识，培养儿童良好的饮食习惯，不偏食，少吃高能量的食物,适当地进行体育锻炼。向家长讲解儿童肥胖症的相关知识,使家长认识到减肥是一个长期过程,指导家长经常鼓励患儿树立信心,坚持健康饮食和运动治疗。提醒家长一般不采用药物疗法和手术疗法治疗儿童肥胖症。指导家长对患儿进行生长发育监测,定期去门诊就诊观察。

第三节　营养性维生素 D 缺乏性佝偻病

维生素 D 缺乏性佝偻病是由于儿童体内维生素 D 不足导致钙和磷代谢紊乱产生的一种以骨骼病变为特征的全身慢性营养性疾病,多见于 2 岁以内的婴幼儿,是我国儿童保健重点防治的"四病"之一。

知识点 5:营养性维生素 D 缺乏性佝偻病的病因、发病机制和临床表现

【病因】

围生期维生素 D 不足、日光照射不足、食物中摄入不足、生长速度快、需要增加、疾病与药物的影响均可导致维生素 D 缺乏性佝偻病的发生。其中日光照射不足是引起本病的主要原因。

【发病机制】

维生素 D 缺乏造成肠道对钙、磷的吸收减少,血钙降低,引发甲状旁腺功能代偿性亢进,甲状旁腺激素(PTH)分泌增加以动员骨钙释出,使得血清钙浓度维持正常或接近正常的水平;同时 PTH 抑制肾小管对磷的重吸收,使尿磷排出增加,导致血磷降低。血钙、血磷浓度的改变使得骨组织钙化障碍,成骨细胞代偿增生,碱性磷酸酶分泌增加,骨样组织堆积而出现一系列骨骼特征性的变化及血生化改变。

【临床表现】

1. 初期(早期)的表现以神经、精神症状为主,多见于 3 个月以内的小婴儿。主要表现为易激惹、烦躁、睡眠不安、夜惊、多汗、枕秃。

2. 活动期(激期)的表现以骨骼畸形和运动功能发育迟缓为主。

(1)骨骼畸形

1)颅骨软化:见于 3～6 个月患儿,即用手指轻压枕骨或顶骨的后部,可有压乒乓球样的感觉,称为"乒乓头"。方颅:见于 7～8 个月的患儿。前囟过大及闭合延迟、出牙延迟、牙釉质缺乏、易患龋齿。

2)胸廓畸形:多见于 1 岁左右患儿,如佝偻病串珠(7～10 肋最明显)、肋膈沟(赫氏沟)、鸡胸或漏斗胸。

3）四肢畸形："手镯"或"足镯"征，多见于 6 个月以上婴儿；膝内翻（"O"形腿）或膝外翻（"X"形腿），多见于能站立或会行走的 1 岁左右的儿童。

4）脊柱：患儿会坐或站立后，因韧带松弛可致脊柱后凸或侧凸畸形。

（2）运动功能发育迟缓：肌张力低下，韧带松弛，坐、立、行等运动功能落后，腹部肌肉松弛，膨隆如"蛙状"腹。

（3）神经、精神发育迟缓。

3. 恢复期　患儿经治疗及日光照射后，临床症状和体征逐渐减轻或消失。

4. 后遗症期　多见于 2 岁以上的儿童，仅留有不同程度的骨骼畸形，临床症状消失，血生化恢复正常。

知识点 6：营养性维生素 D 缺乏性佝偻病的辅助检查和治疗要点

【辅助检查】

主要是血生化检查和骨骼 X 线检查，各项改变见表 8-1。

表 8-1　佝偻病各期血生化改变和 X 线检查表现

	初期（早期）	活动期（激期）	恢复期	后遗症期
血钙	正常或稍低	稍降低	数天内恢复正常	正常
血磷	降低	明显降低	数天内恢复正常	正常
钙磷乘积	$30 \sim 40$	< 30	渐正常	正常
碱性磷酸酶	升高或正常	明显升高	$1 \sim 2$ 个月后恢复正常	正常
25-（OH）D_3	下降	$< 12ng/ml$（30nmol/L）可诊断	数天内恢复正常	正常
骨 X 线检查表现	多正常	骨骺端钙化带消失，呈杯口状、毛刷样改变，骨骺软骨盘增宽（$> 2mm$），骨质疏松，骨皮质变薄	长骨干骺端临时钙化带重现、增宽、密度增加，骨骺软骨盘 $< 2mm$	干骺端病变消失

【治疗要点】

治疗目的主要是控制佝偻病活动期，防止骨骼畸形。重点是补充维生素 D 制剂，以口服为主，每日 $2\,000 \sim 4\,000$IU（$50 \sim 100\mu g$），持续 1 个月后，改为预防量（每日 $400 \sim 800$IU），同时给予多种维生素。治疗 1 个月后复查效果。

在补充维生素 D 的同时，给予适量钙剂。增加膳食来源的钙摄入。维生素 D 缺乏性佝偻病多伴有锌、铁降低，及时适量地补充微量元素，将有利于骨骼生长。严重的骨骼畸形可采取外科手术矫正畸形。

知识点 7：营养性维生素 D 缺乏性佝偻病的常见护理诊断/问题、护理措施和健康教育

【常见护理诊断/问题】

1. 营养失调：低于机体需要量　与维生素 D 摄入不足及日光照射不足等有关。

2. 有感染的危险　与免疫功能低下有关。

3. 有受伤的危险　与骨质疏松和肌肉、韧带松弛有关。

4. 潜在并发症：维生素 D 中毒。

【护理措施】

1. 补充维生素 D

（1）增加日光照射：根据不同年龄和不同季节，指导家长带患儿进行户外活动。冬季室内活动要开窗，保证每日 1～2 小时户外活动时间；夏季要在树荫下活动，宜在上午 10 时前及下午 4 时后进行，尽量显露皮肤。

（2）调整饮食：增加富含维生素 D 的食物，如动物肝脏、蛋类、蘑菇类及维生素 D 强化奶粉等。

（3）遵医嘱给予维生素 D 制剂。

2. 预防感染　加强患儿生活护理，保持室内空气清新，温湿度适宜，阳光充足，避免交叉感染。

3. 预防骨骼畸形和骨折　患儿衣着要柔软、宽松，避免早坐、久坐、早站、久站和早行走，以免造成骨骼畸形。对已有骨骼畸形的患儿可向家长示范矫正方法。如胸廓畸形，可做俯卧位抬头展胸运动；下肢畸形可进行肌肉按摩；严重骨骼畸形者可考虑手术治疗，指导家长正确使用矫形器具。

4. 预防维生素 D 中毒　严格遵医嘱应用维生素 D 制剂，如患儿出现畏食、恶心、倦怠、烦躁不安、低热、呕吐、顽固性便秘、体重下降等，提示可能是维生素 D 过量。

【健康教育】

1. 向家长讲解佝偻病患儿护理的注意事项；指导患儿户外活动的方法；告知患儿家长服用维生素 D 的方法，提醒家长过量服用维生素 D 有造成中毒的危险；增加营养，及时引入转乳期食物。

2. 佝偻病的预防　①孕期：孕妇多进行户外活动；多进食富含维生素 D、钙、磷和蛋白质的食物；妊娠后期（7～9 个月）可适量补充维生素 D 制剂（800IU/d）。②婴幼儿期：指导家长带婴儿进行户外活动，冬季也要注意保证每日 1～2 小时的户外活动时间。宣传母乳喂养，及时引入转乳期食物。足月儿出生后 2 周开始补充维生素 D（400IU/d）；早产儿、低出生体重儿、双胎儿出生后 1 周开始补充维生素 D（800IU/d），

3个月后改为预防量400IU/d,补充至2岁。夏季阳光充足,可在上午和傍晚进行户外活动,暂停或减量服用维生素D。一般可不加服钙剂,乳及乳制品摄入不足或营养欠佳的患儿同时给予适量的钙剂。

第四节　维生素D缺乏性手足搐搦症

知识点8: 维生素D缺乏性手足搐搦症的病因和发病机制

【病因和发病机制】

1. 维生素D缺乏影响肠道对钙、磷的吸收,导致血钙降低,而甲状旁腺反应迟钝,不能代偿性分泌增加,血钙继续降低,当总血钙低于 1.75 ~ 1.88mmol/L(7 ~ 7.5mg/dl)或离子钙低于 1.0mmol/L(4mg/dl)时,可出现神经肌肉兴奋性增高,引起抽搐。

2. 诱发血钙降低的因素　甲状旁腺代偿反应迟钝;春季接受日光照射急骤增加;使用大量的维生素D治疗;发热、感染、饥饿时血磷增加。

知识点9: 维生素D缺乏性手足搐搦症的临床表现、辅助检查和治疗要点

【临床表现】

1. 典型发作

(1)惊厥:最常见,多见于小婴儿。表现为突然发生四肢抽动,两眼上翻,面肌抽动,神志不清。发作时间持续数秒至数分钟,醒后活泼如常。

(2)手足搐搦:是本病特有的表现,多见于较大婴儿及幼儿。表现为"手搐搦""芭蕾舞足"。

(3)喉痉挛:婴儿多见,是导致本病患儿死亡的主要原因。

2. 隐匿型　①面神经征:以指尖或叩诊锤轻击患儿颧弓与口角间的面颊部,可引起眼睑和口角抽动者为阳性。②陶瑟征:以血压计袖带包裹上臂,充气使压力维持在收缩压与舒张压之间,5分钟之内该手出现痉挛为阳性。③腓反射:以叩诊锤叩击膝下外侧腓神经处,可引起足向外侧收缩者为阳性。

【辅助检查】

血清总钙量低于 1.75 ~ 1.88mmol/L,离子钙低于 1.0mmol/L,血磷正常或升高。

【治疗要点】

1. 急救处理　吸氧,保持呼吸道通畅;喉痉挛者须立即将舌头拉出口外,并进行口对口呼吸或加压给氧,必要时进行气管插管以保证呼吸道通畅;迅速控制惊

厥或喉痉挛,可用 10% 水合氯醛保留灌肠,每次 40~50mg/kg,或地西泮每次 0.1~0.3mg/kg 肌内注射或缓慢静脉注射。

2. 钙剂治疗　可用 10% 葡萄糖酸钙 5~10ml 加入 10% 葡萄糖液 5~20ml 中,缓慢静脉注射(10 分钟以上)或滴注。惊厥停止后改用口服钙剂。

3. 维生素 D 治疗　急症情况控制后按维生素 D 缺乏性佝偻病给予维生素 D 治疗。

知识点 10: 维生素 D 缺乏性手足搐搦症的常见护理诊断/问题、护理措施和健康教育

【常见护理诊断/问题】

1. 有窒息的危险　与惊厥、喉痉挛有关。

2. 有受伤的危险　与惊厥有关。

3. 营养失调:低于机体需要量　与维生素 D 摄入不足及日光照射不足等有关。

【护理措施】

1. 控制惊厥,防止窒息　惊厥发作时,首先应就地抢救。按医嘱给予镇静剂,吸氧。地西泮静脉注射不宜过快,以免抑制呼吸,引起呼吸骤停。按医嘱使用钙剂。

2. 预防受伤　抽搐发作时应就地抢救,避免家长将患儿紧抱、摇晃或抱起急跑就医,以免加重抽搐。

3. 定期户外活动,补充维生素 D。

【健康教育】

向家长讲解患儿抽搐发作时的正确处置方法,如就地抢救、保持安静等。指导家长出院后按医嘱给患儿补充维生素 D 和钙剂,强调口服钙剂的注意事项。介绍本病的原因和预后。介绍预防本病的相关知识,如多晒太阳、及时引入转乳期食物等。

【考点训练题】

考点 1: 蛋白质-能量营养不良的病因、临床表现、辅助检查和治疗要点

1. 儿童蛋白质-能量营养不良的主要原因是

　　A. 蛋白质摄入不足　　　　　　　　B. 能量摄入不足

　　C. 自身免疫力低下　　　　　　　　D. 消瘦

　　E. 喂养不当

2. 营养不良时患儿皮下脂肪最先消失的部位是

　　A. 四肢　　　　　　　　　　　　　B. 腹部

C. 面部 　　　　　　　　　　　　D. 躯干

E. 臀部

3. 下列哪项是营养不良早期诊断的可靠指标

A. 血浆胆固醇 　　　　　　　　B. 血浆蛋白

C. 血糖 　　　　　　　　　　　D. 血清酶活性

E. 血浆胰岛素样生长因子 1

考点 2：蛋白质－能量营养不良的常见护理诊断／问题、护理措施和健康教育

*4. 2 岁儿童，体检结果示体重 10kg，身高 8lcm，腹壁皮下脂肪厚度 0.6cm，皮肤稍苍白。该患儿首要的护理诊断／问题是

A. 生长发育迟缓

B. 有感染的危险

C. 营养失调：低于机体需要量

D. 潜在并发症：低血糖等

E. 社交障碍

*5. 患儿，女，3 岁，体重 10kg，身高 82cm，腹壁皮下脂肪厚度 0.3cm，皮肤苍白，身长稍低于正常。患儿调整饮食时，开始供给的热量为

A. 20～30kcal/kg 　　　　　　　B. 30～40kcal/kg

C. 35～45kcal/kg 　　　　　　　D. 60～80kcal/kg

E. 80～95kcal/kg

考点 3：儿童单纯性肥胖的病因、临床表现和治疗要点

6. 关于儿童肥胖的标准，正确的是

A. 体重超过同年龄、同身高小儿正常标准 8%

B. 体重超过同年龄、同身高小儿正常标准 12%

C. 体重超过同年龄、同身高小儿正常标准 16%

D. 体重超过同年龄、同身高小儿正常标准 20%

E. 体重超过同年龄、同身高小儿正常标准 24%

7. 患儿，男，4 岁，体重 25kg；平素喜欢吃肉食，缺少运动。医生建议控制饮食、适量运动以减轻体重。该患儿属于

A. 轻度营养不良 　　　　　　　B. 轻度肥胖

C. 中度肥胖 　　　　　　　　　D. 重度肥胖

E. 中度营养不良

考点 4：儿童单纯性肥胖的护理措施

8. 患儿，12岁，身高165cm，体重98kg，诊断为儿童单纯性肥胖。护士为患者制订的饮食应该是

    A. 低脂饮食　　　　　　　　　　B. 高糖饮食

    C. 无盐饮食　　　　　　　　　　D. 低维生素饮食

    E. 流质饮食

考点 5：营养性维生素 D 缺乏性佝偻病的病因和发病机制

9. 维生素 D 缺乏性佝偻病病因**不正确**的是

    A. 日光照射不足　　　　　　　　B. 维生素 D 摄入不足

    C. 生长速度快　　　　　　　　　D. 食物中摄入过量

    E. 疾病与药物的影响

10. 维生素 D 缺乏性佝偻病的发病机制哪项正确

    A. 肠道对钙、磷的吸收增加

    B. 血钙升高

    C. 甲状旁腺功能代偿性亢进

    D. 甲状旁腺功能低下

    E. 骨质增生而出现一系列骨骼特征性的变化

考点 6：营养性维生素 D 缺乏性佝偻病的临床表现、辅助检查和治疗要点

11. 患儿，男，1 岁 6 个月，人工喂养，平时烦躁易惊、多汗。检查见方颅、枕秃、"鸡胸"、血钙磷乘积＜30，碱性磷酸酶增高。X 线检查：骨骺端临时钙化带消失。临床诊断为维生素 D 缺乏性佝偻病。对该患儿的治疗下列哪项**不妥**

    A. 口服维生素 D 制剂每天 3 000IU

    B. 口服维生素 D 制剂每天 10 000IU

    C. 口服维生素 D 的同时给予钙剂

    D. 适量补充锌、铁等微量元素

    E. 增加日光照射

考点 7：营养性维生素 D 缺乏性佝偻病的常见护理诊断 / 问题、护理措施和健康教育

（12～14 题共用题干）

护士向足月新生儿的家长开展关于如何预防维生素 D 缺乏性佝偻病的健康教育。

*12. 指导家长给予儿童正确的日光照射方法是

    A. 每天在室内关窗晒太阳 1 小时

B. 每天在室内关窗晒太阳 2 小时

C. 每天要保证 30 分钟户外活动

D. 每天要保证 1～2 小时户外活动

E. 每天要保证 8 小时户外活动

*13. 儿童开始服用维生素 D 的时间是

A. 生后立即   B. 生后 2 周

C. 生后 2 个月   D. 生后 4 个月

E. 生后半年

14. 儿童每日服用维生素 D 的预防量是

A. 100IU   B. 200IU

C. 300IU   D. 400IU

E. 1 000IU

（15～17 题共用题干）

患儿，女，11 个月，因睡眠不安、多汗、易惊来医院就诊。体检可见明显方颅、肋骨串珠，诊断为佝偻病活动期。

15. 该患儿最合适的治疗方法是

A. 大剂量维生素 D   B. 大剂量钙剂

C. 先用维生素 D 后用钙剂   D. 先用钙剂后用维生素 D

E. 在使用维生素 D 的同时适当补充钙剂

16. 该患儿若选用口服给药法，维生素 D 的治疗量应持续

A. 5 个月   B. 4 个月

C. 3 个月   D. 2 个月

E. 1 个月

*17. 对患儿家长进行护理指导时，下列说法哪项**不妥**

A. 合理喂养，及时添加辅食   B. 多抱患儿到外面晒太阳

C. 按医嘱口服维生素 D   D. 多给患儿进行站立等运动锻炼

E. 密切观察病情变化

考点 8：维生素 D 缺乏性手足搐搦症的病因及发病机制

18. 关于维生素 D 缺乏性手足搐搦症的描述，下列哪项**不正确**

A. 神经肌肉兴奋性降低   B. 血清总钙 < 1.75～1.88mmol/L

C. 维生素 D 缺乏   D. 甲状旁腺反应低下

E. 手足抽搐是本病特有的表现

*19. 婴儿因手足搐搦症死亡的主要原因是

    A. 惊厥   B. 喉痉挛

    C. 手足抽搐   D. 心力衰竭

    E. 呼吸衰竭

考点 9：维生素 D 缺乏性手足搐搦症的临床表现、辅助检查和治疗要点

（20～21 题共用题干）

患儿，男，6 个月，今日突然出现双眼上翻、四肢抽动，神志不清，发作停止后意识恢复。诊断为维生素 D 缺乏性手足搐搦症。

*20. 惊厥发作时首选的抗惊厥药物是

    A. 20% 甘露醇静脉注射   B. 10% 葡萄糖酸钙静脉注射

    C. 水合氯醛口服   D. 维生素 D 肌内注射

    E. 地西泮缓慢静脉注射

21. 护士在使用上述药物的过程中应着重观察的是

    A. 血氧饱和度   B. 呼吸   C. 心率

    D. 血压   E. 意识

考点 10：维生素 D 缺乏性手足搐搦症的常见护理诊断 / 问题、护理措施和健康教育

（22～24 题共用题干）

8 月龄患儿，单纯牛乳喂养，未添加辅食，因抽搐 2 次入院。血清离子钙 0.8mmol/L，诊断为维生素 D 缺乏性手足抽搐症。

22. 该患儿首要的护理诊断 / 问题是

    A. 有受伤的危险   B. 有窒息的危险

    C. 有感染的危险   D. 潜在并发症：维生素 D 中毒

    E. 营养失调：低于机体需要量

*23. 对该患儿护理措施**不正确**的是

    A. 保持安静，减少刺激   B. 遵医嘱应用镇静剂和钙剂

    C. 补充钙剂时应快速静脉推注   D. 惊厥发作时保护患儿安全

    E. 惊厥时及时清除口鼻分泌物

*24. 患儿经治疗后好转，出院时，给予家长的健康指导，首要的是

    A. 及时引入转乳期食物   B. 强调口服钙剂的注意事项

    C. 多晒太阳   D. 多吃富含维生素 D 的食物

    E. 处理惊厥和喉痉挛的方法

序号	1	2	3	4	5	6	7	8	9	10
答案	E	B	E	C	D	D	D	A	D	C
序号	11	12	13	14	15	16	17	18	19	20
答案	B	D	B	D	E	E	D	A	B	E
序号	21	22	23	24						
答案	B	B	C	E						

4. 答案 C

解析：2 岁儿童体重平均为 12kg，该患儿体重为 10kg，体重低于正常均值 16.7%，腹壁皮下脂肪厚度为 0.6cm，皮肤稍苍白，按照营养不良的分度，诊断为轻度营养不良，故其首要的护理诊断 / 问题是营养失调：低于机体需要量。

5. 答案 D

解析：根据患儿的资料，诊断为中度营养不良；轻中度营养不良患儿消化功能尚可，能量供给一般从 60～80kcal/（kg·d）[251～335kJ/（kg·d）] 开始，以后逐渐增加直至超过正常量，达 150kcal/（kg·d）[628kJ/（kg·d）]，待体重接近正常后，再恢复至正常需要量。

12. 答案 D

解析：引起维生素 D 缺乏性佝偻病最主要的原因是日光照射不足，户外活动可以保证日光中紫外线对皮肤的照射，增加内源性维生素 D 的合成，3 月龄儿童每天 1～2 小时的户外活动可生成正常需要量的维生素 D，满足生长发育需要。

13. 答案 B

解析：足月新生儿生后 2 周开始补充维生素 D。

17. 答案 D

解析：维生素 D 缺乏性佝偻病患儿要避免久坐、久站和过早行走，预防骨骼畸形。

19. 答案 B

解析：维生素 D 缺乏性手足搐搦症喉痉挛多见于婴儿，表现为喉部肌肉、声门突发痉挛，出现呼吸困难，严重者可发生窒息而死亡。

20. 答案 E

解析：维生素 D 缺乏性手足搐搦症镇静止惊首选药为地西泮，地西泮静脉注射不宜过快，以每分钟 1mg 为宜，以免抑制呼吸，引起呼吸骤停。

23. 答案C

解析: 静脉注射钙剂时需缓慢推注(10分钟以上)或滴注以免发生高钙血症。

24. 答案E

解析: 维生素D缺乏性手足搐搦症患儿要密切观察惊厥和喉痉挛的发作情况并及时处理,防止窒息发生。

(郭传娟 邓 青)

第九章 | 消化系统疾病患儿的护理

1. 具有儿科护理人员所需要的严谨、细致、慎独的职业素养,较好的护患沟通与团队合作能力,尊重患儿及其家庭成员、关爱患儿、主动为患儿缓解不适、促进患儿恢复健康的职业态度。

2. 掌握口炎及腹泻病的护理评估、常见护理诊断 / 问题、护理措施;儿童液体疗法。

3. 熟悉口炎、腹泻病的病因和健康教育。

4. 了解腹泻病的发病机制。

5. 学会运用护理程序对口炎及腹泻病患儿实施整体护理。

【重点和难点】

本章重点是口炎及腹泻病的护理评估、常见护理诊断 / 问题、护理措施,难点是腹泻病患儿液体疗法、溶液张力的计算、补液方法及其护理要点。

第一节　儿童消化系统解剖生理特点

知识点 1:儿童消化系统解剖生理特点

1. 口腔　新生儿及婴幼儿口腔黏膜薄嫩,血管丰富,唾液腺发育不完善,唾液分泌少,口腔黏膜干燥,易受损伤和感染。3 个月以下婴儿唾液中淀粉酶含量低,故不宜喂淀粉类食物;5~6 个月时唾液分泌明显增多,常发生生理性流涎。

2. 食管　婴儿的食管下段贲门括约肌发育不成熟,控制能力差,常发生胃食管反流,如吸奶时吞咽过多空气,易发生溢乳。一般在 8~10 个月时症状逐渐消失。

3. 胃　婴儿胃略呈水平位。贲门和胃底部肌张力低而幽门括约肌发育良好,故易发生幽门痉挛而出现呕吐。小婴儿胃黏膜有丰富的血管,但盐酸和各种消化酶的分泌少,并且酶活力较低,所以消化功能较差。早产儿胃排空慢,易发生胃潴留。

4. 肠　小儿肠管相对比成人长,肠系膜柔软而长,固定性差,肠活动度大,易发生肠套叠、肠扭转。小儿肠壁薄、通透性高、屏障功能差,肠内毒素可经肠黏膜吸收进入体内,引起全身感染和变态反应性疾病。

5. 肝　小儿年龄越小,肝相对越大,正常婴幼儿肝可在右肋下触及1~2cm,柔软、无压痛,6~7岁则不易触及。婴儿期胆汁分泌较少,故对脂肪的消化、吸收能力较差。

6. 胰腺　3~4个月时胰腺发育较快,消化酶出现的顺序最先是胰蛋白酶,其后是糜蛋白酶、羧基肽酶、脂肪酶,最后是淀粉酶,故婴幼儿3~4个月以前不宜喂淀粉类食物。

7. 肠道细菌　肠道菌群的细菌种类与摄入的食物有关,单纯母乳喂养儿以双歧杆菌占绝对优势,人工喂养和部分母乳喂养儿肠道内的大肠埃希菌、嗜酸杆菌、双歧杆菌及肠球菌所占比例几乎相等。

8. 健康婴儿粪便特点　母乳喂养儿粪便呈黄色或金黄色均匀糊状,每日排2~4次,一般在引入转乳期食物后次数即减少。牛、羊乳喂养儿粪便呈淡黄色或灰黄色,较干稠,有臭味,呈中性或碱性反应(pH 6~8),每日排1~2次,易发生便秘。混合喂养儿粪便与喂牛乳者相似,但质地较软,颜色较黄。

第二节　口　炎

口炎是指口腔黏膜的炎症,可由病毒、真菌、细菌等感染引起,亦可因口腔黏膜局部受理化因素刺激而发生。本病多见于婴幼儿,可单独发生,也可继发于急性感染、腹泻、营养不良、维生素B及维生素C缺乏等全身性疾病。常见的口炎有鹅口疮、疱疹性口炎、溃疡性口炎等。

知识点2: 口炎的病因、临床表现、辅助检查和治疗要点

【病因】

鹅口疮又名雪口病,为白念珠菌感染,多见于新生儿、营养不良、腹泻、长期应用广谱抗生素或激素的患儿,新生儿多由产道感染,或因哺乳时奶头不洁及使用污染的奶具而感染。疱疹性口炎由单纯疱疹病毒I型感染所致,多见于婴幼儿。溃疡性口炎主要由链球菌、金黄色葡萄球菌、肺炎链球菌等感染所致,多见于婴幼儿。

【临床表现】

1. 鹅口疮 在口腔黏膜表面出现白色或灰白色乳凝块样小点或小片状物,可逐渐融合成大片,不易拭去,若强行擦拭剥离后,局部黏膜潮红、粗糙,可有渗血。患处不痛、不流涎,不影响吃奶,一般无全身症状。

2. 疱疹性口炎 起病时发热可达 38~40℃,1~2 天后,口腔黏膜出现单个或成簇的小疱疹,周围有红晕,破溃后形成溃疡,有黄白色纤维素性分泌物覆盖,多见于婴幼儿,由于疼痛剧烈,患儿可表现为拒食、流涎、烦躁,常因拒食啼哭才被发现,常有淋巴结肿大和压痛。

3. 溃疡性口炎 起初口腔黏膜充血水肿,随后形成大小不等的糜烂或溃疡,上有纤维素性炎性分泌物形成的假膜,呈灰白色或黄色,边界清楚,易拭去,露出溢血的创面,但不久又被假膜覆盖。局部疼痛、流涎、拒食、烦躁,常有发热,体温可达 39~40℃,局部淋巴结肿大。

【辅助检查】

1. 外周血白细胞 疱疹性口炎外周血白细胞总数正常或偏低。溃疡性口炎外周血白细胞总数和中性粒细胞增高。

2. 病原学检查 鹅口疮取白膜少许放玻片上加 10% 氢氧化钠溶液 1 滴,在显微镜下可见真菌的菌丝和孢子。溃疡性口炎假膜涂片染色可见大量细菌。

【治疗要点】

1. 鹅口疮 ①保持口腔清洁:可用 2% 碳酸氢钠溶液于哺乳前后清洁口腔。②局部用药:局部涂 10 万~20 万 U/ml 制霉菌素鱼肝油混悬溶液,每日 2~3 次,直至白色斑膜消失后数日。③其他用药:可口服肠道微生态制剂,抑制真菌生长。

2. 疱疹性口炎 ①保持口腔清洁:多饮水,可用 3% 过氧化氢溶液清洗口腔,避免刺激性食物。②局部用药:局部可喷涂西瓜霜、锡类散等。为预防继发感染可涂 2.5%~5% 金霉素鱼肝油。疼痛严重者可在餐前用 2% 利多卡因涂抹局部。③对症处理:发热时可用物理降温或药物降温,补充足够的营养和水分。有继发感染时按医嘱使用抗生素治疗。

3. 溃疡性口炎 ①控制感染:选用有效抗生素。②保持口腔清洁:可用 3% 过氧化氢溶液或 0.1% 依沙吖啶(利凡诺)溶液清洁口腔。③局部处理:溃疡面涂 5% 金霉素鱼肝油、锡类散等。④补充水分和营养。

知识点 3:口炎的常见护理诊断 / 问题、护理措施和健康教育

【常见护理诊断 / 问题】

1. 口腔黏膜受损 与口腔感染有关。

2. 体温过高　与口腔感染有关。

3. 疼痛　与口腔黏膜糜烂、溃疡有关。

【护理措施】

1. 促进口腔黏膜愈合　①保持口腔清洁：鼓励患儿多饮水，进食后漱口，保持口腔黏膜清洁和湿润。清洗口腔每日 2～4 次，以餐后 1 小时左右为宜。流涎较多者，要保持口周皮肤清洁、干燥，避免出现湿疹或糜烂。②按医嘱正确涂药：涂药前先清洗口腔，然后用无菌纱布或干棉球放在颊黏膜腮腺管口处或舌系带两侧，以隔断唾液，再用干棉球将病变部位黏膜表面吸干后方能涂药。涂药后嘱患儿闭口 10 分钟，不可立即漱口、饮水或进食。③局部涂药时应用棉签在溃疡面上滚动式涂药，切不可涂擦，以免患儿疼痛加重。

2. 体温过高的护理　密切监测体温变化，体温超过 38.5℃时，给予擦浴、置冰袋等物理降温，必要时给予药物降温。

3. 疼痛的护理　①以温凉流质或半流质饮食为宜，避免酸、辣、热、粗、硬等刺激性食物以减轻疼痛。②清洁口腔及局部涂药时，动作要轻，以免使患儿疼痛加重。对因疼痛影响进食者，可按医嘱在进食前局部涂 2% 利多卡因。

【健康教育】

指导家长教育小儿养成良好的卫生习惯，保持口腔清洁，掌握正确的刷牙方法，避免损伤口腔黏膜。鹅口疮患儿使用过的奶瓶及奶嘴，应放于 5% 碳酸氢钠溶液浸泡 30 分钟后再煮沸消毒。奶瓶、奶头和食具每次使用后要消毒。给家长示教局部涂药的方法，并强调护理患儿前、后要洗手。培养患儿使其养成良好的饮食习惯。

第三节　腹　泻　病

腹泻病是由多病原、多因素引起的以大便次数增多和性状改变为特点的消化道综合征，是婴幼儿时期的常见病，是我国儿童保健重点防治的“四病”之一。腹泻多发生在 2 岁以下儿童，其中 1 岁以内者约占半数，一年四季均可发病。

知识点 4：腹泻的分类、病因、发病机制和临床表现

【分类】

临床上根据腹泻的病因可分为感染性腹泻和非感染性腹泻。根据腹泻的病程可分为急性腹泻（病程＜2 周，最多见）、迁延性腹泻（病程在 2 周~2 个月）和慢性腹泻（病程＞2 个月）。根据腹泻的病情分为轻型腹泻及重型腹泻。

【病因】

腹泻的易感因素有消化系统发育不成熟、机体防御功能差、肠道菌群失调、人工喂养、生长发育快等。感染因素有肠道内感染和肠道外感染，肠道内感染可由病毒、细菌、真菌、寄生虫等引起，寒冷季节的婴幼儿腹泻80%以上是由病毒感染所致，以轮状病毒感染最为常见；细菌感染以大肠埃希菌为主；真菌性感染最常见的为白念珠菌感染。非感染因素包括饮食因素、气候因素。

【发病机制】

1. 感染性腹泻 ①病毒性肠炎：病毒侵入肠道使小肠绒毛细胞受损，导致小肠黏膜回吸收水、电解质能力下降，肠液在肠腔内大量积聚而引起腹泻；同时，发生病变的肠黏膜细胞不能够使肠腔内的糖类完全消化吸收，使肠腔内渗透压增高而加重腹泻。②细菌性肠炎：产生肠毒素的细菌主要通过分泌肠毒素而抑制小肠绒毛上皮细胞吸收 Na^+、Cl^- 和水，促进肠腺分泌 Cl^-，使小肠液量增多，超过结肠吸收限度而发生腹泻；各种侵袭性细菌可直接侵袭小肠或结肠壁，使肠黏膜充血、水肿，炎性细胞浸润，引起渗出和溃疡等病变，出现黏液脓血便。

2. 非感染性腹泻 饮食不当、气候突变等使正常消化过程发生障碍，食物不能充分消化和吸收而发酵、腐败，产生的短链有机酸使肠腔内渗透压增加，腐败性毒性产物刺激肠壁，使肠蠕动亢进而发生腹泻。

腹泻的发生主要是肠腔内存在大量不能吸收的具有渗透活性的物质、肠腔内电解质分泌过多、炎症所致的液体大量渗出、肠蠕动功能异常四方面共同作用的结果。

【临床表现】

1. 急性腹泻的共同临床表现

（1）轻型腹泻：常由饮食因素及肠道外感染引起，以胃肠道症状为主，表现为食欲不振，偶有呕吐，呕吐物为胃内容物，大便次数增多，每日多在10次以下，每次大便量不多，呈黄色或黄绿色稀水样，常见白色或黄白色奶瓣和泡沫。患儿全身症状不明显，体温大多正常，偶有低热，无脱水及电解质紊乱，经治疗多在数日内痊愈。

（2）重型腹泻：多由肠道内感染引起或由轻型腹泻发展而来，除有较重的胃肠道症状外，还有明显的全身中毒症状及脱水、酸碱失衡及电解质紊乱。①胃肠道症状：食欲低下，常伴有呕吐，严重者可吐咖啡色液体。腹泻频繁，每日大便十次至数十次，多为黄色水样便或蛋花汤样便，量多，可有少量黏液，少数患儿也可有少量血便。②全身中毒症状：发热或体温不升、烦躁不安、精神萎靡、嗜睡，甚至昏迷、惊厥、休克。③水、电解质及酸碱平衡紊乱表现：主要表现为脱水、代谢性酸中毒、低钾血症、低钙血症和低镁血症等。当血清钾离子浓度低于 3.5mmol/L 时出现低钾血症表现，如精神不振、全身乏力、腹胀、肠鸣音减弱,严重者出现肠麻痹,腱反射减弱或消失;心率增快、心音低钝、心电图出现典型的 U 波等。当脱水、酸中毒纠正后易出现低钙症状,极少数营养不良患儿输液后出现震颤、抽搐,用钙剂治疗无效时应考虑有低镁血症的可能。由于呕吐、腹泻丢失体液及摄入不足,导致不同程度脱水(表 9-1);因腹泻、呕吐时水和电解质丢失的比例不尽相同而导致不同性质的脱水(表 9-2)。

表 9-1 不同程度脱水的表现

	轻度	中度	重度
失水占体重百分比	3%~5% (30~50ml/kg)	5%~10% (50~100ml/kg)	>10% (100~120ml/kg)
精神状态	无明显改变	萎靡或烦躁不安	淡漠或昏迷
呼吸	正常	深,也可快	深和快
心率增快	无	有	有
脉搏	可触及	减弱	明显减弱
血压	正常	体位性低血压	低血压
皮肤弹性	正常	轻度降低	降低
口腔黏膜	湿润	干燥	极干燥
眼窝及前囟	正常	轻度凹陷	明显凹陷
眼泪	有	少	无
尿量	正常	明显减少	少尿或无尿
周围循环衰竭	无	不明显	明显

表 9-2 不同性质脱水的表现

	等渗性脱水	低渗性脱水	高渗性脱水
主要原因	呕吐、腹泻	营养不良伴慢性腹泻	腹泻时补含钠液过多
水、电解质丢失	大致相同	电解质丢失多于水丢失	水丢失多于电解质丢失
主要丧失液区	细胞外液	细胞外液	细胞内脱水
血钠(mmol/L)	130~150	<130	>150
精神状态	精神萎靡	嗜睡或昏迷	烦躁、易激惹
口渴	明显	不明显	极明显
皮肤弹性	稍差	极差	尚可
血压	低	很低	正常或稍低

腹泻丢失大量碱性物质;摄入热量不足引起体内脂肪分解增加,产生大量酮体;脱水时血液浓缩,组织灌注不足和缺氧,致乳酸堆积;肾血流量不足,尿量减少,引起酸性代谢产物堆积体内等而导致不同程度的代谢性酸中毒(表9-3)。

表9-3　代谢性酸中毒的分度及表现

	轻度	中度	重度
CO_2CP/(mmol·L^{-1})	18~13	13~9	<9
精神状态	正常	精神萎靡、嗜睡或烦躁不安	昏睡或昏迷
呼吸改变	稍快	深长	深快,呼气有烂苹果味
口唇颜色	正常	樱桃红色	发绀

(3)不同病原体所致腹泻的临床特点

1)轮状病毒肠炎:又称秋季腹泻,多发生在秋、冬季,以6个月~2岁婴幼儿为多,病初1~2天常发生呕吐,随后出现腹泻。大便次数多,量多,呈黄色水样或蛋花汤样,含少量黏液,无腥臭味,大便镜检偶有少量白细胞。本病为自限性疾病,自然病程约3~8天。

2)诺如病毒肠炎:全年散发,暴发高峰多见于寒冷季节(11月至次年2月)。该病毒是集体机构急性暴发性胃肠炎的首要病原体。感染后潜伏期多为12~36小时,急性起病。首发症状多为阵发性腹痛、恶心、呕吐和腹泻,其他症状有畏寒、发热、头痛、乏力和肌痛等,可有呼吸道症状。吐泻频繁者可发生脱水、酸中毒及低钾血症。本病为自限性疾病,症状持续12~72小时。大便常规及血常规检查一般无特殊发现。

3)产毒性细菌引起的肠炎:多见于夏季,起病较急,重症腹泻频繁,量多,呈蛋花汤样或水样,混有黏液,镜检无白细胞。严重者可伴发热、脱水、电解质紊乱和酸中毒。本病为自限性疾病,自然病程约3~7天或较长。

4)侵袭性细菌性肠炎:包括侵袭性大肠埃希菌、空肠弯曲菌、耶尔森菌、鼠伤寒杆菌、金黄色葡萄球菌等。全年均可发病,多见于夏季。起病急,高热甚至可以发生惊厥。腹泻频繁,大便呈黏液状,带脓血,有腥臭味,常伴腹痛、里急后重,可出现严重的全身中毒症状,甚至休克。大便镜检可见大量白细胞和数量不等的红细胞。粪便细菌培养可找到相应的致病菌。

5)出血性大肠埃希菌肠炎:大便次数增多,开始时呈黄色水样便,后转为血水便,有特殊臭味,伴腹痛,大便镜检有大量红细胞,常无白细胞。

6）抗生素相关性腹泻：①金黄色葡萄球菌肠炎：多继发于使用大量抗生素后。表现为发热、呕吐、腹泻以及不同程度的脱水、电解质紊乱和中毒症状，甚至发生休克。典型大便为暗绿色，量多带黏液，少数为血便。大便镜检有大量脓细胞和成簇的革兰氏阳性球菌。粪便细菌培养有金黄色葡萄球菌生长，凝固酶阳性。②假膜性小肠结肠炎：由难辨梭状芽孢杆菌引起，多种抗生素可诱发本病。主要症状为腹泻，轻症每日大便数次，停抗生素后很快痊愈；重症腹泻频繁，为黄色或黄绿色水样便，可有假膜（为毒素致肠黏膜坏死组织所形成的假膜）排出，可出现脱水、电解质紊乱和酸中毒。大便厌氧菌培养或组织培养法检测细胞毒素可协助确诊。③真菌性肠炎：多为白念珠菌所致。2岁以下婴儿多见。常发生于其他感染或肠道菌群失调时。主要症状为腹泻，为黄色稀便，泡沫较多带黏液，有时可见豆腐渣样细块（菌落），病程迁延，常伴鹅口疮。大便镜检可见真菌孢子和菌丝。

2. 迁延性腹泻和慢性腹泻　多与急性期治疗不彻底和营养不良有关，以人工喂养儿及营养不良儿多见。表现为腹泻迁延不愈，病情时轻时重，腹泻次数和性状不稳定，吐泻频繁时可出现脱水及电解质紊乱。由于长期消化吸收功能障碍引起或加重营养不良，故患儿多伴有消瘦、贫血、多种维生素缺乏及继发感染等。

3. 生理性腹泻　多见于6个月以下的婴儿，其外表虚胖，常有湿疹，出生后不久即有腹泻，除大便次数增多外，多无其他症状，食欲好，生长发育不受影响。此类腹泻可能为乳糖不耐受的一种特殊类型或与食物过敏相关，不需要药物治疗，引入转乳期食物后，大便即逐渐转为正常。

知识点5：腹泻的辅助检查和治疗要点

【辅助检查】

1. 外周血白细胞计数　细菌感染时白细胞总数及中性粒细胞增多；寄生虫感染和过敏性腹泻时嗜酸性粒细胞增多。

2. 大便常规　大便中无或偶见白细胞，多为病毒和非侵袭性细菌感染；大便中有较多的白细胞，多由于各种侵袭性细菌感染所致。大便培养可检出某些致病菌，真菌性肠炎大便涂片可见真菌孢子和菌丝，疑为病毒感染者可做病毒学检查。

3. 血液生化检查　血钠测定可提示脱水性质，血钾测定可反映体内缺钾的程度，必要时可查血钙、血镁。血气分析或测定二氧化碳结合力可了解酸碱平衡紊乱的性质和程度。重症患儿应检测尿素氮。

【治疗要点】

治疗原则是调整饮食，预防和纠正脱水，合理用药，加强护理，预防并发症。

1. 调整饮食。

2. 纠正水、电解质及酸碱平衡紊乱   口服补液盐（ORS）可用于预防脱水及纠正轻、中度脱水，中、重度脱水伴周围循环衰竭者需静脉补液。

3. 药物治疗

（1）控制感染：根据临床特点，结合大便细菌培养和药敏试验结果选用有效的抗生素。病毒性肠炎以饮食疗法和支持疗法为主。

（2）微生态疗法：常选用双歧杆菌、嗜酸乳杆菌、粪链球菌等制剂，有助于恢复肠道正常菌群的生态平衡。

（3）肠黏膜保护剂：如蒙脱石粉，能吸附病原体和毒素，保护肠黏膜。

（4）其他药物：避免使用止泻剂；可给予补锌治疗。

4. 治疗并发症及并发疾病。

知识点 6：腹泻的常见护理诊断/问题、护理措施和健康教育

【常见护理诊断/问题】

1. 腹泻   与喂养不当、感染导致胃肠道功能紊乱有关。

2. 体液不足   与腹泻、呕吐引起胃肠道液体丢失过多和摄入量不足有关。

3. 体温过高   与肠道感染有关。

4. 有皮肤完整性受损的危险   与大便次数增多刺激臀部皮肤有关。

【护理措施】

1. 减轻腹泻

（1）调整饮食：母乳喂养儿继续哺乳，暂停辅食。人工喂养儿可少量多餐，病情好转后逐渐过渡到正常饮食。呕吐严重者，可暂禁食4~6小时（不禁水），待好转后继续喂食。病毒性肠炎患儿多有乳糖酶缺乏，可暂停乳类喂养，改为豆制代乳品、发酵乳或去乳糖配方乳。

（2）防止交叉感染：严格消毒隔离，护理患儿前后认真洗手，防止交叉感染。感染性腹泻患儿应进行消化道隔离，防止患儿的手和物品的污染，排泄物应按规定处理后再排放。

（3）按医嘱用药：对感染性腹泻患儿按医嘱应用敏感、有效的抗生素。一般不用止泻药物，特别是感染性腹泻，因止泻药多抑制胃肠动力、增加细菌繁殖和毒素的吸收。

2. 维持水、电解质及酸碱平衡   参见本章第四节"儿童液体疗法"。

3. 体温过高的护理   体温过高时应给患儿多饮水、擦干汗液、及时更换汗湿的衣服，必要时给予药物降温。

4. 保持皮肤完整性的护理   每次便后用温水清洗臀部并吸干，避免使用不透气的塑料布或橡胶布，保持臀部及会阴部皮肤清洁、干燥，防止臀红发生。发生臀红时

按正确的方法护理(参见第六章第一节中的臀红护理法)。

【健康教育】

向家长介绍有关本病的致病因素、治疗要点及护理措施等相关知识。指导家长正确洗手并做好污染尿布及衣物的处理、出入量的监测以及脱水表现的观察;说明调整饮食的重要性;指导家长配制和使用口服补液盐(ORS)溶液,强调应少量多次饮用。介绍母乳喂养的优点,指导合理喂养,避免在夏季断奶,按时按序引入转乳期食品,防止过食、偏食及饮食结构突然改变。适当进行户外活动,加强体格锻炼。气候变化时防止受凉或过热。避免长期应用广谱抗生素。

第四节　儿童液体疗法

儿童由于体液占体重比例较大、器官功能发育尚未成熟、体液平衡调节功能差等生理特点,极易受疾病和外界环境的影响而发生体液平衡失调,如处理不当或不及时,可危及生命。

1. 体液总量及分布　按体液占体重的百分比计算,年龄越小体液总量所占比例越大,年龄越小间质液所占比例也越大,而细胞内液和血浆的比例相对稳定(表9-4)。

表9-4　不同年龄小儿的体液分布(占体重的百分比)　　　　单位:%

| 年龄 | 细胞内液 | 细胞外液 | | 体液总量 |
		血浆	间质液	
足月新生儿	35	6	37	78
1岁	40	5	25	70
2~14岁	40	5	20	65
成人	40~45	5	10~15	55~60

2. 水的摄入与排出的特点　年龄越小需水量相对越多。小婴儿尤其是新生儿,体表面积相对大,呼吸频率快,环境温度要求高,不显性失水量较多,因此婴儿对缺水的耐受力差,容易发生脱水。

3. 体液调节的特点　小儿时期肾功能发育尚不成熟,肾小球滤过率低,肾小管浓缩、稀释功能不足,处理水、钠的能力不完善,年龄越小肾排钠、排酸、产氨能力越差,故容易发生水、电解质和酸碱平衡紊乱。

知识点 7: 儿童液体疗法的常用溶液

1. 非电解质溶液　常用 5% 和 10% 葡萄糖溶液,其中 5% 葡萄糖溶液为等渗溶液,10% 葡萄糖溶液为高渗溶液。但葡萄糖溶液输入体内后,被迅速氧化代谢为水和二氧化碳,同时提供能量或转变为糖原储存,没有维持血浆渗透压的作用,因此葡萄糖液被视为无张力溶液,主要用于补充水分和提供部分热量。

2. 电解质溶液　主要用于补充体液、纠正酸碱平衡失调及补充所需要的电解质。

（1）0.9% 氯化钠溶液（即生理盐水）: 此溶液每升含 Na^+ 和 Cl^- 各为 154mmol,与血浆离子渗透压相似,故为等渗溶液,但氯的含量比血浆高,若大量或长期应用,可造成高氯性酸中毒。

（2）复方氯化钠溶液（林格溶液）: 由 0.86% 的氯化钠、0.03% 的氯化钾和 0.03% 的氯化钙组成,亦为一种等渗溶液,其作用及特点与 0.9% 的氯化钠溶液基本相同,但可避免输液时发生低血钾或低血钙。

（3）碱性溶液: ① 1.4% 碳酸氢钠溶液: 为等渗溶液,纠正酸中毒时首选。市售成品 5% 碳酸氢钠溶液为高渗溶液,可加入 5% 或 10% 葡萄糖溶液稀释 3.5 倍即配成等渗溶液。在紧急抢救严重酸中毒患儿时可不稀释直接输入,但不宜多用,以免引起细胞外液高渗状态。② 1.87% 乳酸钠溶液: 为等渗溶液。市售成品 11.2% 乳酸钠溶液为高渗溶液,可加入 5% 或 10% 葡萄糖溶液稀释 6 倍,即配成等渗乳酸钠溶液。肝功能不全、缺氧、休克、新生儿期以及乳酸潴留性酸中毒时,不宜使用。

（4）10% 或 15% 氯化钾溶液: 用于纠正低钾血症,但不能直接应用,静脉输入时必须稀释成 0.2%～0.3% 的浓度,并注意排尿情况,不可直接静脉推注,否则可引起心肌抑制、心搏骤停。

3. 混合溶液　将各种溶液按不同比例配制成混合溶液,可减少或避免单一溶液的缺点,更适合于不同情况补液的需要。常用混合溶液的组成见表 9-5。

表 9-5　常用混合溶液的组成

混合溶液	张力	0.9% 氯化钠	5% 或 10% 葡萄糖	1.4% 碳酸氢钠
2:1 含钠液	1	2 份	—	1 份
1:1 含钠液	1/2	1 份	1 份	—
1:2 含钠液	1/3	1 份	2 份	—
1:4 含钠液	1/5	1 份	4 份	—
2:3:1 含钠液	1/2	2 份	3 份	1 份
4:3:2 含钠液	2/3	4 份	3 份	2 份

4. 口服补液盐溶液（ORS 液）   ORS 液是世界卫生组织推荐用于治疗急性腹泻合并脱水的一种溶液。目前有多种 ORS 配方，WHO 推荐使用的新配方是：氯化钠 2.6g、枸橼酸钠 2.9g、氯化钾 1.5g、葡萄糖 13.5g，临用前加温开水 1 000ml 溶解，其电解质渗透压为 170mmol/L，约为 1/2 张力液，一般适用于轻、中度脱水且无严重呕吐者，在用于补充继续丢失量和生理需要量时需要适当稀释。

知识点 8：儿童液体疗法的治疗要点和护理要点

【治疗要点】

液体疗法的目的在于纠正水、电解质和酸碱平衡紊乱，恢复机体的生理功能，即补其所失、供其所需、纠其所偏。液体疗法包括口服补液和静脉补液。

1. 口服补液   口服补液主要适用于预防脱水和纠正轻、中度脱水。要掌握口服补液盐正确的喂服方法：轻度脱水 50ml/kg，中度脱水 100ml/kg，在 4 小时内用完；继续补充量根据腹泻的继续丢失量而定，一般每次大便后给 10ml/kg。服用期间让患儿适当多饮温开水，防止高钠血症的发生；密切观察病情，如患儿出现眼睑水肿，应停止服用 ORS 液，改为白开水口服。新生儿和有明显呕吐、腹胀、心肾功能不全等患儿不宜应用。

2. 静脉补液   静脉补液适用于中、重度脱水及呕吐或腹胀明显的患儿。原则：做好三定（定量、定性、定速）、三补（见酸补碱、见尿补钾、防惊补钙或镁）及三先（先快后慢、先盐后糖、先浓后淡）。第一天补液总量包括累计丢失量、继续丢失量及生理需要量。

（1）累计丢失量：指发病后至补液时所损失的水和电解质量。①定量：可根据评估的脱水程度而定，轻度脱水 30～50ml/kg，中度脱水 50～100ml/kg，重度脱水 100～120ml/kg。②定性：根据脱水的性质，低渗性脱水补 2/3 张含钠液，等渗性脱水补 1/2 张含钠液，高渗性脱水补 1/3～1/5 张含钠液。若临床判断脱水性质有困难，可先按等渗性脱水处理。③定速：根据脱水的程度和性质决定，原则是先快后慢。

（2）继续丢失量：指补液开始后，因呕吐、腹泻、胃肠引流等继续损失的液体量。

（3）生理需要量：主要是维持基础代谢所需要的量，婴幼儿每日约为 60～80ml/kg。

综合以上三部分，第 1 天的补液总量约为：轻度脱水 90～120ml/kg，中度脱水 120～150ml/kg，重度脱水 150～180ml/kg。第 2 天以后的补液，一般只补继续丢失量和生理需要量两部分，于 12～24 小时均匀输入，能口服者尽量口服。

3. 补液护理

（1）做好补液前的准备工作：全面了解患儿的病情，熟悉所输液体的组成、性质、用途、配制及配伍禁忌。向家长解释液体疗法的目的及意义以取得配合。

（2）做好维持输液的护理：严格掌握输液速度，明确每小时输入量，计算出每分钟滴数，并随时检查，有条件最好使用输液泵，以便更精确地控制输液速度。

（3）密切观察病情：①监测生命体征：密切监测神志、体温、脉搏、呼吸、血压等。②记录24小时出入量：要准确记录食物、口服及静脉输入液体等入量，记录呕吐、腹泻、尿液及不显性失水等液体出量。③观察脱水情况：注意患儿腹泻、呕吐的次数及量的变化，观察患儿意识状态以及是否口渴、皮肤黏膜干燥、前囟及眼窝凹陷，观察眼泪及尿液的多少、末梢循环等情况变化，比较补液后脱水是否纠正。如补液方案合理，患儿一般于补液3~4小时内开始排尿，说明血容量已恢复；补液后24小时皮肤弹性恢复、眼窝凹陷消失、口舌湿润、饮水正常、无口渴，则表明脱水已被纠正；如补液后眼睑水肿，可能是输入钠盐过多；补液后尿量多而脱水未纠正，可能是输入含糖液体过多，宜增加溶液中电解质的比例，应报告医生，加以调整。④观察酸中毒表现：观察患儿面色、呼吸改变，小婴儿有无精神萎靡、抽搐。特别是酸中毒纠正后，如出现抽搐，应考虑低钙血症。⑤观察低血钾表现：注意观察患儿面色及肌张力，有无心音低钝、腹胀、肠鸣音减弱等。

【考点训练题】

考点1：儿童消化系统解剖生理特点

1. 下面关于儿童消化系统解剖生理特点正确的是
   A. 3~4个月的婴儿常发生生理性流涎
   B. 由于婴儿的贲门括约肌发育不成熟，易发生溢乳
   C. 正常婴幼儿肝可在右肋下触及3~4cm
   D. 小儿6个月时不宜喂淀粉类食物
   E. 小儿肠管比成人长，不易发生肠扭转

考点2：口炎的病因、临床表现、辅助检查和治疗要点

2. 鹅口疮的病原体为
   A. 葡萄球菌　　　　B. 变形杆菌　　　　C. 白念珠菌
   D. 乳酸杆菌　　　　E. 双歧杆菌

*3. 患儿，男，2岁，发热、口腔疼痛2天。体检：体温39℃，口腔黏膜见大小不等的溃疡，其上覆有黄色分泌物，边界清楚。实验室检查：血常规白细胞总数和中性粒细胞均增高。溃疡面涂以下哪种药**不妥**
   A. 西瓜霜
   B. 制霉菌素鱼肝油混悬溶液

C. 5% 金霉素鱼肝油　　　　　　　D. 锡类散

E. 疼痛严重时可在餐前用 2% 利多卡因

考点 3：口炎的常见护理诊断／问题、护理措施和健康教育

4. 以下口炎的护理哪项**不正确**

A. 保持口腔清洁　　　　　　　　　B. 清洗口腔应在饭后立即进行

C. 饮食以微温或凉的流质为宜　　　D. 清洗口腔时动作应轻、快、准

E. 局部涂药后勿立即饮水或进食

5. 患儿生后 1 周，因新生儿肺炎用抗生素治疗，今日进行口腔护理时发现口腔内有白色乳凝块样附着物，诊断为鹅口疮，清洁口腔应选用

A. 温开水　　　　　　　　　　　　B. 2% 碳酸氢钠溶液

C. 3% 过氧化氢溶液　　　　　　　D. 1% 依沙吖啶溶液

E. 生理盐水

考点 4：腹泻的分类、病因、发病机制和临床表现

6. 引起秋季腹泻最常见的病原体是

A. 柯萨奇病毒　　　　　　　　　　B. 诺沃克病毒

C. 轮状病毒　　　　　　　　　　　D. 致病性大肠埃希菌

E. 金黄色葡萄球菌

7. 迁延性腹泻的病程为

A. 2 周内　　　　　B. 2 周～2 个月　　　　C. 2 个月以上

D. 3 个月以上　　　E. 2～3 个月

8. 婴儿腹泻重症区别于轻症的要点是

A. 蛋花汤样大便　　　　　　　　　B. 每日大便可达十余次

C. 大便腥臭、有黏液　　　　　　　D. 水、电解质紊乱及酸中毒

E. 大便镜检有大量脂肪球

*9. 患儿，男，3 岁，腹泻 3 天，大便次数 8～10 次 /d，为黄色稀便，尿量尚正常，在门诊就诊。诊断为轻度脱水，与其诊断相符的表现是

A. 失水占体重的 4%　　　　　　　B. 烦躁不安

C. 尿量明显减少　　　　　　　　　D. 口唇黏膜明显干燥

E. 皮肤弹性较差

*10. 1 岁儿童，生后人工喂养，诊断为"腹泻伴中度等渗性脱水"入院。经液体疗法等治疗后，目前该患儿脱水体征基本消失，但今早出现腹胀、四肢软弱无力，给予肛管排气，肌内注射新斯的明，症状无缓解，应考虑合并发生了

A. 低钙血症   B. 低血糖

C. 低钾血症   D. 低镁血症

E. 代谢性酸中毒

*11. 4个月婴儿，腹泻3天，每天腹泻10余次，稀水便，呕吐，尿少。查体：前囟凹陷，精神萎靡，呼吸深快，口唇呈樱桃红。考虑腹泻伴有

A. 休克   B. 败血症

C. 中毒性脑病   D. 低钾血症

E. 代谢性酸中毒

（12~13题共用题干）

11个月儿童，因腹泻、呕吐2天，伴口渴、尿少1天，门诊以"腹泻伴脱水"收入院。查体：枕秃，前囟明显凹陷，眼窝凹陷，口唇干燥，精神萎靡，呼吸深快，口唇呈樱桃红。

*12. 引起该患儿呼吸深快的最可能的因素是

A. 休克   B. 代谢性酸中毒

C. 中毒性脑病   D. 低钾血症

E. 败血症

考点5：腹泻的辅助检查和治疗要点

*13. 为了诊断患儿是否有代谢性酸中毒，应做的主要辅助检查为

A. 血常规   B. 尿常规

C. 二氧化碳结合力   D. 大便常规

E. 大便细菌培养

*14. 治疗和护理感染性腹泻患儿时，**不正确**的是

A. 详细记录出入水量

B. 加强臀部护理

C. 腹胀时应注意有无低钾血症

D. 急性感染性腹泻早期应使用止泻剂

E. 呕吐频繁者应禁食补液

考点6：腹泻的常见护理诊断/问题、护理措施和健康教育

15. 儿童腹泻重度脱水的护理诊断/问题主要依据

A. 外周循环衰竭   B. 皮肤弹性差

C. 尿量少   D. 眼眶凹陷

E. 精神不振

16. 腹泻患儿可用肠黏膜保护剂,能吸附病原体和毒素,保护肠黏膜,以下属于肠黏膜保护剂的是

    A. 氯化钾   B. 蒙脱石粉

    C. 碳酸氢钠   D. 洛哌丁醇

    E. 诺氟沙星(氟哌酸)

17. 腹泻患儿臀部护理**不正确**的是

    A. 每次便后用温水清洗臀部

    B. 可使用塑料布包裹患儿臀部以免弄污床铺

    C. 如发生臀红可局部涂药

    D. 保持臀部及会阴部清洁、干燥

    E. 选用柔软、吸水性好的棉织品尿布

*18. 腹泻患儿的饮食护理**不正确**的是

    A. 双糖酶缺乏者慎用乳糖类食品

    B. 母乳喂养者可继续哺乳,暂停辅食

    C. 吐泻严重者应禁食1天,并禁水

    D. 病毒性肠炎者应暂停乳类,改为豆制代乳品

    E. 人工喂养者,可给等量米汤、稀释的牛奶或脱脂奶

*19. 患儿,男,2岁。半年来"感冒"反复发作,家长多次自行给予"头孢拉定""阿莫西林""罗红霉素"等药物治疗。2天前患儿出现腹泻,大便每日10余次,为暗绿色。大便镜检有大量脓细胞,大便细菌培养有金黄色葡萄球菌生长。患儿治愈出院时护士对家长进行健康指导应特别强调

    A. 合理喂养   B. 注意饮食卫生

    C. 多进行户外活动   D. 注意儿童个人卫生

    E. 滥用抗生素的严重后果

考点7:儿童液体疗法的常用溶液

20. 等渗性脱水血清钠的浓度为

    A. < 130mmol/L   B. 130～150mmol/L

    C. > 150mmol/L   D. 300mmol/L

    E. 320mmol/L

21. 判断脱水性质最有效的辅助检查是

    A. 测量体温   B. 血钙测定   C. 血钠测定

    D. 血钾测定   E. 二氧化碳结合力

22. 低渗性脱水血清钠的浓度为

    A. < 130mmol/L   B. 130 ~ 150mmol/L

    C. > 150mmol/L   D. 300mmol/L

    E. 320mmol/L

23. 判断高渗性脱水的主要依据是

    A. 血钾高   B. 血钙高

    C. 血镁高   D. 血钠高

    E. 血磷高

24. 婴儿腹泻引起的等渗性脱水,补累计损失量宜用下列哪一种张力的液体

    A. 1/2 张含钠液   B. 1/3 张含钠液

    C. 1/4 张含钠液   D. 1/5 张含钠液

    E. 等张含钠液

考点 8: 儿童液体疗法的治疗和护理要点

25. 纠正新生儿代谢性酸中毒的溶液是

    A. 5% 碳酸氢钠   B. 5% 葡萄糖

    C. 11.2% 乳酸钠   D. 1.4% 碳酸氢钠

    E. 0.9% 氯化钠溶液

26. 7 个月小儿,生后人工喂养,因腹泻伴中度低渗性脱水入院。经补液治疗后,该患儿脱水体征基本消失,呼吸平稳,但精神仍差,腹胀明显,四肢软弱无力,应考虑合并了

    A. 低血糖   B. 低钙血症

    C. 低钾血症   D. 低镁血症

    E. 代谢性酸中毒

27. 患儿,10 个月,患维生素 D 缺乏性佝偻病,因中度等渗性脱水入院,在治疗期间,经输液后脱水纠正,但出现面肌抽动,首先考虑

    A. 低血糖症   B. 低钙血症

    C. 低钾血症   D. 低镁血症

    E. 低钠血症

28. 腹泻、脱水的患儿经补液治疗后已排尿,按医嘱继续输液 200ml 需加入 10% 氯化钾最多**不超过**

    A. 6ml   B. 8ml   C. 10ml

    D. 12ml   E. 14ml

29. 患儿,男,3 岁,昨日因腹泻脱水、电解质紊乱而入院治疗,经 6 小时补液后患儿出现明显眼睑水肿,说明

    A. 输入葡萄糖液过多   B. 补液量不足

    C. 血容量未恢复   D. 酸中毒未纠正

    E. 输入电解质溶液过多

*30. 1 岁患儿,男,体重 8.8kg,因呕吐、腹泻 3 天,无尿 6 小时入院。体检:面色苍白,前囟极度凹陷,眼窝极度凹陷,口唇干裂,四肢凉。首选的措施是

    A. 快速滴注生理盐水 20ml/kg

    B. 快速滴注 2:1 等张含钠液 20ml/kg

    C. 快速滴注 5% 碳酸氢钠 20ml/kg

    D. 快速滴注 1/2 张含钠液 20ml/kg

    E. 快速滴注 5% 葡萄糖液 20ml/kg

(31~32 题共用题干)

1 岁患儿,呕吐、腹泻(稀水便)5 天,一天来尿量极少,精神萎靡,前囟及眼窝极度凹陷,皮肤弹性差,四肢发冷,脉细弱,血清钠 125mmol/L。

31. 请判断该患儿脱水程度与性质

    A. 轻度低渗性脱水   B. 重度低渗性脱水

    C. 中度等渗性脱水   D. 重度等渗性脱水

    E. 中度高渗性脱水

32. 根据患儿脱水程度和性质,应首先给下列哪一种液体

    A. 2:1 等张含钠液   B. 1/2 张含钠液

    C. 1/3 张含钠液   D. 1/4 张含钠液

    E. 1/5 张含钠液

(33~34 题共用题干)

8 个月患儿,呕吐、腹泻 5 天,大便为黄色水样便,15 次 /d 左右,近 8 小时无尿。查体:嗜睡,前囟及眼窝极度凹陷,皮肤弹性差,四肢凉,脉细弱,血清钠 145mmol/L。

*33. 请判断该患儿脱水程度与性质是

    A. 轻度低渗性脱水   B. 重度等渗性脱水

    C. 中度等渗性脱水   D. 重度低渗性脱水

    E. 中度高渗性脱水

34. 根据患儿脱水程度和性质,应首先补充的液体是

    A. 2:1 等张含钠液   B. 1/2 张含钠液

C. 1/3张含钠液   D. 1/4张含钠液

E. 1/5张含钠液

（35～37题共用题干）

1岁患儿，因呕吐、腹泻3天来院，大便为蛋花汤样便，每日10余次，无食用不洁食物史，初步诊断为"腹泻伴脱水"。

*35. 该患儿进医院后测血钠为152mmol/L，诊断为高渗性脱水，补充累计丢失量应选用的液体是

A. 等张含钠液   B. 1/2张含钠液

C. 1/5～1/3张含钠液   D. 2/3张含钠液

E. 无张力液体

*36. 该患儿脱水纠正后出现低钾血症需要静脉补钾，应把氯化钾稀释至何种浓度后静脉缓慢滴注

A. 0.2%～0.3%   B. 0.3%～0.5%

C. 0.5%～1.0%   D. 1.0%～1.5%

E. 1.5%～3.0%

*37. 患儿确诊为病毒性肠炎，**不宜**使用的药物是

A. 抗生素   B. 蒙脱石散

C. 嗜乳酸杆菌活菌制剂   D. 锌剂治疗

E. 双歧杆菌制剂

【参考答案和部分解析】

序号	1	2	3	4	5	6	7	8	9	10
答案	B	C	B	B	B	C	B	D	A	C
序号	11	12	13	14	15	16	17	18	19	20
答案	E	B	C	D	A	B	B	C	E	B
序号	21	22	23	24	25	26	27	28	29	30
答案	C	A	D	A	D	C	B	A	E	B
序号	31	32	33	34	35	36	37			
答案	B	A	B	A	C	A	A			

3. 答案 B

解析：从患儿病历资料得出诊断为溃疡性口腔炎，而制霉菌素鱼肝油混悬溶液是用于鹅口疮治疗的。

9. 答案 A

解析：轻度脱水的表现为失水占体重的 3%～5%，精神稍差或略烦躁，皮肤弹性正常，黏膜湿润，眼窝及前囟稍凹陷，有眼泪，尿量正常，无周围循环衰竭。

10. 答案 C

解析：呕吐和腹泻丢失大量钾离子；进食少，钾摄入不足；肾保钾功能差，在低血钾时仍有一定量的钾继续排出，故腹泻患儿都有不同程度血钾减少。但在脱水未纠正前，由于血液浓缩，且酸中毒时钾离子由细胞内向细胞外转移，体内钾离子总量虽减少，而血清钾浓度多正常。随着脱水、酸中毒的纠正，血钾浓度迅速下降，当血清钾离子浓度低于 3.5mmol/L 时出现低钾血症的表现，表现为精神不振、全身乏力、腹胀、肠鸣音减弱等。

11. 答案 E

解析：代谢性酸中毒典型表现为呼吸深快，口唇呈樱桃红色，呼吸有烂苹果味。

12. 答案 B

解析：腹泻患儿由于进食少、碱性物质大量丢失、血液浓缩及肾血流量不足等原因容易出现代谢性酸中毒，酸性代谢产物抑制呼吸中枢而出现呼吸深大，还可出现精神不振、唇红、呼出气体有烂苹果味等症状。

13. 答案 C

解析：二氧化碳结合力可辅助判断酸碱紊乱的类型。

14. 答案 D

解析：急性感染性腹泻早期避免使用止泻剂，如洛哌丁醇，因为它有抑制胃肠动力的作用，增加细菌繁殖和毒素的吸收，对于感染性腹泻是很危险的。

18. 答案 C

解析：腹泻、呕吐严重者禁食的目的是让胃肠道得到充分的休息，减轻胃肠的负担，但不能时间太久，正确的是暂禁食 4～6 小时，不禁水。

19. 答案 E

解析：金黄色葡萄球菌肠炎，多因长期用抗生素引起肠道菌群失调所致，抗生素敏感菌株受到抑制，耐药的金黄色葡萄球菌株趁机繁殖。该病例有长期用抗生素病史，大便镜检有大量脓细胞，培养有金黄色葡萄球菌生长，所以为金黄色葡萄球菌肠炎。

30．答案 B

解析：前囟极度凹陷，眼窝极度凹陷，口唇干裂，判断该患儿为重度脱水；无尿 6 小时，面色苍白，四肢凉，说明该患儿有周围循环不良，故需快速滴入 2∶1 等张含钠液扩容。

33．答案 B

解析：无尿、嗜睡，前囟及眼窝极度凹陷，皮肤弹性差，四肢凉，脉细弱，判断为重度脱水；正常血钠值为 130～150mmol/L，该患儿血清钠为 145mmol/L，所以为等渗性脱水。

35．答案 C

解析：补液的种类根据脱水的性质而定，低渗性脱水补 2/3 张含钠液；等渗性脱水补 1/2 张含钠液；高渗性脱水补 1/5～1/3 张含钠液。

36．答案 A

解析：静脉补钾的浓度为 0.2%～0.3%。

37．答案 A

解析：病毒性肠炎以饮食疗法和支持疗法为主，一般不用抗生素。

（张丽琴　曾　滟）

第十章 | 呼吸系统疾病患儿的护理

1. 具有儿科护理人员所需要的严谨、细致、慎独的职业素养，较好的护患沟通与团队合作能力，尊重患儿及其家庭成员、关爱患儿、主动为患儿缓解不适、促进患儿恢复健康的职业态度。

2. 掌握呼吸系统常见疾病的护理评估、常见护理诊断/问题和护理措施。

3. 熟悉肺炎的分类、呼吸系统常见疾病的病因和健康教育。

4. 了解儿童呼吸系统的解剖生理特点、肺炎的发病机制。

5. 学会运用护理程序对呼吸系统常见疾病患儿实施整体护理。

本章重点是呼吸系统常见疾病的护理评估、常见护理诊断/问题、护理措施，难点是支气管肺炎的发病机制。

第一节 儿童呼吸系统解剖生理特点

知识点1：儿童呼吸系统解剖生理特点

1. 解剖特点

（1）鼻：鼻腔短小、无鼻毛，鼻道狭窄，黏膜柔嫩，易于感染，并易引起鼻塞致张口呼吸或呼吸困难。鼻窦黏膜与鼻腔黏膜相连续，鼻窦口相对较大，故急性鼻炎时易致鼻窦炎。

（2）咽：咽部较狭窄且垂直，咽鼓管宽、短、直，呈水平位，鼻咽炎时易致中耳炎。

（3）喉：呈漏斗状，喉腔较窄，黏膜柔嫩，富有血管及淋巴组织，易发生充血、水肿,炎症时易引起梗阻而致窒息,出现呼吸困难和声音嘶哑。

（4）气管、支气管：气管隆突处（位于胸骨角）分为左右两主支气管；管腔相对狭窄；黏膜血管丰富，软骨柔软，缺乏弹力组织，支撑作用小；黏液腺分泌不足，纤毛运动差，清除能力弱；因此易发生感染并导致呼吸道阻塞，且感染后痰液黏稠不易咳出；右主支气管粗短，为气管的直接延伸，因此异物易进入右主支气管。

（5）肺：弹力组织发育较差，血管丰富，间质发育旺盛，肺泡小且数量少，使其含血量相对多而含气量少，易于感染，且易引起间质性肺炎、肺不张或肺气肿。

（6）胸廓：呈桶状，肋骨呈水平位，膈肌位置较高；胸腔较小而肺相对较大，呼吸肌发育差；呼吸时肺扩张受到一定限制，不能充分换气，肺部病变时易发生呼吸困难。

2. 生理特点

（1）呼吸频率和节律：儿童年龄越小呼吸频率越快，新生儿 40～50 次 /min，1 岁以内 30～40 次 /min，2～3 岁 25～30 次 /min，4～7 岁 20～25 次 /min，8～14 岁 18～20 次 /min。由于呼吸中枢发育不完善，婴儿尤其是早产儿、新生儿易出现呼吸节律不整、间歇、暂停等现象。

（2）呼吸类型：婴幼儿呈腹式呼吸，随着年龄增长，逐渐转为胸腹式呼吸，7 岁以后呼吸类型逐渐接近成人。

（3）呼吸功能：儿童肺活量、潮气量、每分通气量和气体弥散量均较成人小，故呼吸功能的储备能力较低，当患呼吸系统疾病时，易发生呼吸衰竭。儿童气道管径细小，气道阻力较成人大，发生喘息的机会较多。

3. 免疫特点　儿童呼吸道的非特异性和特异性免疫功能均较差。乳铁蛋白、溶菌酶、干扰素、补体等的数量和活性不足，婴幼儿肺泡巨噬细胞功能不足，分泌型 IgA、IgG 含量较低，辅助性 T 细胞功能暂时性低下，故易发生呼吸系统感染。

第二节　急性上呼吸道感染

急性上呼吸道感染是由各种病原体引起的上呼吸道急性感染，俗称"感冒"，是儿童最常见的疾病。本病一年四季均可发生，以冬春季和气候骤变时多见，主要通过空气飞沫传播。

知识点 2：急性上呼吸道感染的病因和临床表现

【病因】

本病 90% 以上为病毒感染，主要有鼻病毒、流感病毒、副流感病毒、腺病毒、呼吸道合胞病毒、冠状病毒等。病毒感染后可继发细菌感染，常见溶血性链球菌，其次为肺炎链球菌、流感嗜血杆菌等。

【临床表现】

鼻咽部的局部症状表现为鼻塞、流涕、喷嚏、干咳、咽部不适和咽痛等；全身症状表现为发热、烦躁不安、头痛、全身不适、乏力等。部分患儿有食欲缺乏、呕吐、腹痛、腹泻等消化道症状。

婴幼儿以全身症状为主，体温可高达 39～40℃，起病 1～2 天内可因发热引起惊厥；年长儿以局部症状为主，全身症状较轻。体检可见咽部充血、扁桃体肿大；有时可见下颌和颈部淋巴结肿大、触痛。肺部听诊正常。肠病毒感染患儿可出现不同形态的皮疹。

儿童有两种特殊类型的上呼吸道感染。①疱疹性咽峡炎：病原体为柯萨奇病毒A组，好发于夏秋季；表现为急起高热、咽痛、流涎、厌食、呕吐等；体检可见咽部充血，咽腭弓、腭垂、软腭等处有多个 2～4mm 大小灰白色的疱疹，周围有红晕，1～2日后破溃形成小溃疡。病程为 1 周左右。②咽结合膜热：病原体为腺病毒，好发于春夏季，散发或发生小流行；以发热、咽炎、结合膜炎为特征；体检可见咽部充血、一侧或两侧滤泡性眼结合膜炎，颈及耳后淋巴结肿大。病程为 1～2 周。

并发症：上呼吸道感染易并发中耳炎、鼻窦炎、咽后壁脓肿、扁桃体周围脓肿、颈淋巴结炎、喉炎、支气管炎及肺炎等，其中肺炎是婴幼儿时期最严重的并发症；年长儿患 A 组乙型溶血性链球菌咽峡炎后可引起急性肾炎、风湿热；病毒引起的上呼吸道感染还可引起心肌炎、脑炎等。

知识点 3：急性上呼吸道感染的辅助检查和治疗要点

【辅助检查】

病毒感染者外周血白细胞计数正常或偏低。细菌感染者外周血白细胞计数增高，中性粒细胞增高。病毒分离和血清学检查可明确病原体。

【治疗要点】

以支持疗法及对症处理为主，防治并发症。强调多休息，保持良好的环境，多饮水，补充维生素 C；抗病毒药物常选用利巴韦林和部分抗病毒中药；继发细菌感染或发生并发症者可选用抗生素，确定为链球菌感染或既往有风湿热、肾炎史者，用青霉素 10～14 天。

知识点 4：急性上呼吸道感染的常见护理诊断 / 问题、护理措施和健康教育

【常见护理诊断 / 问题】

1. 体温过高　与感染有关。

2. 舒适度改变　与上呼吸道炎症有关。

3. 潜在并发症：热性惊厥。

【护理措施】

1. 维持体温正常　保持室内温度为 18～22℃，湿度为 55%～65%，每日至少通风 2 次；衣被厚薄适度，出汗后及时更换衣服。体温超过 38.5℃ 时给予物理降温或药物降温：物理降温如头部、腋下及腹股沟处置冰袋冷敷或温水擦浴等；应用退热剂，如对乙酰氨基酚或布洛芬。定时测量体温，并准确记录。保证营养和水分的摄入，给予易消化和富含维生素的清淡饮食。按医嘱使用抗病毒药物，合并细菌感染者使用抗生素。

2. 促进舒适　保持口腔清洁，婴幼儿饭后喂少量温开水，年长儿饭后漱口；咽部不适者可给予咽喉含片或雾化吸入。保持鼻腔通畅，及时清除鼻腔的分泌物和干痂，可用凡士林、液状石蜡等涂抹在鼻翼部的黏膜和鼻下皮肤；若婴儿鼻塞严重妨碍呼吸，可在喂乳或临睡前 10～15 分钟用 0.5% 麻黄碱溶液滴鼻；嘱患儿不要捏着鼻孔用力擤鼻涕，以防引起鼻窦炎、中耳炎。咽部不适者可给予咽喉含片或雾化吸入。

3. 预防热性惊厥　密切观察病情，体温超过 38.5℃ 及时给予降温处理；既往有热性惊厥史的患儿，必要时可按医嘱预防性用镇静剂；发生惊厥时要按惊厥护理。

【健康教育】

保持房间空气新鲜，温度、湿度适宜。提倡母乳喂养，及时引入转乳期食物。增加营养和加强体格锻炼，避免受凉；有流行趋势时尽量不带儿童到人多的公共场所。根据气候变化及时增减衣服，避免过热或过冷。对反复发生呼吸道感染的儿童应积极治疗原发病，改善机体健康状况。

第三节　急性感染性喉炎

急性感染性喉炎是指喉部黏膜的急性弥漫性炎症，以犬吠样咳嗽、声嘶、喉鸣、吸气性呼吸困难为特征。严重者导致呼吸道梗阻而危及生命。冬春季节多发，多见于婴幼儿。

知识点 5：急性感染性喉炎的病因和临床表现

【病因】

本病由病毒或细菌感染引起，也可并发于流感、麻疹、百日咳等急性传染病。由于儿童喉部的解剖特点，炎症时易充血、水肿而致喉梗阻。

【临床表现】

本病起病急,可有发热、犬吠样咳嗽、声嘶、吸气性喉鸣和三凹征。患儿病情严重时出现烦躁不安、面色苍白、发绀、心率加快。咽部充血,间接喉镜检查可见喉部、声带有不同程度的充血、水肿。白天症状轻,夜晚入睡后症状加重。临床上按吸气性呼吸困难的轻重将喉梗阻分为4度(表10-1)。

表10-1 喉梗阻分度

分度	临床表现
Ⅰ度	患儿仅于活动后出现喉鸣和吸气性呼吸困难,肺部听诊呼吸音及心率无改变
Ⅱ度	安静时亦出现喉鸣和吸气性呼吸困难,肺部听诊可闻及喉传导音或管状呼吸,心率加快
Ⅲ度	除上述喉梗阻表现外,患儿因缺氧而出现烦躁不安、口唇及指(趾)端发绀,双眼圆睁、惊恐状,头面部出汗,肺部呼吸音明显减弱,心率快、心音低钝
Ⅳ度	患儿渐衰竭、昏睡,由于无力呼吸,三凹征反而不明显,面色苍白或发灰,肺部听诊呼吸音几乎消失,仅有气管传导音,心律不齐,心音低钝、弱

知识点6:急性感染性喉炎的辅助检查和治疗要点

【辅助检查】

病毒感染者外周血白细胞计数正常或偏低。病毒分离和血清学检查可明确病原体。细菌感染者外周血白细胞计数增高,中性粒细胞增高。C反应蛋白(CRP)和降钙素原(PCT)有助于鉴别细菌感染。

【治疗要点】

保持呼吸道通畅,缺氧者给予吸氧。烦躁不安者要及时镇静。控制感染,病毒感染者可给予利巴韦林等抗病毒,细菌感染者选择敏感抗生素控制感染。应用糖皮质激素减轻或消除喉头水肿,缓解喉梗阻。必要时行气管插管或气管切开术。

知识点7:急性感染性喉炎的常见护理诊断/问题、护理措施和健康教育

【常见护理诊断/问题】

1. 有窒息的危险 与喉梗阻有关。

2. 体温过高 与感染有关。

【护理措施】

1. 改善呼吸功能,预防窒息的发生 保持室内空气清新,环境温、湿度适宜;卧床休息,抬高床头以保持舒适体位,过于烦躁不安的患儿按医嘱给予镇静药;保持

呼吸道通畅,缺氧者及时吸氧;按医嘱及时给予抗病毒药和抗生素、激素治疗,以抗炎、减轻喉头水肿;密切观察病情,根据患儿的表现正确判断缺氧程度,有严重缺氧征象或有Ⅲ度以上喉梗阻者,按医嘱给予气管插管,呼吸机辅助通气治疗。床边备气管切开包,随时准备气管切开。

2. 维持正常体温　参见本章第二节中"维持体温正常"的护理措施。

【健康教育】

向家长解释病情的发展和可能采取的治疗方案,指导家长正确护理患儿。指导家长出院后对患儿要加强体格锻炼,适当进行户外活动,定期预防接种,积极防治上呼吸道感染及各种呼吸道传染病。

第四节　急性支气管炎

急性支气管炎是指由于各种病原体引起的支气管黏膜感染,气管常同时受累,故又称为急性气管支气管炎。本病常继发于上呼吸道感染或为某些急性传染病的一种表现,是儿童时期常见的呼吸道疾病,婴幼儿多见。

知识点8: 急性支气管炎的病因和临床表现

【病因】

病原体为各种病毒或细菌,或为混合感染。能引起上呼吸道感染的病原体都可引起支气管炎。免疫功能低下、特异性体质、营养障碍性疾病、维生素D缺乏性佝偻病及支气管结构异常等均为本病的危险因素。

【临床表现】

患儿一般先有上呼吸道感染症状,以咳嗽为主,开始为刺激性干咳,以后有痰。婴幼儿症状较重,常有发热、食欲下降、乏力、呕吐、腹泻等。一般无气促和发绀。体检:双肺呼吸音粗糙,可有不固定的散在的干啰音和粗中湿啰音,啰音常在体位改变或咳嗽后减少甚至消失。

婴幼儿可发生一种特殊类型的支气管炎,称为哮喘性支气管炎,也称喘息性支气管炎,泛指一组有喘息表现的婴幼儿急性支气管感染,除上述临床表现外,其特点为:①多见于3岁以下、有湿疹或过敏史的患儿。②有类似哮喘的临床表现,如呼气性呼吸困难,听诊两肺满布哮鸣音及少量粗湿啰音。③大多数病例复发与感染有关。④近期预后大多良好,3~4岁后发作次数逐渐减少,大多在6岁自愈,但少数可发展成为支气管哮喘。

知识点9：急性支气管炎的辅助检查和治疗要点

【辅助检查】

病毒感染者外周血白细胞计数正常或偏低；细菌感染者外周血白细胞总数及中性粒细胞均增高。胸部X线检查多无异常改变或有肺纹理增粗。

【治疗要点】

主要治疗要点是控制感染和对症治疗，如止咳、化痰、平喘等。一般不用镇咳剂或镇静剂，以免抑制咳嗽反射，影响痰液咳出。

知识点10：急性支气管炎的常见护理诊断/问题、护理措施和健康教育

【常见护理诊断/问题】

1. 清理呼吸道无效　与分泌物过多、痰液黏稠不易咳出有关。

2. 体温过高　与病毒或细菌感染有关。

【护理措施】

1. 保持呼吸道通畅　保持室内空气清新，温湿度适宜；注意休息，避免剧烈的活动。卧位时经常更换患儿体位，教会并鼓励患儿有效咳嗽，定时为患儿拍背以促进痰液排出。保证充足的水分及营养的供给，鼓励患儿进食，多饮水以稀释痰液易于痰液咳出，必要时采用雾化吸入；分泌物多影响呼吸时，可用吸引器吸痰；哮喘性支气管炎的患儿，注意有无缺氧症状，必要时吸氧。按医嘱使用抗生素、止咳化痰药及平喘药，并注意观察用药后的反应。

2. 发热的护理　参见本章第二节中"维持体温正常"的护理措施。

【健康教育】

向家长介绍急性支气管炎的基本知识及护理要点，阐述哮喘性支气管炎与支气管哮喘的关系，说明哮喘性支气管炎多数是可以痊愈的，消除家长的恐惧与担忧。向家长介绍预防本病的关键是防治上呼吸道感染，积极预防营养障碍性疾病和传染病，按时预防接种。

第五节　肺　　炎

肺炎是指不同病原体及其他因素（如吸入羊水、油类或过敏反应等）所引起的肺部炎症。肺炎位居我国住院儿童死亡的第一位原因，是我国儿童保健重点防治的"四病"之一，一年四季均可发生，以冬春寒冷季节及气候骤变时多见。

知识点 11：肺炎的分类、病因和发病机制

【分类】

1. 病理分类　支气管肺炎（小叶性肺炎）、大叶性肺炎、间质性肺炎。

2. 病因分类　感染性肺炎如病毒性肺炎、细菌性肺炎、支原体肺炎、衣原体肺炎、真菌性肺炎、原虫性肺炎等；非感染性肺炎如吸入性肺炎、嗜酸性粒细胞性肺炎（过敏性肺炎）、坠积性肺炎等。

3. 病程分类　急性肺炎（病程 < 1 个月）、迁延性肺炎（病程 1～3 个月）、慢性肺炎（病程 > 3 个月）。

4. 病情分类　轻症肺炎、重症肺炎。

5. 其他分类　按临床表现典型与否分为典型肺炎和非典型肺炎；按肺炎发生的地点分为社区获得性肺炎和医院获得性肺炎。

支气管肺炎是儿童时期最常见的肺炎，故本节重点介绍。

【病因】

肺炎最常见的病原体为细菌和病毒，也可由病毒、细菌"混合感染"。发达国家儿童肺炎病原体以病毒为主，主要有呼吸道合胞病毒、腺病毒、流感病毒、副流感病毒及鼻病毒等。发展中国家儿童肺炎病原体以肺炎链球菌多见。近年来，肺炎支原体、衣原体及流感嗜血杆菌所致的肺炎有增加趋势。营养不良、维生素 D 缺乏性佝偻病、先天性心脏病、低出生体重、免疫缺陷等儿童易患本病，且病情严重，迁延不愈。

【发病机制】

病原体多由呼吸道侵入，引起支气管、肺泡、肺间质的炎症，从而影响肺通气和肺换气，导致低氧血症与高碳酸血症。严重缺氧常引起代谢性酸中毒，缺氧和二氧化碳潴留常导致呼吸性酸中毒，所以重症肺炎常合并混合性酸中毒。为了代偿缺氧，患儿呼吸、心率加快；为了增加呼吸深度，出现鼻翼扇动和三凹征，严重者可发生呼吸衰竭。由于病原体毒素的作用，重症患儿常伴有毒血症。缺氧、二氧化碳潴留及毒血症可导致循环系统、消化系统、神经系统的一系列改变及水、电解质与酸碱平衡紊乱。

知识点 12：肺炎的临床表现

1. 支气管肺炎　2 岁以下的婴幼儿多见，起病多数较急，主要表现为发热、咳嗽、气促、肺部固定中细湿啰音。

（1）轻症肺炎：表现为呼吸系统症状和相应的肺部体征。咳嗽较频，初为刺激性干咳，以后咳嗽有痰；气促多在发热、咳嗽后；发热的热型不定，多为不规则热，新生

儿或重度营养不良的患儿体温可不升或低于正常；患儿精神不振、烦躁不安、食欲减退、轻度腹泻或呕吐。体征：①呼吸增快：呼吸达 40～80 次/min，可见鼻翼扇动、三凹征。②发绀：唇周、鼻唇沟及指（趾）端发绀。③肺部啰音：可闻及较固定的中、细湿啰音，以背部两肺底部脊柱旁较多，吸气末较为明显。

（2）重症肺炎：除有呼吸衰竭外，可发生循环、神经和消化等系统严重功能障碍。

1）循环系统：可发生心肌炎、心包炎等，有先天性心脏病者易发生心力衰竭。肺炎合并心力衰竭的表现：①呼吸困难加重，安静状态下呼吸突然加快，＞60 次/min。②安静状态下心率突然增快，＞180 次/min。③突然极度烦躁不安，明显发绀，面色苍白或发灰，指（趾）甲微血管再充盈时间延长。以上 3 项不能用发热、肺炎本身和其他合并症解释。④心音低钝、奔马律，颈静脉怒张。⑤肝脏迅速增大。⑥尿少或无尿，颜面或双下肢水肿等。

2）神经系统：在确诊肺炎后出现下列症状与体征，可考虑为缺氧中毒性脑病。①烦躁、嗜睡、双眼上翻、凝视。②球结膜水肿，前囟隆起。③昏睡、昏迷、惊厥。④瞳孔改变，对光反射迟钝或消失。⑤呼吸节律不整，呼吸、心跳解离（有心跳，无呼吸）。⑥有脑膜刺激征，脑脊液检查除压力增高外，其他均正常。在肺炎的基础上，除外热性惊厥、低血糖、低血钙及中枢神经系统感染（脑炎、脑膜炎），如有①、②项则提示脑水肿，伴其他一项以上者可确诊。

3）消化系统：轻者表现为食欲减退、腹胀、吐泻等，发生缺氧中毒性肠麻痹时表现为明显腹胀、频繁呕吐、呼吸困难加重、肠鸣音消失。发生消化道出血时可呕吐咖啡样物、柏油样便或大便隐血试验阳性。

4）其他：发生休克及 DIC 时有相应表现。

（3）并发症：若延误诊断或病原体致病力强，可引起脓胸、脓气胸、肺大疱等并发症。

2. 几种不同病原体所致肺炎的特点

（1）呼吸道合胞病毒性肺炎：婴幼儿多见，尤其多见于 1 岁以内的婴儿。起病急，喘憋为突出表现，出现明显呼吸困难及缺氧症状。全身中毒症状明显，肺部体征出现早，以哮鸣音为主，肺底可闻及细湿啰音。X 线检查表现为小点片状、斑片状阴影，可有不同程度的肺气肿。

（2）腺病毒肺炎：多见于 6 个月～2 岁儿童。起病急，全身中毒症状明显，高热持续时间长，咳嗽频繁，阵发性喘憋、呼吸困难、发绀等。肺部体征出现较晚，多在高热 3～7 天后才出现肺部湿啰音。X 线检查表现为大小不等的片状阴影或融合成大病灶，病灶吸收较慢。

（3）金黄色葡萄球菌肺炎：新生儿及婴幼儿多见。起病急、进展快，全身中毒症状明显，呈弛张热。肺部体征出现较早，可闻及中、细湿啰音。易并发肺脓肿、脓胸、肺大疱等。X 线检查表现为小片状影，迅速出现肺脓肿、肺大疱或胸腔积液。

（4）支原体肺炎：学龄儿童及青年多见。起病缓慢，常有发热，可持续 1～3 周，以刺激性干咳为突出表现。肺部体征不明显，少数可闻及干、湿啰音。体征与剧咳及发热等临床症状不一致。X 线检查表现：①支气管肺炎改变。②间质性肺炎改变。③均一的片状影。④肺门阴影增浓。

知识点 13：肺炎的辅助检查和治疗要点

【辅助检查】

1. 外周血检查　①白细胞检查：病毒性肺炎白细胞计数大多正常或降低；细菌性肺炎白细胞计数及中性粒细胞数增高，并有核左移现象。② C- 反应蛋白（CRP）：细菌感染时血清 CRP 值多上升。③前降钙素原（PCT）：细菌感染时可升高，抗菌药物治疗有效时，可迅速下降。

2. 病原学检查　①细菌学检查：采集气管吸取物、肺泡灌洗液、胸腔积液、脓液及血标本等做细菌培养和鉴定，同时进行药物敏感试验对明确细菌性病原体和指导治疗有意义。②病毒学检查：取感染肺组织、支气管肺泡灌洗液、鼻咽分泌物进行病毒培养、分离是病毒病原体诊断的可靠方法；特异性抗病毒 IgM 升高可早期诊断；病毒抗原检测可发现特异性病毒抗原；采用核酸分子杂交技术或聚合酶链反应（PCR）、逆转录 PCR 等技术检测呼吸道分泌物中病毒的基因片段。③冷凝集试验有助于肺炎支原体的诊断。

3. 胸部 X 线　早期肺纹理增粗，以后出现大小不等的斑片状阴影，可融合成大片状阴影。

【治疗要点】

治疗要点主要为控制感染、改善肺的通气功能、对症支持治疗及防治并发症。

1. 控制感染　明确为细菌感染或病毒感染继发细菌感染者应使用敏感抗菌药物，轻症患儿可口服抗生素，重症患儿宜静脉联合用药；适宜剂量、合适疗程。抗生素一般用至热退且体温平稳、全身症状明显改善、呼吸道症状部分改善后 3～5 天。一般肺炎链球菌肺炎疗程为 7～10 天，肺炎支原体肺炎、肺炎衣原体肺炎疗程平均为 10～14 天，个别症状严重者可适当延长疗程。葡萄球菌肺炎患儿在体温正常后 2～3 周可停药，一般总疗程≥6 周。

抗病毒可选用利巴韦林、α- 干扰素、磷酸奥司他韦等，部分中药制剂有一定抗病毒疗效。

2. 对症支持治疗　降温，止咳，平喘，改善低氧血症，纠正水、电解质及酸碱平衡紊乱。

3. 其他　全身中毒症状明显或严重喘憋、脑水肿、感染性休克、呼吸衰竭者可短期应用激素如地塞米松等。重症患儿可酌情给予血浆和应用丙种球蛋白。

4. 防治并发症　出现心力衰竭应及时给予吸氧、镇静、强心、利尿及应用血管活性药物等治疗。发生缺氧中毒性脑病时给予脱水、改善通气、扩血管、止痉、应用糖皮质激素、促进脑细胞恢复等治疗。脓胸和脓气胸者应及时进行穿刺引流。

知识点 14：肺炎的常见护理诊断 / 问题、护理措施和健康教育

【常见护理诊断 / 问题】

1. 气体交换受损　与肺部炎症所致的通气、换气功能障碍有关。

2. 清理呼吸道无效　与呼吸道分泌物过多、黏稠，无力咳痰有关。

3. 体温过高　与肺部感染有关。

4. 营养失调：低于机体需要量　与摄入不足、消耗增加有关。

5. 潜在并发症　心力衰竭、缺氧中毒性脑病、缺氧中毒性肠麻痹等。

【护理措施】

1. 改善呼吸功能　①保持室内空气新鲜，室温 18～22℃、湿度 55%～65% 为宜，病室要定时通风（避免对流）。患儿应卧床休息，减少活动。被褥要轻软，内衣应宽松。各种操作应集中进行，尽量使患儿安静，以减少氧的消耗。②氧疗：凡有缺氧表现如烦躁、口唇发绀或有低氧血症者应及早给氧。一般采用鼻前庭导管给氧法，氧流量为 0.5～1L/min，氧浓度不超过 40%。缺氧明显者可采用面罩给氧或头罩给氧，氧流量为 2～4L/min，氧浓度为 50%～60%。若出现呼吸衰竭，尽早使用人工辅助通气、间歇正压通气。③遵医嘱给予抗生素或抗病毒药物，以消除肺部炎症，改善呼吸功能。

2. 保持呼吸道通畅　①帮助患儿经常更换体位，指导患儿进行有效的咳嗽，定时拍背，促使痰液排出，方法：五指并拢、稍向内合掌，呈空心状，由下向上、由外向内轻拍背部，边拍边鼓励患儿咳嗽。也可进行体位引流。②及时清除患儿口鼻分泌物，痰液黏稠不易咳出者，可使用雾化吸入，必要时可给予吸痰。③按医嘱给予祛痰药、平喘药。

3. 维持体温正常　参见本章第二节中"维持体温正常"的护理措施。

4. 补充营养及水分　婴儿哺喂时应耐心，防止呛咳；给予足量的蛋白质和维生素，少量多餐；进食有困难者按医嘱静脉补给营养。严格控制输液量及滴注速度，最好使用输液泵。

5. 密切观察病情,防治并发症 ①若患儿出现烦躁不安、面色苍白、呼吸 > 60 次 /min、心率 > 180 次 /min、心音低钝、奔马律、肝脏在短时间内迅速增大,均为心力衰竭的表现,应立即报告医生,给予吸氧并减慢输液速度,控制在每小时 5ml/kg,备好利尿、强心、镇静等作用的药物。若患儿咳粉红色泡沫样痰为肺水肿的表现,可吸入 20% ~ 30% 乙醇湿化的氧气,每次吸入不宜超过 20 分钟。②若患儿出现烦躁或嗜睡、惊厥、昏迷、呼吸不规则等颅内压增高表现,考虑缺氧中毒性脑病,应立即报告医师并配合抢救。③观察有无腹胀、肠鸣音减弱或消失、呕吐、便血等,及时发现缺氧中毒性肠麻痹和胃肠道出血。④若患儿病情突然加重,出现烦躁不安、剧烈咳嗽、胸痛、呼吸困难、发绀、患侧呼吸运动受限等,提示并发了脓胸、脓气胸,应积极配合医生进行处理。

【健康教育】

讲解肺炎的病因、治疗的有关知识及护理要点。指导家长患儿出院后应合理喂养,多到户外活动,增强体质,按时预防接种。教会家长呼吸道感染的处理方法,使患儿在疾病早期能得到及时控制。积极防治佝偻病、营养不良、贫血、先天性心脏病等。定期进行健康检查,教育年长患儿咳嗽时用手帕或纸巾捂嘴,不随地吐痰,防止病原体污染空气而传染给他人。

第六节　急性呼吸衰竭

急性呼吸衰竭简称呼衰,是指各种原因导致的中枢性和 / 或外周性的呼吸生理功能障碍,使动脉血氧分压降低和 / 或二氧化碳分压增加,引起一系列生理功能和代谢紊乱的临床综合征。急性呼吸衰竭是导致儿童呼吸、心搏骤停的主要原因,死亡率较高。

知识点 15: 急性呼吸衰竭的分型、病因和临床表现

【分型】

按病变部位,呼吸衰竭分为中枢性呼吸衰竭和周围性呼吸衰竭;依据血气分析结果,呼吸衰竭分为 I 型呼吸衰竭即缺氧而无二氧化碳潴留($PaO_2 < 60mmHg$, $PaCO_2$ 降低或正常), II 型呼吸衰竭即缺氧伴二氧化碳潴留($PaO_2 < 60mmHg$, $PaCO_2 > 50mmHg$)。

【病因】

中枢性呼吸衰竭由呼吸中枢病变引起,如颅内感染、颅内出血、脑损伤、脑肿瘤、

颅内压增高、中毒等。周围性呼吸衰竭由呼吸器官或呼吸肌的病变所致，如急性喉炎、气道梗阻、肺炎、哮喘持续状态、呼吸肌麻痹等。不同年龄呼吸衰竭的病因有较大的差异，常见的原发疾病如下。①新生儿：新生儿窒息、吸入性肺炎、呼吸窘迫综合征。②2岁以下儿童：支气管肺炎、哮喘持续状态、喉炎、先天性心脏病、气道异物吸入、先天性气道畸形（囊肿、气管蹼、大叶肺气肿等）、较大腺样体或扁桃体所致的鼻咽梗阻。③2岁以上儿童：哮喘持续状态、多发性神经根炎、中毒、溺水、脑炎、损伤。

【临床表现】

除原发病的表现外，主要是呼吸系统症状及低氧血症和高碳酸血症引起的脏器功能紊乱表现。

1. 呼吸系统表现　①周围性呼吸衰竭：主要表现为呼吸频率改变和呼吸肌活动增强，出现呼吸增快、鼻翼扇动、三凹征等。②中枢性呼吸衰竭：主要表现为呼吸节律紊乱，如潮式呼吸、叹息样呼吸、下颌式呼吸及呼吸暂停等。

2. 低氧血症表现　①发绀：是缺氧的典型表现。动脉血氧饱和度（SaO_2）< 80%时出现发绀，以口唇、口周及甲床等处较为明显，但在严重贫血（血红蛋白 < 50g/L）时可不出现发绀。②消化系统：可有食欲减退、恶心等胃肠道症状，严重时可出现消化道出血、肝功能损害等。③循环系统：早期心率增快、血压升高，严重时可出现心率减慢、心律失常、血压下降甚至休克。④泌尿系统：有少尿或无尿，尿中可出现蛋白、红细胞、白细胞及管型，严重者甚至发生肾衰竭。⑤神经系统：早期烦躁、易激惹，继之出现神经抑制症状，如神志淡漠、嗜睡、意识障碍等，严重者可有颅内压增高及脑疝表现。

3. 高碳酸血症表现　可出现烦躁不安、多汗、皮肤潮红、意识障碍等；严重时出现惊厥、昏迷、视神经盘水肿等。

知识点16：急性呼吸衰竭的辅助检查和治疗要点

【辅助检查】

血气分析：I型呼吸衰竭 PaO_2 < 60mmHg（8.0kPa），$PaCO_2$ 降低或正常；II型呼吸衰竭 PaO_2 < 60mmHg（8.0kPa），$PaCO_2$ > 50mmHg（6.65kPa）。

【治疗要点】

积极治疗原发病，合理用氧，改善呼吸功能，纠正酸碱失衡和电解质紊乱，维持重要器官如心、脑、肺、肾的功能，必要时，气管插管或切开，尽早使用人工辅助通气。

知识点17：急性呼吸衰竭的常见护理诊断/问题、护理措施和健康教育

【常见护理诊断/问题】

1. 气体交换受损　与肺换气功能障碍有关。

2. 自主呼吸受损　与呼吸中枢功能障碍或呼吸肌麻痹有关。

3. 潜在并发症：继发感染、多器官功能衰竭等。

4. 恐惧　与病情危重有关。

【护理措施】

1. 改善呼吸功能

（1）保持呼吸道通畅：①将患儿置于舒适的体位，如俯卧位，对需要呼吸支持患儿的通气及预后更为有利。②协助排痰：鼓励并教会清醒患儿有效咳痰，对咳嗽无力的患儿定时翻身拍背。③湿化气道：遵医嘱给予雾化吸入。④对于无力咳嗽、昏迷、气管插管或气管切开的患儿，及时给予吸痰。⑤按医嘱应用抗炎、解除气道痉挛等措施。

（2）给氧：常用鼻前庭导管吸氧及面罩吸氧，新生儿和小婴儿可采用头罩吸氧。主张低流量持续给氧。急性缺氧吸氧浓度为 40%～50%；慢性缺氧吸氧浓度为30%～40%。为避免氧中毒，吸纯氧不超过 4～6 小时。吸氧前，将氧气装置的湿化瓶盛入蒸馏水，以利于稀释和排出呼吸道分泌物。氧疗期间定期做血气分析，一般要求 PaO_2 维持在 8.67～11.33kPa（65～85mmHg）为宜。

（3）按医嘱应用呼吸中枢兴奋药物等，并注意观察用药效果。

2. 应用辅助呼吸技术，维持有效通气

（1）掌握使用机械通气的指征。

（2）专人监护：使用呼吸机的过程中应经常检查各项参数是否符合要求，观察患儿面色、胸部起伏和周围循环状况；注意防止导管脱落、堵塞和可能发生气胸等情况；如患儿有自主呼吸，应观察自主呼吸是否与呼吸机同步，否则应调整呼吸机。

（3）预防继发感染：室内每日紫外线灯照射 1～2 次，每次 30 分钟。定期进行呼吸机管道消毒。加温湿化器滤纸要每天更换，雾化液要新鲜配制，以防污染。做好患儿口腔和鼻腔的护理。

（4）撤离呼吸机指征：①患儿呼吸循环系统功能稳定。②吸入 50% 的氧时，$PaO_2 >$ 50mmHg（6.65kPa），$PaCO_2 <$ 50mmHg（6.65kPa）。③能够维持自主呼吸 2～3 小时以上无异常改变。④在间歇指令通气等辅助通气条件下，以较低的通气条件能够维持血气在正常范围。

3. 严密观察病情，防治并发症

（1）监测呼吸频率、节律、心率、心律、血压及血气分析等；观察患儿皮肤及口唇颜色、肢体温度、尿量等变化；昏迷患儿还须观察瞳孔、肌张力、腱反射及病理反射；观察患儿咳嗽咳痰的性质、体温及外周血白细胞的变化，发现感染征象及时报告医生并协助处理。

（2）保证营养和液体供给,昏迷患儿应给予管饲或静脉高营养。

（3）遵医嘱及时应用抗生素,预防继发感染。

【健康教育】

强调对诱发呼吸衰竭的原发疾病积极治疗,出院后定期到医院诊治、复查;介绍有关的资料给家长和年长儿,使其了解如何避免呼吸衰竭再次发生。

【考点训练题】

考点1：儿童呼吸系统解剖生理特点

1. 关于儿童呼吸系统生理特点的叙述,**不正确**的是

　　A. 年龄越小,呼吸频率越慢

　　B. 婴幼儿呈腹式呼吸

　　C. 婴儿呼吸功能的储备能力较低,易发生呼吸衰竭

　　D. 婴儿气道管径小,容易阻塞

　　E. 儿童气道阻力较成人大,易发生喘息

2. 婴幼儿易患呼吸道感染的免疫因素是

　　A. SIgA 低

　　B. SIgG 低

　　C. IgM 低

　　D. IgE 低

　　E. 清蛋白活性低

3. 儿童肺部易发生感染的主要内因是

　　A. 胸腔小而肺相对较大

　　B. 肋骨呈水平位,呼吸运动少

　　C. 呼吸肌发育差

　　D. 肺含血量多而含气量少

　　E. 黏膜纤毛运动差

4. 儿童呼吸道感染易出现梗阻症状与下列哪项呼吸道解剖生理特点有关

　　A. 气管、支气管管腔宽大

　　B. 气管、支气管软骨欠柔软

　　C. 右主支气管粗短,为气管的直接延伸

　　D. 呼吸道黏膜血管丰富

　　E. 纤毛运动好

5. 患儿,男,2岁,发热、咽痛、咳嗽2天,诉左耳疼痛,耳鼻喉科诊断为中耳炎。儿童易患中耳炎的原因为

A. 鼻腔黏膜柔嫩,血管丰富

B. 鼻窦黏膜与鼻腔黏膜相连续

C. 咽鼓管宽、短、直,呈水平位

D. 儿童喉腔狭窄,感染不易向下蔓延

E. 气管、支气管黏膜纤毛运动差

6. 患儿,女,6岁,诊断为"右支气管异物"。查体:面色青紫,呼吸费力。患儿妈妈询问护士:"为什么异物不在左侧呢"？此时护士的解释正确的是

A. 右侧气管黏液腺分泌不足,气道干燥

B. 右侧气管清除异物能力弱

C. 右主支气管粗短,为气管的直接延伸

D. 右侧气管弹力组织发育较差

E. 右侧气管黏膜血管丰富

考点2:急性上呼吸道感染的病因和临床表现

7. 下列属于年长儿上呼吸道感染主要症状的是

A. 腹痛、乏力   B. 流涕、鼻塞

C. 畏寒、呕吐   D. 烦躁不安

E. 头痛、高热惊厥

8. 以下哪项**不是**儿童上呼吸道感染的并发症

A. 中耳炎   B. 鼻窦炎

C. 喉炎   D. 支气管炎和肺炎

E. 咽结合膜热

9. 引起儿童疱疹性咽峡炎的病原体是

A. 呼吸道合胞病毒   B. 疱疹病毒

C. 流感病毒   D. 腺病毒

E. 柯萨奇病毒A组

考点3:急性上呼吸道感染的辅助检查和治疗要点

10. 关于急性上呼吸道感染的治疗原则,正确的是

A. 抗病毒药物常选用阿莫西林

B. 确定为链球菌感染的患者,应用青霉素疗程为1个月

C. 继发细菌感染者选用相应敏感的抗生素

D. 高热惊厥患儿不需要用镇静剂

E. 低热患儿给予物理降温

11. 患儿，女，11个月，发热、流涕1天，体温39.5℃，家人给予退热药口服，在服用退热药后大汗淋漓，体温37.2℃，该患儿主要的护理诊断/问题是

    A. 体温升高   B. 体温过低

    C. 有体液不足的危险   D. 有皮肤完整性受损的危险

    E. 舒适度改变

*12. 关于上呼吸道感染患儿发热的护理措施，正确的是

    A. 保持室内温度28～30℃，空气清新

    B. 盖被捂出汗，及时更换汗湿衣物

    C. 注意观察是否有热性惊厥发生

    D. 既往有热性惊厥史的患儿，不需要预防性使用镇静剂

    E. 体温升至38℃给予酒精擦浴

13. 护士在对上呼吸道感染的家长和年长儿进行健康教育时，以下**不妥**的是

    A. 保持房间空气新鲜，温湿度适宜

    B. 提倡母乳喂养，及时引入转乳期食物

    C. 增加营养和加强体格锻炼，避免受凉

    D. 流涕时可捏着鼻孔用力擤鼻涕

    E. 根据气候变化及时增减衣服，避免过热或过冷

考点5：急性感染性喉炎的病因和临床表现

14. 关于儿童急性感染性喉炎的描述，下列**错误**的是

    A. 由病毒和细菌感染引起   B. 用声过度可为诱因

    C. 犬吠样咳嗽   D. 喉梗阻多为痰液堵塞所致

    E. 可并发于流感、麻疹、百日咳等急性传染病

15. 患儿，男，1岁，3天前出现发热，安静时有吸气性喉鸣。听诊可闻及管状呼吸音。最可能的诊断为

    A. 支气管哮喘   B. 喘憋性肺炎

    C. 急性感染性喉炎   D. 毛细支气管炎

    E. 支气管肺炎

考点6：急性感染性喉炎的辅助检查和治疗要点

*16. 关于急性感染性喉炎的治疗原则，正确的是

    A. 有缺氧者马上行气管切开   B. 烦躁不安者给予氯丙嗪镇静

    C. 痰多者可拍背促进痰液排出   D. 给予脱水利尿药，减轻喉头水肿

E. 细菌感染者选用敏感抗生素

*17. 患儿,男,10个月,因急性感染性喉炎入院。目前出现高热、吸气性喉鸣,烦躁不安,指端发绀,双目圆睁。听诊呼吸音明显减弱。出现上述表现,应立即采取的治疗措施是

A. 给予镇静剂　　　　　　　　　B. 肾上腺皮质激素雾化吸入

C. 鼻导管给氧　　　　　　　　　D. 气管插管

E. 静脉滴注强的松

18. 患儿,女,3岁,1天前出现发热、声音嘶哑、喉鸣和吸气性呼吸困难。为迅速缓解症状,首选的处理方法是

A. 地塞米松雾化吸入　　　　　　B. 静脉滴注抗生素

C. 静脉滴注麻黄碱　　　　　　　D. 口服化痰药

E. 使用呼吸机行机械通气

考点7: 急性感染性喉炎的常见护理诊断/问题、护理措施和健康教育

19. 患儿,男,1岁。2天前受凉后出现发热、犬吠样咳嗽、声音嘶哑,烦躁不安。查体: T 37.9℃,安静时有吸气性喉鸣和三凹征,双肺可闻及管状呼吸音。目前该患儿首要护理诊断/问题是

A. 清理呼吸道无效　　　　　　　B. 焦虑

C. 潜在并发症: 呼吸衰竭　　　　D. 低效型呼吸型态

E. 气体交换受损

考点8: 急性支气管炎的病因和临床表现

20. 儿童易患急性支气管炎的危险因素**不包括**

A. 免疫功能低下　　　　　　　　B. 居住地方纬度高

C. 营养障碍　　　　　　　　　　D. 维生素D缺乏性佝偻病

E. 支气管结构异常

21. 下列关于喘息性支气管炎的描述,**错误**的是

A. 3岁以下儿童多见　　　　　　B. 常继发于上呼吸道感染之后

C. 多表现为呼气性呼吸困难　　　D. 有家族史

E. 少数发展为支气管哮喘

22. 患儿,女,3岁。奶奶3天前带其去社区医院接种疫苗,晚上 T 38℃,干咳无痰,无明显气促和发绀,咳嗽加重。听诊双肺有干性及湿性不固定啰音。该患儿最可能的诊断是

A. 急性肠炎　　　　　　　　　　B. 急性支气管炎

C. 支气管肺炎
D. 急性感染性喉炎
E. 肺炎链球菌肺炎

考点 9: 急性支气管炎的辅助检查和治疗要点

*23. 患儿, 男, 2 岁。因 "发热、咳嗽伴有脓性痰液 1 周" 入院。血常规: 白细胞 $21 \times 10^9/L$, 中性粒细胞74.1%。医生诊断为 "急性支气管炎"。容易加重病情的药物是

A. 复方甘草合剂
B. 盐酸氨溴索
C. 沐舒坦
D. 可待因
E. 川贝枇杷膏

考点 10: 急性支气管炎的常见护理诊断 / 问题、护理措施和健康教育

*24. 患儿, 女, 1 岁, 因支气管炎入院, 向其家长解释护理措施时下列哪项**不妥**

A. 保持口腔卫生, 以增加舒适感
B. 痰液黏稠即用吸引器吸痰
C. 多饮水以稀释痰液
D. 卧位时经常变换体位以促进痰液排出
E. 痰液多影响呼吸时, 可用吸引器吸痰

25. 患儿, 男, 1 岁。因发热、咳嗽、咳痰 2 天入院, 诊断为急性支气管炎。患儿痰液黏稠自行难以咳出, 针对其首要的护理诊断 / 问题: 清理呼吸道无效, 清理该患儿呼吸道首先应选用的方法是

A. 继续让其咳嗽排痰
B. 体位引流
C. 少量多次饮水
D. 超声雾化吸入后吸痰
E. 吸痰

考点 11: 肺炎的分类、病因和发病机制

26. 急性肺炎的病程是

A. <1 个月
B. >1 个月
C. 2 个月
D. >2 个月
E. >3 个月

*27. 重症肺炎常存在

A. 呼吸性酸中毒
B. 代谢性酸中毒
C. 混合性酸中毒
D. 呼吸性碱中毒
E. 代谢性碱中毒

28. 肺炎患儿病理生理改变的关键因素是

A. 机体免疫力低下
B. 缺氧和二氧化碳潴留
C. 病原体侵入
D. 毒素作用

E. 器官发育不成熟

*29. 发达国家婴幼儿支气管肺炎最常见的病原体是

    A. 埃可病毒   B. 呼吸道合胞病毒

    C. 衣原体   D. 肺炎支原体

    E. 肺炎链球菌

30. 儿童支气管肺炎脓胸的病原菌主要是

    A. 肺炎双球菌   B. 链球菌

    C. 葡萄球菌   D. 革兰氏阴性杆菌

    E. 厌氧菌

*31. 支气管肺炎诱发心力衰竭的主要原因是

    A. 肺动脉高压,中毒性心肌炎   B. 肺动脉高压,微循环障碍

    C. 中毒性心肌炎,代谢性酸中毒   D. 肺动脉高压,代谢性酸中毒

    E. 肺动脉高压,呼吸性酸中毒

考点 12:肺炎的临床表现

32. 支气管肺炎和急性支气管炎的临床特征区别要点是

    A. 发热   B. 喘息

    C. 咳嗽   D. 咳痰

    E. 肺部固定性湿啰音

33. 下列哪项**不是**儿童支气管肺炎常见的并发症

    A. 咯血   B. 脓胸   C. 肺脓肿

    D. 脓气胸   E. 肺大疱

34. 下列哪项**不是**重症肺炎和轻症肺炎的主要区别点

    A. 咳嗽、咳痰   B. 可发生心力衰竭

    C. 可发生心肌炎   D. 可发生中毒性肠麻痹

    E. 可发生缺氧中毒性脑病

35. 患儿,男,6个月,诊断为呼吸道合胞病毒肺炎,下列临床特点**不正确**的是

    A. 起病急,干咳,低中度发热   B. 喘憋为突出表现

    C. 肺部听诊以大量湿啰音为主   D. X 线检查有小点、斑片状阴影

    E. 白细胞总数正常或降低

36. 儿童重症肺炎患儿出现腹胀明显,呼吸困难加重,肠鸣音消失,其原因多是

    A. 麻痹性肠梗阻   B. 消化不良

    C. 中毒性肠麻痹   D. 高钾血症

E. 低钾血症

37. 金黄色葡萄球菌肺炎的临床特点正确的是

　　A. 全身中毒症状不明显　　　　　B. 刺激性咳嗽为突出表现

　　C. 听诊以哮鸣音为主　　　　　　D. 白细胞总数下降

　　E. 易发生脓胸、肺大疱和脓气胸

*38. 患儿，女，4个月。因咳喘3天，诊断为支气管肺炎，今天起体温持续39～40℃，近2小时来出现两眼上翻、四肢抽动2次，每次持续约1分钟，发作过后神志正常。该患儿可能合并发生了

　　A. 癫痫　　　　　　　　　　　　B. 热性惊厥

　　C. 中毒性脑病　　　　　　　　　D. 婴儿手足搐搦症

　　E. 低血糖

39. 6个月女婴，突然出现极度烦躁不安，呼吸困难加重。查体：心率191次/min，呼吸69次/min，精神不振，唇周明显发绀，面色苍白，心音低钝，双肺叩诊正常，可闻及较密集的细湿啰音，肝肋下3.5cm，软。本病例最可能的诊断是

　　A. 支气管肺炎合并心肌炎　　　　B. 支气管肺炎合并中毒性脑病

　　C. 支气管肺炎合并心力衰竭　　　D. 支气管肺炎合并中毒性肠麻痹

　　E. 支气管肺炎合并脑水肿

*40. 1岁男孩，高热3天，稽留热，咳嗽频繁，阵发性喘憋，胸片显示大小不等的片状阴影。入院后出现肺部湿啰音。最可能的诊断是

　　A. 真菌性肺炎　　　　　　　　　B. 病毒性肺炎

　　C. 葡萄球菌肺炎　　　　　　　　D. 支原体肺炎

　　E. 衣原体肺炎

考点13：肺炎的辅助检查和治疗要点

41. 患儿，女，8个月。因"发热、咳嗽伴气促2天"就诊。血白细胞18×10⁹/L，中性粒细胞74%。肺部X线检查示双肺纹理增粗，有斑片状阴影，诊断为支气管肺炎收入院。护士遵医嘱给予抗生素静脉滴注，抗生素停用的时间是

　　A. 体温正常后3天，临床症状消失后3～5天

　　B. 体温正常后3天，临床症状消失后5～7天

　　C. 体温正常后5～7天，临床症状消失后5天

　　D. 体温正常后5～7天，临床症状消失后7天

　　E. 抗生素一般用至热退且体温平稳、全身症状明显改善、呼吸道症状部分
　　　改善后3～5天

*42. 患儿，男，2岁，以"支气管肺炎"入院。1周来咳嗽加剧，黄痰不易咳出，气促加重，发绀。在治疗过程中应避免

    A. 协助拍背、雾化吸入　　　　　B. 静脉滴注抗生素

    C. 及时吸痰　　　　　　　　　　D. 口服解痉平喘类药物

    E. 使用镇咳剂

考点 14：肺炎的常见护理诊断/问题、护理措施和健康教育

43. 患儿，女，6岁，因患肺炎入院治疗，指导家长为患儿拍背促进痰液排出，以下**错误**的是

    A. 五指分开，呈空心状　　　　　B. 由下向上轻拍背部

    C. 由外向内轻拍背部　　　　　　D. 边拍边鼓励患儿咳嗽

    E. 可配合体位引流以促进痰液排出

*44. 患儿，男，6个月，出生后即诊断为先天性心脏病，现患肺炎入院，出现心力衰竭征象，咳嗽时闻及较多痰鸣音，为该患儿清理呼吸道宜选用

    A. 给患儿多饮水　　　　　　　　B. 给患儿翻身

    C. 体位引流　　　　　　　　　　D. 超声雾化吸入

    E. 电动吸痰器吸痰

（45～47题共用题干）

患儿，女，1岁。3天前因受凉出现发热，咳嗽，喘憋，食欲减退。查体：体温37.5℃，心率140次/min，呼吸58次/min，口周发绀，鼻翼扇动，肺部听诊有哮鸣音和湿啰音。

45. 该患儿首要的护理诊断/问题是

    A. 清理呼吸道无效　　　　　　　B. 体温过高

    C. 气体交换受损　　　　　　　　D. 营养失调：低于机体需要量

    E. 潜在并发症：心力衰竭等

46. 护士遵医嘱为该患儿进行氧疗，行鼻前庭导管吸氧时，吸氧的流量和浓度分别为

    A. 2～4L/min，<50%　　　　　　B. 2～4L/min，<40%

    C. 1～2L/min，<50%　　　　　　D. 1～2L/min，<40%

    E. 0.5～1L/min，<40%

47. 若患儿病情突然加重，体温下降后又迅速上升，剧烈咳嗽，呼吸困难，面色青紫，烦躁不安，胸痛，右侧呼吸运动受限。考虑该患儿最可能发生了

    A. 心肌炎　　　　　　　　　　　B. 脓胸

C. 心力衰竭　　　　　　　　　　　D. 中毒性脑病

E. 脑水肿

（48~50题共用题干）

患儿，女，7岁。3天前因淋雨出现发热，咳嗽，喘憋，食欲减退。护士遵医嘱给予静脉输液后，患儿突然咳粉红色泡沫样痰。查体：体温39.5℃，心率142次/min，呼吸58次/min，极度呼吸困难，肺部听诊可闻及大量细湿啰音。

48. 考虑此患儿为

A. 支气管异物　　　　　　　　　　B. 肺气肿

C. 急性肺水肿　　　　　　　　　　D. 心力衰竭

E. 支气管哮喘

49. 护士应给患儿采取的体位是

A. 平卧　　　　　　　　　　　　　B. 俯卧

C. 半卧位，两腿下垂　　　　　　　D. 仰卧屈膝位

E. 坐位，两腿下垂

50. 给予的氧疗方案是

A. 间歇吸入20%~30%乙醇湿化的氧气

B. 持续吸入20%~30%乙醇湿化的氧气

C. 间歇吸入30%~40%乙醇湿化的氧气

D. 持续吸入30%~40%乙醇湿化的氧气

E. 持续吸入50%乙醇湿化的氧气

（51~53题共用题干）

患儿，女，10个月，因发热、咳嗽3天，病情加重来诊。查体：患儿烦躁不安，气促，口唇发绀，T 39℃，P 180次/min，R 50次/min，肺部可闻及较多细湿啰音，心音低钝，肝肋下3cm。

*51. 对该患儿的护理**错误**的是

A. 面罩给氧　　　　　　　　　　　B. 置患儿于半卧位

C. 避免各种刺激　　　　　　　　　D. 加快输液速度

E. 备好抢救用品

*52. 该患儿的输液速度应控制在每小时**不超过**

A. 1ml/kg　　　　　　　　　　　　B. 2ml/kg

C. 5ml/kg　　　　　　　　　　　　D. 7ml/kg

E. 10ml/kg

*53. 按医嘱给予吸氧及利尿、强心、血管活性药物等处理后,现患儿出现腹胀、肠鸣音减弱,血钾4.0mmol/L。为缓解症状,下列措施**不妥**的是

    A. 腹部热敷   B. 肛管排气

    C. 禁食及胃肠减压   D. 补钾

    E. 按医嘱应用新斯的明

考点 15:急性呼吸衰竭的分型、病因和临床表现

54. 下列关于中枢性呼吸衰竭的病因,**错误**的是

    A. 颅内感染   B. 脑损伤

    C. 颅内压增高   D. 安眠药中毒

    E. 肺炎

55. 下列关于中枢性呼吸衰竭的临床表现,正确的是

    A. 呼吸增快   B. 叹息样呼吸

    C. 呼吸困难   D. 鼻翼扇动

    E. 三凹征

56. 患儿口唇、甲床等处出现发绀,推测其血气分析结果正确的是

    A. $SaO_2 > 50\%$ B. $SaO_2 > 80\%$

    C. $SaO_2 < 80\%$ D. $Hb < 50g/L$

    E. $Hb < 40g/L$

考点 16:急性呼吸衰竭的辅助检查和治疗要点

57. 下列符合儿童II型急性呼吸衰竭诊断标准的是

    A. $PaO_2 < 50mmHg$,$PaCO_2 > 50mmHg$

    B. $PaO_2 < 60mmHg$,$PaCO_2 > 50mmHg$

    C. $PaO_2 < 50mmHg$,$PaCO_2 > 60mmHg$

    D. $PaO_2 < 50mmHg$,$PaCO_2 > 50mmHg$

    E. $PaO_2 < 50mmHg$,$PaCO_2 > 45mmHg$

*58. 关于急性呼吸衰竭的治疗要点,**错误**的是

    A. 严重的呼吸衰竭需机械通气维持呼吸

    B. 早期不应给氧,以免发生氧中毒

    C. 可使用支气管扩张剂

    D. 积极治疗原发病

    E. 可使用尼可刹米等呼吸兴奋剂

考点 17：急性呼吸衰竭的常见护理诊断/问题、护理措施和健康教育

*59. 患儿，男，2岁，诊为"急性呼吸衰竭"收入院。对该患儿的护理措施中，**错误**的是

    A. 密切观察病情变化   B. 遵医嘱给予氧气吸入

    C. 让患儿取半卧位或坐位   D. 立即将患儿送入监护室

    E. 不断吸痰以保持呼吸道通畅

（60~62题共用题干）

患儿，男，2岁，以"支气管肺炎"收入院。1周来咳嗽加剧，黄痰不易咳出，气促加重，发绀。血气分析结果：pH 7.31，PaO_2 50mmHg，$PaCO_2$ 66mmHg。

60. 患儿最可能的诊断为

    A. Ⅰ型呼衰   B. Ⅱ型呼衰

    C. 轻度缺氧   D. 中度缺氧

    E. 重度缺氧

61. 应如何改善该患儿的缺氧症状

    A. 立即吸入高浓度的氧   B. 间歇吸入纯氧

    C. 低浓度、低流量间断给氧   D. 低浓度、低流量持续给氧

    E. 酒精湿化给氧

*62. 该患儿在治疗和护理过程中，应避免

    A. 协助拍背、雾化吸入   B. 静脉滴注抗生素

    C. 及时吸痰   D. 口服解痉平喘类药物

    E. 烦躁不安时使用镇静剂

【参考答案和部分解析】

序号	1	2	3	4	5	6	7	8	9	10
答案	A	A	D	D	C	C	B	E	E	C
序号	11	12	13	14	15	16	17	18	19	20
答案	C	C	D	D	C	E	D	A	D	B
序号	21	22	23	24	25	26	27	28	29	30
答案	D	B	D	B	D	A	C	B	B	C

序号	31	32	33	34	35	36	37	38	39	40
答案	A	E	A	A	C	C	E	B	C	B
序号	41	42	43	44	45	46	47	48	49	50
答案	E	E	A	E	C	E	B	C	E	A
序号	51	52	53	54	55	56	57	58	59	60
答案	D	C	D	E	B	C	B	B	E	B
序号	61	62								
答案	D	E								

12. 答案 C

解析:发热的患儿维持体温正常,环境要求为保持室内温度18～22℃,空气清新,湿度55%～65%;衣被厚薄适度,以利于散热;出汗后要及时更换衣服。要密切观察病情,预防热性惊厥的发生,当体温超过38.5℃时给予物理降温或药物降温;既往有热性惊厥史的患儿更要注意及时降温,必要时可按医嘱预防性用镇静剂。

16. 答案 E

解析:急性感染性喉炎患儿,烦躁不安者镇静不宜使用氯丙嗪和吗啡。氯丙嗪是中枢多巴胺受体的阻断剂,具有镇静、抗精神病、镇吐等作用,小于3个月的儿童体内的药物代谢酶可能不足,不能使用本药品。

17. 答案 D

解析:患儿是Ⅲ度喉梗阻的表现。严重缺氧或喉梗阻Ⅲ度以上者,按医嘱给予气管插管,呼吸机辅助通气治疗,必要时气管切开。

23. 答案 D

解析:盐酸氨溴索(又名沐舒坦)、复方甘草合剂、川贝枇杷膏均有化痰止咳的作用,可减轻患儿咳嗽咳痰的症状。儿童急性支气管炎,一般不用镇咳剂或镇静剂,以免抑制咳嗽反射,影响痰液排出,可待因是镇咳剂,故不用。

24. 答案 B

解析:支气管炎和肺炎患儿痰液黏稠不易咳出者,可使用雾化吸入,以稀释痰液利于咳出;雾化液中可同时加入抗炎、解痉和化痰药物;必要时可给予吸痰。

27. 答案 C

解析:由于肺通气和肺换气障碍导致原发性呼吸性酸中毒以及低氧血症,机体组织内因为缺氧常引起代谢性酸中毒,所以重症肺炎常合并混合性酸中毒。

29．答案 B

解析：发达国家儿童肺炎以病毒为主，主要有呼吸道合胞病毒、腺病毒、副流感病毒及鼻病毒等；发展中国家则以细菌为主，细菌感染仍以肺炎链球菌多见。

31．答案 A

解析：患肺炎时，病原体和毒素侵袭心肌，引起心肌炎；缺氧使肺小动脉反射性收缩，肺循环压力增高，使右心负荷增加。肺动脉高压和中毒性心肌炎是诱发心力衰竭的主要原因。

38．答案 B

解析：热性惊厥发病年龄为 3 个月～5 岁，体温在 38℃以上时突然出现惊厥，排除颅内感染和其他导致惊厥的器质性和代谢性疾病，既往无热惊厥史，即可诊断为热性惊厥。该患儿诊断为支气管肺炎、高热，但惊厥发作过后神志正常，无神经系统的异常，不考虑中毒性脑病，故最可能合并发生了热性惊厥。

40．答案 B

解析：腺病毒性肺炎多见于 6 个月～2 岁儿童。起病急，全身中毒症状明显，高热持续时间长，咳嗽频繁。肺部体征：多在高热 3～7 天后才出现肺部湿啰音。X 线检查表现为大小不等的片状阴影或片状阴影融合成大病灶。

42．答案 E

解析：婴幼儿呼吸道感染时分泌物多且不易咳出，可应用祛痰药或雾化吸入稀释分泌物，配合体位引流排痰。

44．答案 E

解析：先天性心脏病患儿，6 个月，肺炎且出现心力衰竭征象，要减少刺激，患儿烦躁哭闹，必要时按医嘱用镇静剂，避免加重心脏负荷，故不宜给患儿经常更换体位和翻身拍背等。心力衰竭患儿要控制水、钠摄入，也不宜让患儿多饮水。患儿咳嗽时闻及较多痰鸣音，说明痰液不黏稠，可用电动吸痰器吸痰以保持呼吸道通畅，如果痰液黏稠，可雾化吸入后再吸痰。

51．答案 D

解析：患儿有心力衰竭的表现，加快输液速度可加重心脏负担。

52．答案 C

解析：患儿有心力衰竭的表现，应减慢输液速度，输液速度应控制在每小时 5ml/kg，以免加重心脏负担。

53．答案 D

解析：患儿腹胀、肠鸣音减弱，血钾正常，可排除低钾血症引起的神经、肌肉兴奋性降低的表现。考虑为中毒性肠麻痹。

58. 答案 B

解析：急性呼吸衰竭时，低氧血症比高碳酸血症的危害更大，但用氧更安全，因此呼吸衰竭的早期应给予氧气吸入。

59. 答案 E

解析：对于无力咳嗽、昏迷、气管插管或气管切开的患儿，定时给予吸痰，吸痰不可过频，吸痰前要充分给氧，动作要轻柔，负压不宜过大，时间不宜过长，吸痰后要做肺部听诊，以观察吸痰效果。

62. 答案 E

解析：Ⅱ型呼衰患儿烦躁不安时应慎用镇静剂，以免发生呼吸抑制。

（王瑞珍　高　凤）

第十一章 心血管系统疾病患儿的护理

【学习目标】

1. 具有儿科护理人员所需要的严谨、细致、慎独的职业素养,较好的护患沟通与团队合作能力,尊重患儿及其家庭成员、关爱患儿、主动为患儿缓解不适、促进患儿恢复健康的职业态度。

2. 掌握常见心血管系统疾病的护理评估、常见护理诊断/问题和护理措施。

3. 熟悉常见心血管系统疾病的病因、分类和健康教育。

4. 了解儿童心血管系统解剖生理特点。

5. 学会运用护理程序对常见心血管系统疾病患儿实施整体护理。

【重点和难点】

本章重点为先天性心脏病、病毒性心肌炎及充血性心力衰竭患儿的护理评估、常见护理诊断/问题、护理措施;难点为先天性心脏病的血流动力学改变,心力衰竭的诊断标准,以及洋地黄类药物使用的注意事项。

第一节　儿童心血管系统解剖生理特点

知识点1:儿童心血管系统解剖生理特点

1. 心脏　心脏胚胎约于第2周开始形成,约于第4周起有循环作用,至第8周房室间隔已完全形成,成为四腔心脏。因此妊娠第2~8周是心脏胚胎发育的关键时期,也是预防先天性心脏畸形发生的重要时期。出生后心脏的位置随年龄而变化。新生儿和小于2岁的婴幼儿心脏位置较高并呈横位,心尖搏动在左第4肋间,其左侧最远点可达锁骨中线外1cm,心尖部主要为右心室,以后儿童心脏由横位逐渐转成斜位,心尖搏动下移至左第 5 肋间隙,心尖部主要为左心室。

2. 心率　儿童的心率较快,主要是由于新陈代谢旺盛、交感神经兴奋性增高所致,随年龄增长心率逐渐减慢,新生儿 120～140 次 /min,1 岁以内 110～130 次 /min,2～3 岁 100～120 次 /min,4～7 岁 80～100 次 /min,8～14 岁 70～90 次 /min。儿童进食、活动、哭闹、情绪激动等使心率加快,一般体温每升高 1℃,心率增加 10～15 次 /min。

3. 血压　动脉血压的高低主要取决于心排血量和外周血管的阻力。新生儿收缩压平均为 8.0～9.3kPa(60～70mmHg),1 岁时收缩压为 9.3～10.67kPa(70～80mmHg),2 岁以后儿童收缩压(mmHg)= 年龄 ×0.26 + 10.67kPa(年龄 ×2 + 80mmHg),舒张压 ≈ 收缩压 ×2/3。收缩压高于此标准 2.7kPa(20mmHg)为高血压,低于此标准 2.7kPa(20mmHg)为低血压。测量血压时,血压计袖带宽度应为儿童上臂长度的 1/2～2/3。

第二节　先天性心脏病

先天性心脏病简称先心病,是胎儿时期心脏及大血管发育异常所致的先天畸形,是儿童最常见的心脏病,发病率为活产婴儿的 6‰～10‰。

知识点 2:先天性心脏病的病因和分类

【病因】

病因未完全明确,目前认为先天性心脏病的发生与遗传因素和环境因素相互作用有关。①遗传因素:主要包括染色体畸变与易位,大多数是多基因遗传缺陷。②环境因素:最主要的原因是孕早期宫内感染,孕母患代谢性疾病、接触放射线、缺乏叶酸、受药物影响,以及患各种导致宫内缺氧的慢性疾病等。

【分类】

根据心脏及大血管之间有无分流,将先天性心脏病分为三类。

1. 左向右分流型(潜伏青紫型)　常见的有房间隔缺损、室间隔缺损、动脉导管未闭等。左、右心之间或主动脉与肺动脉之间有异常通路。正常情况下,由于体循环压力高于肺循环,左心压力高于右心,血流从左向右分流,不出现青紫;当患儿屏气、剧烈哭闹或任何病理情况致使肺动脉或右心压力增高并超过主动脉或左心压力时,血液则自右向左分流,出现暂时性青紫。

2. 右向左分流型(青紫型)　是先天性心脏病中最严重的一类,常见的有法洛四联症、大动脉错位等。由于畸形的存在,使右心室压力增高并超过左心,使血液从右向左分流;或由于大动脉起源异常,使大量含氧量低的静脉血流入体循环,出现持续性青紫。

3. 无分流型(无青紫型) 常见的有肺动脉狭窄、主动脉缩窄等。左、右心之间或动、静脉之间无异常通路及血液分流,临床上不出现青紫。

知识点 3:先天性心脏病的临床表现

【临床表现】

1. 左向右分流型先心病 主要有房间隔缺损、室间隔缺损、动脉导管未闭,其中室间隔缺损是最常见的先心病。缺损小、分流量少的房间隔缺损、室间隔缺损者,一般无临床症状,只在体格检查时发现心脏杂音;缺损大、分流量多者,可出现临床表现(表 11-1)。导管口径较细的动脉导管未闭患儿,分流量小及肺动脉压力正常,临床可无症状,仅在体检时发现心脏杂音;导管粗大,分流量大者临床表现明显,周围血管征阳性,可见毛细血管搏动征,触到水冲脉;可闻及股动脉枪击音等。

大型的室间隔缺损,大量的左向右分流使肺循环血量增加,出现容量性肺动脉高压,肺小动脉痉挛,肺小动脉肌层和内膜层增厚,管腔变小、梗阻,逐渐变为不可逆的阻力性肺动脉高压。当右心室收缩压超过左心室收缩压时,左向右分流逆转为双向分流或右向左分流,出现持久性发绀,称为艾森曼格综合征。

左向右分流型先心病易出现反复呼吸系统感染(如气管炎、支气管肺炎)、心力衰竭、感染性心内膜炎等并发症。

2. 右向左分流型先心病 法洛四联症是 1 岁以后儿童最常见的青紫型先心病,由 4 种畸形组成:肺动脉狭窄、室间隔缺损、主动脉骑跨、右心室肥厚。其中肺动脉狭窄最主要。①青紫:是最突出的表现,青紫出现的早晚及严重程度与肺动脉狭窄的程度成正比,多见于唇、口腔黏膜、眼结膜、指(趾)甲床等毛细血管丰富的浅表部位,一般生后 3~6 个月逐渐出现,重者出生后即有青紫。②蹲踞症状:患儿行走、游戏时,常常主动蹲下片刻,使右向左分流减少,缺氧症状可得到暂时缓解。婴儿竖抱时,常喜欢将双膝屈曲,大腿贴腹部。③缺氧发作:2 岁以下患儿多有缺氧发作,吃奶、哭闹、大便后出现阵发性呼吸困难,严重者可引起突然昏厥、抽搐,甚至死亡。④杵状指(趾):由于长期缺氧,可见杵状指(趾),表现为指(趾)端膨大如鼓槌状。

法洛四联症患儿由于长期缺氧,红细胞增加,血液黏稠度高,血流缓慢,易发生脑血栓,如为细菌性血栓,则易形成脑脓肿。此外,常见的并发症还有亚急性细菌性心内膜炎。

表 11-1　几种常见先天性心脏病的鉴别

		室间隔缺损	房间隔缺损	动脉导管未闭	法洛四联症
	分类	左向右分流型	左向右分流型	左向右分流型	右向左分流型
	症状	生长发育落后,体格瘦小,面色苍白,乏力,活动后心悸,多汗,喂养困难,当剧烈哭闹、屏气、患肺炎或心力衰竭时可出现暂时性青紫(动脉导管未闭患儿表现为差异性青紫,下肢青紫明显),随着病情进展或分流量大形成阻力性肺动脉高压时出现持续性青紫			生长发育落后,活动无耐力,青紫明显,喜欢蹲踞,可有突发性晕厥。
体征	杂音部位	胸骨左缘3、4肋间	胸骨左缘2、3肋间	胸骨左缘2肋间	胸骨左缘2~4肋间
	杂音性质	粗糙全收缩期杂音	收缩期喷射性杂音	连续性机器样杂音	喷射性收缩期杂音
	震颤	有	无	有	可有
	P_2	亢进	亢进、固定分裂	亢进	减弱
	其他体征	—		周围血管征	杵状指(趾)
X线检查	肺动脉段	凸出	凸出	凸出	凹陷
	肺门舞蹈征	有	有	有	无
	肺野	充血	充血	充血	清晰
	肺门阴影	增粗	增粗	增粗	缩小
	房室增大	左室、右室	右房、右室	左房、左室	右室大,"靴形"心

知识点 4：先天性心脏病的辅助检查和治疗要点

【辅助检查】

1. 血液检查　法洛四联症患儿外周血红细胞和血红蛋白浓度明显增高,红细胞可达$(5.0 \sim 8.0) \times 10^{12}$/L,血红蛋白达 $170 \sim 200$g/L,血细胞比容增高,血小板降低,凝血酶原时间延长。

2. 心电图检查　分流量小者心电图基本正常;分流量大者心电图可表现为电轴左偏或右偏、相应的房室肥大、ST-T改变;房间隔缺损者可有心律失常的心电图表现。

3. X线检查　见表 11-1。

4. 超声心动图　能确定缺损部位。彩色多普勒超声可观察到分流的位置、方向并能估测分流的大小。对某些先心病可替代心导管检查及心血管造影帮助确诊。

5. 心导管检查　是先心病进一步明确诊断和决定手术之前的重要检查方法之一。

6. 心血管造影　经心导管检查仍不能确诊而又需考虑手术治疗的患儿可做心血管造影。

【治疗要点】

1. 内科治疗　目的在于维持患儿正常生活,防治并发症,使患儿能安全地达到手术年龄。对分流量小的房间隔缺损和动脉导管未闭患儿,采用介入性心导管治疗。早产儿动脉导管未闭,可于生后1周内应用吲哚美辛治疗,促使导管平滑肌收缩而关闭导管。

2. 外科治疗　常见的左向右分流型及无分流型先心病大部分已能施行根治手术。手术的适宜年龄应根据患儿心脏畸形的类型、伴随情况、精神状态和社会因素等个体条件而定。右向左分流型先心病,如法洛四联症,施行根治手术的成功率正在不断提高。

知识点5：先天性心脏病的常见护理诊断/问题、护理措施和健康教育

【常见护理诊断/问题】

1. 活动无耐力　与血氧饱和度下降或体循环血量减少有关。

2. 营养失调：低于机体需要量　与体循环血量减少、组织缺氧及喂养困难有关。

3. 潜在并发症：感染、充血性心力衰竭、急性脑缺氧发作、脑血栓。

4. 焦虑　与疾病的威胁以及家长和/或患儿对手术担忧有关。

【护理措施】

1. 根据患儿的活动耐力制订合理的生活制度　①安排好患儿的作息时间,保证睡眠和休息,根据其病情安排适当的活动量,减少心脏负担。避免情绪激动及大哭大闹。重症患儿应卧床休息,其活动应在医护人员或家长监护下进行。②当法洛四联症患儿出现蹲踞现象时应让患儿自然蹲下和起立,不要强行拉起。

2. 合理喂养,满足营养需要　提供高蛋白、高维生素、易消化的食物。严重的先心病婴儿喂哺时应抱起,取斜位间歇喂乳。喂哺患儿要细心、耐心,少量多餐,避免呛咳和呼吸困难。患儿有水肿时应采用低盐饮食。

3. 注意病情观察,防治并发症　①预防感染：根据气候变化随时增减衣服,预防呼吸道感染。注意呼吸道隔离,以免交叉感染。做各种口腔小手术(如拔牙、扁桃体切除术等)时,应给予抗生素预防感染,防止发生感染性心内膜炎,一旦发生感染应积极治疗。②预防心力衰竭：做好病情观察,一旦发生心力衰竭,应立即报告医生,按心力衰竭护理。③预防急性脑缺氧发作：法洛四联症患儿应严格进行活动管

理,一旦发生脑缺氧发作,应将患儿置于膝胸卧位,给予吸氧,并立即报告医生,同时准备普萘洛尔、吗啡等急救药品。④预防脑血栓形成:法洛四联症患儿出汗、发热或吐泻时应供给足够的液体,以预防脱水引发脑血栓,并密切观察有无偏瘫等脑栓塞的表现,一旦出现,立即报告医生,及时处理。

【健康教育】

指导家长做好家庭护理,合理安排患儿的生活制度,保证营养供给,合理用药,预防感染和其他并发症。定时复查,按时预防接种,调整心功能到较好状态,使患儿能安全到达手术年龄。

第三节　病毒性心肌炎

心肌炎是由于各种感染或其他原因引起的心肌间质炎症细胞浸润和邻近的心肌细胞坏死,导致心功能障碍和其他系统损害的疾病。最常见的心肌炎是病毒性心肌炎,本病轻者预后大多良好,重者可发生心力衰竭、心源性休克甚至猝死。

知识点6:病毒性心肌炎的病因和临床表现

【病因】

本病的病因主要是肠道和呼吸道病毒感染,常见病毒有柯萨奇病毒(A组和B组)、埃可病毒、脊髓灰质炎病毒、腺病毒、流感和副流感病毒、单纯疱疹病毒、流行性腮腺炎病毒等。新生儿期柯萨奇病毒B组感染可导致群体流行,死亡率可高达50%以上。

【临床表现】

1. 前驱表现　发病前数日或1~3周多有病毒感染史,表现为发热、咽痛、全身酸痛、腹痛、腹泻和皮疹等。少数病例心肌炎表现与病毒感染症状同时出现。

2. 心肌炎表现　轻者可无明显症状,体检时可发现心动过速、期前收缩等;一般病例患儿表现为精神萎靡、疲乏无力、食欲下降、恶心、呕吐、腹痛、心悸、气促、心前区不适或胸痛等;重者可突然出现心源性休克、急性心力衰竭,甚至在数小时或数天内死亡。查体可见心脏大小正常或扩大,心音低钝,出现奔马律,安静时心动过速。严重时血压下降,发展为充血性心力衰竭或心源性休克。心肌炎的分期:①急性期:病程<6个月,临床表现明显且多变。②迁延期:6个月<病程<1年,临床症状反复出现,检查指标迁延不愈。③慢性期:病程>1年,病情时轻时重,反复心力衰竭或心律失常,进行性心脏增大。部分病例演变为扩张型心肌病。

知识点 7：病毒性心肌炎的辅助检查和治疗要点

【辅助检查】

1. 心电图检查　ST-T 改变、QT 间期延长、QRS 波群低电压、各种心律失常。

2. 血清心肌酶谱测定　磷酸激酶（CPK）及其同工酶（CK-MB）、乳酸脱氢酶（SLDH）及其同工酶增高，心肌肌钙蛋白（cTnI 或 cTnT）升高具有高度特异性。

3. X 线检查　伴心力衰竭者，心影明显增大。

4. 病毒学诊断　病毒分离结合血清特异性病毒抗体检测有助于明确病因。

5. 心肌活体组织检查　被认为是诊断心肌炎的"金标准"。

【治疗要点】

本病为自限性疾病，目前尚无特殊治疗。

1. 休息　急性期需卧床休息，减轻心脏负荷。

2. 药物治疗　①改善心肌营养：应用 1,6- 二磷酸果糖（FDP）、大剂量维生素 C、辅酶 Q10、维生素 E 和复合 B 族维生素，服用中药生脉饮、黄芪口服液等。②丙种球蛋白。③肾上腺皮质激素：用于重症病例。④对症治疗：发生心力衰竭时注意心肌炎患儿对洋地黄较敏感，易中毒，一般用有效剂量的 2/3 即可。

知识点 8：病毒性心肌炎的常见护理诊断 / 问题、护理措施和健康教育

【常见护理诊断 / 问题】

1. 活动无耐力　与心肌收缩力下降、组织供氧不足有关。

2. 潜在并发症：心律失常、心力衰竭、心源性休克。

【护理措施】

1. 减轻心脏负荷　急性期应卧床休息至体温稳定后 3～4 周，病情基本恢复正常时逐渐增加活动量。恢复期仍应限制活动量，但总休息时间不少于 6 个月。重症患儿心脏扩大及心力衰竭者，应延长卧床时间，待心衰控制和心功能好转后，根据具体情况逐渐增加活动量。

2. 严密监测病情，及时发现和处理并发症　①防治心律失常：注意血压、呼吸、体温及精神状态的变化，密切观察并记录心率、脉搏的强弱和节律，对严重心律失常者应持续进行心电监护，若发现异常，立即报告医生，采取紧急处理措施。②防治心力衰竭：一旦发现心力衰竭应立即通知医生并按照心力衰竭处理。应用洋地黄时要注意观察有无心率过慢、新的心律失常及恶心、呕吐等，如有上述表现应暂停用药，并与医生联系，避免洋地黄中毒。

【健康教育】

强调休息对心肌炎恢复的重要性，出院后需继续休息，3～6 个月后可考虑恢复部分或全部轻体力活动或学习。进食高蛋白、高维生素、易消化的饮食,尤其注意补充富含维生素C的食物,如新鲜蔬菜、水果。注意观察抗心律失常药物的副作用。教会患儿和家长预防呼吸道感染和消化道感染的常识,出院后分别在1个月、3个月、6个月、1年时到医院复查。

第四节　心力衰竭

充血性心力衰竭简称心衰,是指心脏收缩或舒张功能下降,即心排血量绝对或相对不足,不能满足全身组织代谢需要的病理状态。充血性心力衰竭是儿童常见的危重症之一。

知识点9:心力衰竭的病因和发病机制

【病因】

1. 心血管因素　儿童心力衰竭以1岁以内发病率最高,先天性心脏病引起者最多见,病毒性心肌炎、心肌病、心内膜弹力纤维增生症、风湿性心脏病、心律失常等也会导致心衰的发生。

2. 非心血管因素　支气管肺炎、支气管哮喘、贫血、感染、急性肾炎、电解质紊乱、甲状腺功能亢进等均可导致心衰的发生。输液、输血过多或过快亦可诱发心力衰竭。

【发病机制】

心功能代偿期,可通过加快心率、心肌肥厚和心脏扩大进行代偿,调整心排血量来满足机体需要,此时临床上无症状出现。如病因持续存在,代偿性改变相应发展,心肌能量消耗增多,冠状动脉血液供应相对不足,心肌收缩速度减慢和收缩力减弱。心率增快超过一定限度时,舒张期缩短,心排血量反而减少。当心排血量通过代偿不能满足身体代谢需要时,即出现心力衰竭。

知识点10:心力衰竭的临床表现和辅助检查

【临床表现】

1. 年长儿心力衰竭的表现　与成人相似,主要表现为心排血量不足、肺循环淤血及体循环淤血的表现。①心排血量不足:乏力、多汗、食欲下降、心率增快、呼吸浅快等。②肺循环淤血的表现:呼吸困难、气促、端坐呼吸,咳嗽、心尖部第一心音减弱或奔马律。③体循环淤血的表现:颈静脉怒张,肝颈静脉回流征阳性,肝大、有压痛,水肿,尿量明显减少。

2. 婴幼儿心力衰竭的表现　呼吸浅速,频率可达50~100次/min,喂养困难,烦躁多汗,哭声低弱,体重增长缓慢,肺部可闻及干啰音及哮鸣音,肝进行性变大,水肿先见于颜面、眼睑等部位,严重时鼻唇三角区呈现青紫。

3. 心力衰竭临床诊断依据　①安静时心率增快,婴儿>180次/min,幼儿>160次/min,不能用发热或缺氧解释。②呼吸困难,青紫突然加重,安静时呼吸达60次/min以上。③肝大,达肋下3cm以上或在密切观察下短时间内较前增大,而不能用横膈下移等原因解释。④心音明显低钝或出现奔马律。⑤突然烦躁不安、面色苍白或发灰,不能用原有疾病解释。⑥尿少、下肢水肿,排除营养不良、肾炎、维生素B_1缺乏等原因。

【辅助检查】

1. 胸部X线检查　心影多呈普遍性扩大,搏动减弱,肺纹理增多,肺部瘀血。

2. 心电图检查　有助于病因诊断及指导洋地黄的应用。

3. 超声心动图检查　可见心室腔和心房腔扩大,M型超声心动图显示心室收缩时间延长,射血分数降低。心脏舒张功能不全时,二维超声心动图对诊断和引起心力衰竭的病因判断有帮助。

知识点 11：心力衰竭的治疗要点

【治疗要点】

除病因治疗外,心力衰竭的治疗有下列几方面:

1. 一般治疗　保证患儿休息和睡眠,给予营养丰富、易消化的饮食,限制钠和水的入量,烦躁、哭闹的患儿可适当给予镇静剂,必要时给予吸氧。

2. 洋地黄类药物　常用的洋地黄制剂为地高辛,能口服的患儿给予地高辛口服,首次给洋地黄化总量的1/3或1/2,余量分2次用,每隔6~8小时1次。病情较重或不能口服者,可选用毛花苷丙(西地兰)或地高辛静脉注射,首次给洋地黄化总量的1/2,余量分2次用,每隔4~6小时1次。洋地黄化后12小时可给予维持量,为洋地黄化总量的1/5,维持量的疗程视病情而定。

3. 利尿药　急性心力衰竭或肺水肿者可选用呋塞米等快速强效利尿剂;慢性心力衰竭者一般联合使用噻嗪类与保钾利尿剂,采用间歇用药,防止电解质紊乱。

4. 血管扩张剂　小动脉扩张可降低心脏后负荷,从而增加心排血量;小静脉扩张可降低心脏前负荷,使心室充盈压下降,肺淤血的症状得到缓解。常用的药物有卡托普利、硝普钠、酚妥拉明等。

知识点 12：心力衰竭的常见护理诊断/问题、护理措施和健康教育

【常见护理诊断/问题】

1. 心排血量减少　与心肌收缩力降低有关。

2. 体液过多　与心功能下降等有关。

3. 气体交换受损　与肺淤血有关。

4. 潜在并发症：药物的毒副作用。

【护理措施】

1. 减轻心脏负荷，恢复心排血量　①休息与体位：让患儿卧床休息，床头抬高15°～30°，有明显左心衰竭时，置患儿于半卧位或坐位，双腿下垂，以减少回心血量，减轻心脏负荷。②避免加重心脏负荷：减少刺激，避免患儿烦躁、哭闹，必要时按医嘱应用镇静药物。尽量避免患儿用力，喂奶要少量多次，人工哺养者奶嘴开孔稍大以避免吸奶费力，保持大便通畅，避免排便用力，鼓励患儿食用含纤维素较多的食物，必要时给予甘油栓或开塞露通便或每晚睡前服用少量食用油。③遵医嘱使用洋地黄、利尿剂及血管扩张药物，观察用药后的反应，及时评估用药效果。④密切观察生命体征的变化：观察呼吸、血压、脉搏，注意心律、心率的变化，必要时进行心电监护，发现病情变化及时报告医生。

2. 控制水、钠的摄入　一般给予低盐饮食，钠盐每日不超过 0.5～1g，重症患儿给无盐饮食。严重水肿的患儿应限制水和钠的摄入量，液体入量宜控制在 50～60ml/（kg·d）以下，输液速度宜慢，以每小时 <5ml/kg 为宜。详细记录 24 小时液体出入量。

3. 给氧　有发绀、呼吸困难者应及时给予吸氧。

4. 按医嘱正确用药，密切观察用药后的反应

（1）应用洋地黄制剂：给药前严格按剂量取药，每次注射前必须先测患儿脉搏（必要时测心率），测 1 分钟，若发现脉率缓慢（年长儿 <60 次 /min，婴幼儿 <90 次 /min），需暂停用药并报告医生；避免与钙剂合用，确实必需时，与洋地黄至少间隔 4～6 小时；给药时，静脉注射速度要缓慢（不少于 5 分钟），并密切观察患儿脉搏变化；口服药则要与其他药物分开服用；用药后 1～2 小时要监测患儿心率和心律；用药期间多给患儿进食富含钾的食物如香蕉、橘子等或按医嘱给予补钾，因低钾血症是导致洋地黄类药物中毒反应较常见的诱因；密切观察患儿情况，若出现心律失常、恶心、呕吐、腹痛、腹泻、头痛、头晕、视物模糊、色视等，应及时报告医生。

（2）应用利尿剂的护理：用氢氯噻嗪要注意餐后服药，以减轻胃肠道刺激；无论用何利尿剂，均宜在清晨或上午给予，以免夜间多次排尿影响睡眠；用利尿剂后应观察利尿效果，并注意有无脱水及电解质紊乱。

（3）应用血管扩张剂的护理：用药期间密切观察心率和血压的变化，避免血压过度下降。

【健康教育】

向患儿及家长介绍心力衰竭的病因、诱因及防治方法,指导家长及患儿根据病情适当安排休息,避免过度活动和情绪激动;防止受凉感冒,加强营养;教会年长儿自我检测脉搏和控制活动量的方法,教会家长掌握患儿出院后的用药和家庭护理的方法。

【考点训练题】

考点 1: 儿童心血管系统解剖生理特点

*1. 正常 5 岁儿童的血压为

    A. 70/50mmHg

    B. 80/56mmHg

    C. 90/60mmHg

    D. 94/62mmHg

    E. 100/70mmHg

2. 预防先天性心脏病的关键时期是胚胎发育的

    A. 第 2~4 周

    B. 第 2~8 周

    C. 第 4~8 周

    D. 第 4~10 周

    E. 第 8~10 周

3. 关于儿童血压及测量方法,**错误**的是

    A. 新生儿收缩压平均为 60~70mmHg

    B. 儿童血压较成人低

    C. 下肢血压比上肢血压约高 20mmHg

    D. 血压与心搏出量及外周血管阻力有关

    E. 测量血压的袖带宽度应为儿童上臂长度的 1/3

*4. 8 个月患儿,早上 10 点体温为 37℃,心率为 120 次/min。下午 2 点护士测量其体温为 38℃,请问此时患儿的心率为

    A. 130~135 次/min

    B. 145~150 次/min

    C. 150~155 次/min

    D. 155~160 次/min

    E. 160~165 次/min

5. 10 个月婴儿正常心率为

    A. 70~90 次/min

    B. 80~100 次/min

    C. 100~120 次/min

    D. 110~130 次/min

    E. 120~140 次/min

*6. 正常胎儿血液循环中血氧含量最高的部位是

  A. 脐静脉   B. 脐动脉

  C. 主动脉   D. 右心房

  E. 左心房

考点 2：先天性心脏病的病因和分类

*7. 评估先天性心脏病患儿的健康史时，应重点评估母亲怀孕前 3 个月是否

  A. 接触 B 超   B. 病毒感染

  C. 细菌感染   D. 吃过感冒药

  E. 缺乏叶酸

*8. 属于青紫型先天性心脏病的是

  A. 室间隔缺损   B. 房间隔缺损

  C. 动脉导管未闭   D. 法洛四联症

  E. 肺动脉狭窄

*9. 下列关于先天性心脏病的患儿，**不会**出现青紫的是

  A. 室间隔缺损   B. 房间隔缺损

  C. 动脉导管未闭   D. 法洛四联症

  E. 肺动脉狭窄

*10. 右向左分流型先天性心脏病由于畸形的存在，使含氧量低的右心血流入体循环而出现

  A. 多汗   B. 消瘦

  C. 气促   D. 青紫

  E. 疲劳

11. 最常见的先天性心脏病是

  A. 房间隔缺损   B. 室间隔缺损

  C. 动脉导管未闭   D. 法洛四联症

  E. 肺动脉狭窄

考点 3：先天性心脏病的临床表现

*12. 护士评估先天性心脏病患儿时，如发现下半身青紫，应考虑

  A. 室间隔缺损   B. 房间隔缺损

  C. 动脉导管未闭   D. 法洛四联症

  E. 肺动脉狭窄

13. 法洛四联症的病理改变**不包括**

    A. 肺动脉狭窄   B. 主动脉骑跨

    C. 右心室肥厚   D. 房间隔缺损

    E. 室间隔缺损

14. 法洛四联症患儿出现蹲踞现象,是为了

    A. 增加心脑血液供应量

    B. 缓解疲劳

    C. 减少回心血量

    D. 增加体循环压力,减少静脉回心血量,减轻心脏负荷

    E. 减少下肢耗氧量

*15. 法洛四联症患儿突然缺氧发作,是由于

    A. 长期脑缺氧   B. 并发脑血栓

    C. 并发脑脓肿   D. 心力衰竭

    E. 肺动脉狭窄处肌肉痉挛

16. 易并发脑血栓的先天性心脏病是

    A. 法洛四联症   B. 房间隔缺损

    C. 动脉导管未闭   D. 室间隔缺损

    E. 肺动脉狭窄

*17. 患儿,男,3岁,生长发育落后,乏力,气短,剧烈活动后出现青紫。目前体温38.5℃,咽部充血,咳嗽;肺部闻及固定湿啰音,胸骨左缘3~4肋间可闻及Ⅲ级全收缩期杂音。患儿最可能的情况是

    A. 室间隔缺损合并心力衰竭

    B. 室间隔缺损合并支气管肺炎

    C. 房间隔缺损合并心力衰竭

    D. 房间隔缺损合并心力衰竭

    E. 室间隔缺损合并感染性心内膜炎

(18~20题共用题干)

患儿,男,2岁半。多汗、消瘦、生长发育落后于同龄儿童,哭闹时出现下半身青紫,现因发热、咳嗽、气急2天入院。查体:体温39.2℃,口唇发绀,双肺呼吸音粗,可闻及细湿性啰音,心前区隆起,心率140次/min,胸骨左缘第2肋间可闻及粗糙响亮的连续性机器样杂音,肺动脉瓣区第二心音增强,有毛细血管搏动征。

18. 该患儿最可能的诊断是
    A. 室间隔缺损　　　　　　　　　　B. 房间隔缺损
    C. 动脉导管未闭　　　　　　　　　D. 法洛四联症
    E. 肺动脉狭窄

*19. 该患儿出现的并发症是
    A. 呼吸道感染　　　　　　　　　　B. 心力衰竭
    C. 脑血栓　　　　　　　　　　　　D. 亚急性细菌性心内膜炎
    E. 脑脓肿

*20. 患儿出现毛细血管搏动征的原因是
    A. 收缩压增高　　　　　　　　　　B. 收缩压降低
    C. 舒张压增高　　　　　　　　　　D. 舒张压降低,脉压增宽
    E. 收缩压和舒张压均降低

考点 4：先天性心脏病的辅助检查和治疗要点

21. 法洛四联症患儿拟行胸部 X 线检查,预计其结果可能是
    A. 肺野充血,肺门舞蹈征
    B. 肺血管影增粗,肺动脉段突出
    C. 心尖圆钝上翘,肺动脉段凹陷,呈靴状心影
    D. 两侧肺纹理增粗,有斑片状阴影
    E. 左、右心室扩大

*22. 患儿,男,3 岁,自幼青紫,生长发育落后,活动后喜蹲踞,现突然发生晕厥、抽搐。遵医嘱给予普萘洛尔(心得安)进行治疗的目的是
    A. 控制惊厥　　　　　　　　　　　B. 防治脑水肿
    C. 纠正代谢性酸中毒　　　　　　　D. 增加回心血量
    E. 减慢心率

23. 房间隔缺损患儿如需外科手术,手术时机一般选择在
    A. <1 岁　　　　　　　　　　　　B. 1～3 岁
    C. 1～5 岁　　　　　　　　　　　D. 3～5 岁
    E. 出现持续青紫后

*24. 早产儿,胎龄 33 周,体格检查发现胸骨左缘第 2 肋间有粗糙响亮的连续性机器样杂音,后经超声心动图检查为动脉导管未闭。可以选用下列哪一种药物治疗使其导管闭合
    A. 阿司匹林　　　　　　　　　　　B. 去甲肾上腺素

C. 氨基比林　　　　　　　　　　　D. 肾上腺皮质激素

E. 吲哚美辛（消炎痛）

考点 5：先天性心脏病的常见护理诊断／问题、护理措施和健康教育

25. 先天性心脏病患儿出院时对其家长的健康指导，**错误**的是

A. 合理安排患儿的饮食、生活

B. 按时进行预防接种

C. 避免到公共场所、人群集中的地方

D. 对待患儿要额外呵护，有别于正常儿童

E. 定期复查，择期手术

26. 患儿，男，6 岁，患轻度房间隔缺损，尚未治疗，现因龋齿需要拔牙，医生在拔牙前给予患儿头孢克肟颗粒口服，其目的是预防

A. 牙龈炎　　　　　　　　　　　B. 感染性心内膜炎

C. 上呼吸道感染　　　　　　　　D. 心力衰竭

E. 脑脓肿

（27～30 题共用题干）

患儿，女，2 岁。自幼青紫，生长发育落后于同龄儿童，反复上呼吸道感染，现因发热、咳嗽 3 天入院。查体：体温 38.5℃，咽部充血，双肺呼吸音粗，未闻及干湿啰音，心率 136 次 /min，胸骨左缘 2～4 肋间可闻及 Ⅲ 级喷射性收缩期杂音。诊断为法洛四联症。

27. 该患儿首要的护理诊断／问题是

A. 焦虑　　　　　　　　　　　　B. 活动无耐力

C. 营养失调　　　　　　　　　　D. 潜在并发症

E. 气体交换受损

28. 患儿入院后 1 小时，哭闹后突然晕厥、抽搐，考虑该患儿最可能发生了

A. 心力衰竭　　　　　　　　　　B. 重度贫血

C. 低血糖昏迷　　　　　　　　　D. 热性惊厥

E. 脑缺氧发作

29. 此时应首先采取的措施

A. 吸氧　　　　　　　　　　　　B. 镇静

C. 置患儿于膝胸卧位　　　　　　D. 报告医生

E. 准备吗啡、普萘洛尔等抢救药品

*30. 若该患儿腹泻,给予充足液体是为了

A. 预防脑血栓形成　　　　　B. 预防肺部感染

C. 预防亚急性心内膜炎　　　D. 预防中枢神经系统感染

E. 预防心力衰竭

(31～33题共用题干)

患儿,男,4岁。生后即发现心脏有杂音,婴儿期喂养困难,易疲乏;经常咳嗽,每年冬天易患肺炎。查体:生长发育落后,心前区隆起,心界向左下扩大,心率170次/min,胸骨左缘3～4肋间闻及Ⅳ级粗糙收缩期杂音,P_2亢进。

31. 该患儿最可能的诊断是

A. 房间隔缺损　　　　　　　B. 肺动脉狭窄

C. 动脉导管未闭　　　　　　D. 法洛四联症

E. 室间隔缺损

*32. 患儿治疗后好转,出院时对家长的健康宣教,**错误**的是

A. 避免患儿长时间剧烈哭闹

B. 积极参加各种体育活动

C. 避免受凉,防止感冒

D. 少量多餐,给予高蛋白、高热量、易消化的饮食

E. 按免疫程序接种疫苗

*33. 该患儿的治疗最终要采取

A. 内科保守治疗　　　　　　B. 择期手术根治

C. 中医中药治疗　　　　　　D. 发病时内科用药

E. 成年后手术治疗

考点6: 病毒性心肌炎的病因和临床表现

34. 患儿,男,6岁。着凉感冒后胸闷气短,恶心、呕吐,心悸,乏力,低热。查体:体温38.1℃,心率130/min,血压80～60mmHg,心音低钝,心肌酶升高。心电图:ST段抬高,低电压。该患儿最可能的诊断是

A. 急性心包炎　　　　　　　B. 败血症

C. 急性心肌炎　　　　　　　D. 急性风湿性心脏炎

E. 扩张型心肌病

*35. 患儿,女,8岁。诊断为病毒性心肌炎,此病最常见的并发症是

A. 感染性关节炎　　　　　　B. 心力衰竭

C. 心源性休克　　　　　　　D. 感染性心内膜炎

E. 心律失常

考点 7：病毒性心肌炎的辅助检查和治疗要点

*36. 对病毒性心肌炎的治疗**错误**的是

A. 重症病例早期可使用糖皮质激素

B. 应用大剂量维生素 C 改善心肌代谢

C. 可用辅酶 Q10 保护心肌

D. 重症病例可静脉滴注丙种球蛋白

E. 心肌炎患儿对洋地黄较敏感，易中毒，一般用有效剂量的 1/3

考点 8：病毒性心肌炎的常见护理诊断 / 问题、护理措施和健康教育

37. 对病毒性心肌炎的家长和患儿进行健康宣教时，护士要说明总的休息时间不少于

A. 1~3 个月   B. 3~4 个月

C. 6 个月   D. 6~9 个月

E. 9~12 个月

38. 急性病毒性心肌炎的患儿，特别强调的护理措施是

A. 给予高蛋白、高热量、高维生素的饮食

B. 休息

C. 降温

D. 严格记录每日出入量

E. 预防上呼吸道感染

考点 9：心力衰竭的病因

39. 1 岁以内儿童心力衰竭最常见的原因是

A. 先天性心脏病   B. 心律失常

C. 心肌炎   D. 心内膜弹力纤维增生症

E. 心肌病

考点 10：心力衰竭的临床表现

40. 下列关于心力衰竭临床诊断依据，**错误**的是

A. 心率增快，婴儿 > 180 次 /min，幼儿 > 160 次 /min

B. 呼吸困难加重

C. 肝大

D. 突然烦躁不安、面色苍白

E. 尿多、下肢水肿

考点 11：心力衰竭的辅助检查和治疗要点

41. 治疗儿童充血性心力衰竭最常选用的口服药物是

    A. 毛花苷丙   B. 地高辛

    C. 多巴酚丁胺   D. 多巴胺

    E. 钙剂

考点 12：心力衰竭的常见护理诊断／问题、护理措施和健康教育

42. 患儿，女，2岁，在门诊诊断为"室间隔缺损合并急性心力衰竭"。使用洋地黄药物治疗时，**错误**的是

    A. 每次用药前应测量患儿脉搏，婴幼儿脉率小于90次/min应停药

    B. 注意按时按量给药

    C. 注意观察有无恶心、呕吐、色视等

    D. 同时给予钙剂以增强其作用

    E. 鼓励患儿进食含钾丰富的食物

（43～46题共用题干）

先心病患儿，男，4岁，因患支气管肺炎诱发急性心力衰竭，护士遵医嘱用毛花苷丙，患儿出现恶心、呕吐、视物模糊。

43. 患儿可能发生了

    A. 心力衰竭加重   B. 肺炎加重

    C. 消化道感染   D. 洋地黄中毒

    E. 室间隔缺损

44. 此时护士应采取的措施是

    A. 立即停用毛花苷丙并通知医师   B. 禁食含钾丰富的食物

    C. 吸入乙醇湿化的氧气   D. 止吐

    E. 减慢输液速度

45. 如果患儿因病情需要补钙，与毛花苷丙至少要间隔的时间是

    A. 2小时   B. 4小时

    C. 8小时   D. 10小时

    E. 12小时

46. 给该患儿输液时，输液速度一般控制在每小时小于

    A. 3ml/kg   B. 5ml/kg

    C. 8ml/kg   D. 10ml/kg

    E. 12ml/kg

序号	1	2	3	4	5	6	7	8	9	10
答案	C	B	E	A	D	A	B	D	E	D
序号	11	12	13	14	15	16	17	18	19	20
答案	B	C	D	D	E	A	B	C	A	D
序号	21	22	23	24	25	26	27	28	29	30
答案	C	E	D	E	D	B	B	E	C	A
序号	31	32	33	34	35	36	37	38	39	40
答案	E	B	B	C	E	E	C	B	A	E
序号	41	42	43	44	45	46				
答案	B	D	D	A	B	B				

1. 答案 C

解析:2 岁以后儿童收缩压(mmHg)=年龄×2+80mmHg,舒张压≈收缩压×2/3。

4. 答案 A

解析:体温每升高 1℃,心率增加 10～15 次 /min。

6. 答案 A

解析:胎儿时期营养物质和气体交换是经脐血管在胎盘处与母体间通过弥散方式进行的。来自胎盘的富含氧气和营养成分的血液,经脐静脉进入胎儿体内,故脐静脉血氧含量最高。

7. 答案 B

解析:先天性心脏病最主要的原因是宫内感染,特别是孕早期病毒感染。

8. 答案 D

解析:先天性心脏病的右向左分流型(青紫型)是先天性心脏病中最严重的一类,常见的有法洛四联症、大动脉错位等。

9. 答案 E

解析:肺动脉狭窄在心脏左、右两侧或动、静脉之间,无异常分流或交通存在,故无青紫现象。

10. 答案 D

解析:先天性心脏病当出现右向左分流时,使大量含氧量低的静脉血流入体循环,出现持续性青紫。

12. 答案 C

解析：动脉导管未闭,当肺动脉压力超过主动脉时,即产生右向左分流(肺动脉血流逆向分流入降主动脉),患儿呈现下半身青紫,左上肢轻度青紫,右上肢正常,称为差异性发绀。

15. 答案 E

解析：法洛四联症,2岁以下的患儿多有缺氧发作,常在吃奶时或大便、哭闹后出现阵发性呼吸困难、烦躁、青紫加重,严重者可引起突然昏厥、抽搐或脑血管意外,这是由于在肺动脉漏斗部狭窄的基础上,突然发生该处肌肉痉挛,引起一时性肺动脉梗阻,使脑缺氧加重所致。

17. 答案 B

解析：胸骨左缘3～4肋间可闻及全收缩期杂音是室间隔缺损的体征。体温38.5℃,咽部充血,咳嗽,肺部可闻及固定湿啰音提示合并发生了支气管肺炎。

19. 答案 A

解析：患儿发热、咳嗽、气急,查体温39.2℃,口唇发绀,双肺呼吸音粗,可闻及细湿性啰音,提示呼吸道感染,肺炎的可能性较大。

20. 答案 D

解析：动脉导管未闭时,由于肺动脉分流使动脉舒张压降低,收缩压多正常,脉压增宽,脉压多大于40mmHg,可有水冲脉、毛细血管搏动征和股动脉枪击音等周围血管征。

22. 答案 E

解析：自幼青紫,生长发育落后,活动后喜蹲踞,提示法洛四联症。突然发生晕厥、抽搐提示缺氧发作,给予β受体阻滞剂普萘洛尔(心得安)的目的是减慢心率、缓解发作。

24. 答案：E

解析：早产儿动脉导管未闭可于生后1周内应用吲哚美辛治疗,以抑制前列腺素的合成,促使导管平滑肌收缩而关闭导管。但仍有10%的患者需要手术治疗。

30. 答案 A

解析：法洛四联症患儿血液黏稠度高,发热、出汗、呕吐、腹泻时,体液量减少,加重血液浓缩,易形成血栓,因此要注意供给充足液体。

32. 答案 B

解析：先心病患儿要制订合理的生活制度,安排好患儿的作息时间,保证睡眠和休息,根据其病情安排适当的活动量,减少心脏负担。

33. 答案 B

解析：常见的左向右分流型及无分流型先心病大部分已能施行根治手术，且效果好。手术年龄可选择在学龄前期。

35. 答案 E

解析：病毒性心肌炎易并发心律失常，包括各种期前收缩、室上性和室性心动过速、房颤和室颤。

36. 答案 E

解析：病毒性心肌炎患儿对洋地黄较敏感，易中毒，一般用有效剂量的2/3。

（邓　青　郭传娟）

第十二章 │ 造血系统疾病患儿的护理

1. 具有儿科护理人员所需要的严谨、细致、慎独的职业素养，较好的护患沟通与团队合作能力，尊重患儿及其家庭成员、关爱患儿、主动为患儿缓解不适、促进患儿恢复健康的职业态度。

2. 掌握贫血的分度，营养性贫血的护理评估、常见护理诊断/问题和护理措施。

3. 熟悉贫血的诊断标准、营养性贫血的病因和健康教育。

4. 了解儿童造血及血液特点、营养性贫血的发病机制。

5. 学会运用护理程序对贫血患儿实施整体护理。

【重点和难点】

本章重点是贫血的分度，营养性贫血的护理评估、常见护理诊断/问题和护理措施，难点是理解营养性贫血的发病机制。

第一节 儿童造血及血液特点

知识点 1: 儿童造血

儿童造血分为胚胎期造血和生后造血两个阶段。

1. 胚胎期造血 造血首先出现在中胚叶的卵黄囊，然后在肝、脾，最后在骨髓、胸腺及淋巴结等处，因而形成中胚叶造血期、肝脾造血期、骨髓造血期三个不同的造血期。

2. 生后造血

（1）骨髓造血：婴儿出生后肝脾造血功能迅速停止，红骨髓成为主要的造血器官。5～7岁开始黄骨髓逐渐增多,而红骨髓相应减少,年长儿和成人红骨髓仅分布于扁骨(颅骨、胸骨、肋骨、髂骨)、不规则骨(椎骨、锁骨、肩胛骨)及长骨干骺端。黄骨髓具有潜在的造血功能。

(2)骨髓外造血:婴幼儿期因缺乏黄骨髓,造血代偿潜力小,当发生感染性贫血或溶血性贫血等需要增加造血时,肝、脾和淋巴结可恢复到胎儿时期的造血状态,出现肝、脾、淋巴结肿大,同时外周血中可出现有核红细胞和/或幼稚中性粒细胞,当感染及贫血等纠正后即恢复正常。

知识点 2:儿童血液特点

1. 红细胞数和血红蛋白量　由于胎儿期处于相对缺氧状态,故红细胞数和血红蛋白量均较高,随着出生后自主呼吸的建立,血氧含量增加,红细胞生成素减少,骨髓造血功能暂时下降,网织红细胞减少;胎儿红细胞寿命较短,且破坏较多(生理性溶血);婴儿生长发育迅速,循环血量迅速增加等因素,红细胞数和血红蛋白量逐渐降低,至 2～3 个月时红细胞数降至 $3.0×10^{12}$/L 左右,血红蛋白量降至 100g/L 左右,出现轻度贫血,称为"生理性贫血"。3 个月以后随着红细胞生成素的增加,红细胞数和血红蛋白量又逐渐上升,约 12 岁时达成人水平。

2. 白细胞数与分类　儿童出生时白细胞总数为(15～20)×10^9/L,生后 6～12 小时达(21～28)×10^9/L,然后逐渐下降,婴儿期维持在 10×10^9/L 左右,8 岁以后接近成人水平。白细胞分类主要是中性粒细胞(N)与淋巴细胞(L)比例的变化。生后4～6 天时两者比例约相等(第一次交叉),至 4～6 岁时两者比例又相等(第二次交叉)。7 岁以后白细胞分类与成人相似。

3. 血小板　儿童血小板数与成人相似,为(100～300)×10^9/L。

4. 血容量　儿童血容量相对较成人多,新生儿血容量占体重的比例约为 10%,平均为 300ml;年长儿为 8%～10%;成人为 6%～8%。

第二节　儿童贫血概述

知识点 3:儿童贫血的分度和分类

贫血是指外周血中单位容积内的红细胞数或血红蛋白量低于正常。

1. 贫血的分度　根据外周血中血红蛋白量或红细胞数可将贫血分为四度:血红蛋白量(90～120)g/L,红细胞数(3～4)×10^{12}/L 为轻度;血红蛋白量(60～90)g/L,红细胞数(2～3)×10^{12}/L 为中度;血红蛋白量(30～60)g/L,红细胞数(1～2)×10^{12}/L

为重度；血红蛋白量＜30g/L，红细胞数＜1×10^{12}/L为极重度。

2. 贫血的分类

（1）病因分类：根据导致贫血的原因可将贫血分为红细胞和血红蛋白生成不足性贫血、溶血性贫血、失血性贫血三类。其中缺乏铁、维生素B_{12}、叶酸是小儿贫血最常见的病因。

（2）形态分类：根据平均红细胞容积（MCV）、平均红细胞血红蛋白量（MCH）和平均红细胞血红蛋白浓度（MCHC）的值，将贫血分为大细胞性贫血、正细胞性贫血、单纯小细胞性贫血、小细胞低色素性贫血四类。

第三节　营养性缺铁性贫血

营养性缺铁性贫血是由于体内铁缺乏导致血红蛋白合成减少而引起的贫血，是儿童贫血中最常见的类型，任何年龄均可发病，以6个月～2岁婴幼儿发病率最高，是我国重点防治的儿童常见病之一。

知识点4：营养性缺铁性贫血的病因、发病机制和临床表现

【病因】

铁摄入不足是缺铁性贫血的主要原因。另外，病因还包括先天储存铁不足，生长发育快，铁吸收、利用障碍，铁丢失过多等。

【发病机制】

1. 缺铁对血液系统的影响　缺铁时血红素生成不足，进而血红蛋白合成减少，导致新生的红细胞内血红蛋白含量不足，细胞质减少，细胞变小；而缺铁对细胞的分裂、增殖影响较小，故红细胞数量减少的程度不如血红蛋白减少明显，从而形成小细胞低色素性贫血。

2. 缺铁对其他系统的影响　缺铁可影响肌红蛋白的合成，并可使多种含铁酶（如细胞色素C、单胺氧化酶等）的活性下降。由于这些含铁酶与生物氧化、组织呼吸、神经介质分解与合成有关，故铁缺乏时造成细胞功能紊乱，从而产生一些非造血系统的表现。

【临床表现】

（1）一般贫血表现：皮肤黏膜逐渐苍白，以口唇、口腔黏膜及甲床最为明显。患儿易疲乏无力，不爱活动。年长儿可诉头晕、眼前发黑、耳鸣等。

（2）骨髓外造血表现：肝、脾、淋巴结可轻度肿大。年龄越小、病程越久，贫血越重,肝脾肿大越明显。

（3）非造血系统表现：①消化系统：食欲减退,少数患儿有异食癖。②神经系统：婴幼儿表现为烦躁不安、易激惹或萎靡不振；年长儿常注意力不能集中、多动、记忆力减退,智力低于同龄儿。③心血管系统：贫血明显时心率增快,严重者心脏扩大,甚至发生心力衰竭。④其他：因细胞免疫功能低下,常合并感染；可因上皮组织发育不良出现指（趾）甲薄脆、不光滑甚至反甲（匙状指）。

知识点 5：营养性缺铁性贫血的辅助检查和治疗要点

【辅助检查】

1. 血常规　血红蛋白降低比红细胞数减少明显,呈小细胞低色素性贫血。外周血涂片可见红细胞大小不等,以小细胞为多,中央淡染区扩大。网织红细胞数正常或轻度减少。白细胞、血小板一般无改变。MCV、MCH、MCHC 均降低。

2. 骨髓象　骨髓增生活跃,以中、晚幼红细胞增生为主。各期红细胞均较小,胞质少,显示胞质成熟程度落后于胞核。

3. 铁代谢的检查　血清铁蛋白（SF）< 12μg/L,提示缺铁；红细胞游离原卟啉（FEP）> 0.9μmol/L,提示红细胞内缺铁；血清铁（SI）< 10.7μmol/L,总铁结合力（TIBC）> 62.7μmol/L,转铁蛋白饱和度（TS）< 15%,有诊断意义。

【治疗要点】

去除病因、应用铁剂、必要时输红细胞。积极寻找病因加以去除,合理喂养。若无特殊原因,应采用口服给药,首选二价铁盐制剂,常用的口服铁剂有硫酸亚铁、富马酸亚铁、葡萄糖酸亚铁、琥珀酸亚铁等。口服铁剂的剂量为元素铁 4～6mg/（kg·d）,分 3 次口服。铁剂用至血红蛋白达正常水平后再继续用 6～8 周,以补充铁的储存量。注射铁剂应慎用。

知识点 6：营养性缺铁性贫血的常见护理诊断/问题、护理措施和健康教育

【常见护理诊断/问题】

1. 活动无耐力　与贫血致组织、器官缺氧有关。

2. 营养失调：低于机体需要量　与铁的摄入不足、吸收不良、丢失过多或消耗增加等有关。

3. 有感染的危险　与缺铁导致细胞免疫功能降低有关。

4. 潜在并发症：心力衰竭。

【护理措施】

1. 合理安排休息与活动　根据活动耐力下降情况制订活动类型、活动强度、持续时间,并随时调整。

2. 合理安排饮食，补充铁剂

（1）提倡母乳喂养，按时引入含铁丰富的转乳期食物。

（2）指导患儿家长合理搭配患儿的饮食。

（3）增加食欲，创造良好的进食环境。

（4）正确应用铁剂，观察铁剂的疗效与副作用

1）口服铁剂应注意：①宜从小剂量开始，并在两餐之间服用。②铁剂可与维生素 C、果汁、稀盐酸等同服，以利于吸收。③忌与抑制铁吸收的食物如牛奶、茶、咖啡、钙片等同服。④液体铁剂可使牙齿染黑，应用吸管或滴管服用，直接将药液送到舌根部。⑤服用铁剂后大便可变黑或呈柏油样，停药后恢复，应向家长及年长儿说明原因，消除其紧张心理。

2）注射铁剂：注射铁剂容易发生不良反应，个别甚至可发生过敏性休克，故应慎用。①须深部肌内注射，每次更换注射部位（可采用 Z 形注射），以利于吸收、减轻疼痛、避免硬结形成。②注射前更换新针头（即抽药与注药不用同一针头）或注射器内留微量（约 0.1ml）气体，以防药液漏入皮下组织致局部坏死。③首次注射应严密观察 1 小时，警惕过敏现象发生。

3）疗效观察：补给铁剂 12～24 小时后，烦躁等精神症状减轻，食欲增加。2～3 天后网织红细胞开始上升，5～7 天达高峰，2～3 周后下降至正常；治疗约 1～2 周后血红蛋白逐渐上升，通常于治疗 3～4 周达到正常；如 3 周内血红蛋白上升不足 20g/L，应查找原因。

3. 预防感染　缺铁可以造成患儿细胞免疫功能缺陷，增加易感性，同时感染也可影响铁的吸收而加重贫血。

4. 防止发生心力衰竭　重度贫血患儿应卧床休息，取半卧位，必要时吸氧。

【健康教育】

指导家长合理安排患儿的日常生活，注意观察和调整患儿活动的类型、强度和持续时间。指导患儿家长正确用药，详细告知家长口服铁剂的注意事项、服药时间、服药后的不良反应以及应对方法。强调预防缺铁性贫血的重要性，加强母亲孕期及哺乳期营养，增加含铁丰富的食物；提倡母乳喂养，合理搭配饮食，给儿童及时引入含铁丰富的转乳期食品，如早产儿和低出生体重儿宜自 2 个月左右开始给予铁剂；婴幼儿如喂鲜牛乳必须加热处理，以减少牛乳过敏所致的肠道失血；培养良好的饮食习惯，从小养成不挑食、偏食等。重视患儿心理疏导，对因缺铁性贫血导致智力减退、成绩下降者，应加强教育与训练，减轻其自卑心理；对有异食癖患儿不应过多责备，应细心看护和引导，鼓励患儿纠正不良嗜好。定期体检，发现缺铁性贫血后及时治疗。

第四节　营养性巨幼细胞贫血

营养性巨幼细胞贫血是由于缺乏维生素 B_{12} 和 / 或叶酸所引起的一种大细胞性贫血，多见于 6 个月～2 岁的婴幼儿。

知识点 7：营养性巨幼细胞贫血的病因、发病机制和临床表现

【病因】

营养性巨幼细胞贫血的病因包括维生素 B_{12} 和 / 或叶酸摄入量不足、需要量增加、吸收或代谢障碍和药物因素。

【发病机制】

叶酸在叶酸还原酶的还原作用和维生素 B_{12} 的催化作用下变成四氢叶酸。当维生素 B_{12} 和 / 或叶酸缺乏时，使四氢叶酸减少，导致 DNA 合成减少。幼稚红细胞内的 DNA 合成减少，使其分裂和增殖时间延长，出现细胞核的发育落后于胞质而血红蛋白的合成不受影响，红细胞数量减少、胞体变大，形成巨幼红细胞。由于红细胞生成速度变慢，巨幼红细胞在骨髓内易被破坏，进入血液循环的红细胞寿命也较短，从而出现贫血。

维生素 B_{12} 缺乏时可导致中枢和外周神经髓鞘受损，出现神经精神症状；叶酸缺乏主要引起情感改变，偶见深感觉障碍，其机制尚未明了。

【临床表现】

1. 一般表现　患儿多呈虚胖或颜面轻度水肿，毛发纤细、稀疏、发黄，严重者皮肤有出血点或瘀斑。

2. 贫血表现　皮肤常呈蜡黄色，睑结膜、口腔黏膜、口唇、指甲等处苍白；疲乏无力，常伴有肝、脾大。

3. 神经精神症状　患儿可出现烦躁不安、易怒等症状。维生素 B_{12} 缺乏者可出现表情呆滞，嗜睡，对外界反应迟钝，少哭不笑，智力及动作发育落后甚至倒退。重症病例可出现肢体、躯干、头部和全身不规则震颤，甚至抽搐、感觉异常、共济失调、踝阵挛和巴宾斯基征阳性等。

4. 消化系统表现　患儿常有食欲缺乏、厌食、恶心、腹泻、呕吐和舌炎等；因震颤可致舌下溃疡。

知识点 8：营养性巨幼细胞贫血的辅助检查和治疗要点

【辅助检查】

1. 血常规　红细胞数、血红蛋白量均低于正常，红细胞数减少比血红蛋白量减

少更明显,呈大细胞性贫血。血涂片可见红细胞大小不等,以大细胞为多,中央淡染区不明显,可见巨幼变的有核红细胞,中性粒细胞呈核分叶过多现象。网织红细胞、白细胞、血小板计数常减少。

2. 骨髓检查　红细胞系增生明显活跃,粒系、红细胞系均出现巨幼变,表现为胞体变大、胞核的发育落后于细胞质。血清维生素 B_{12} 和叶酸测定提示血清维生素 B_{12} < 100ng/L(正常值为 200 ~ 800ng/L),血清叶酸 < 3μg/L(正常值为 5 ~ 6μg/L)。

【治疗要点】

治疗原则是去除病因、加强营养、防治感染、坚持足疗程用药。补充叶酸和维生素 B_{12} 是治疗的关键。有神经精神症状者,应以维生素 B_{12} 治疗为主,维生素 B_{12} 500 ~ 1 000μg 一次肌内注射;或每次肌内注射 100μg,每周 2 ~ 3 次,连用数周,直到临床表现好转、血常规恢复正常为止;当有神经系统受累表现时,可给予每日 1mg,连续肌内注射 2 周以上;由于维生素 B_{12} 吸收缺陷所致者,每月肌内注射 1mg,长期应用。叶酸口服剂量为每次 5mg,每日 3 次,连续数周至临床表现好转、血常规恢复正常为止。同时口服维生素 C 有助于叶酸的吸收。

知识点 9: 营养性巨幼细胞贫血的护理诊断 / 问题、护理措施和健康教育

【常见护理诊断 / 问题】

1. 活动无耐力　与贫血致组织、器官缺氧有关。

2. 营养失调: 低于机体需要量　与维生素 B_{12} 和 / 或叶酸摄入不足、吸收不良等有关。

3. 有受伤的危险　与肢体或全身震颤及抽搐有关。

4. 生长发育改变　与营养不足、贫血及维生素 B_{12} 缺乏影响生长发育有关。

【护理措施】

1. 注意休息,适当活动　根据患儿的活动耐受情况,安排其休息与活动。

2. 加强营养,指导喂养

(1) 改善哺乳母亲营养,及时为患儿引入富含维生素 B_{12} 的食物。

(2) 合理用药,观察疗效:一般用药 2 ~ 4 天后,患儿精神症状好转、食欲增加。单纯维生素 B_{12} 缺乏时,不宜加用叶酸治疗,以免加重神经精神症状。

3. 预防受伤　由于维生素 B_{12} 缺乏的患儿可出现全身震颤、抽搐、感觉异常、共济失调等,应严密观察患儿病情的进展。震颤严重者应按医嘱给予镇静剂;上下门齿之间可垫缠有纱布的压舌板,以防咬破口唇、舌尖;限制活动,防止发生外伤。

4. 促进生长发育　有动作、智力发育落后和倒退现象者需进行监测,并加强护理,耐心教育和训练。指导患儿家长逐渐训练患儿坐、立、行等运动功能,并尽早给予药物治疗,以促进患儿动作和智力发育。

【健康教育】

向家长介绍本病的发病原因、临床特点、治疗方法及预后,指出缺乏维生素 B_{12} 和／或叶酸不仅造成贫血,还会造成儿童智力与动作发育落后,及时的药物治疗和正确的指导可以改善神经精神症状。向家长提供有关营养方面的知识,说明本病的预防要点就是要按时引入转乳期食物,饮食要多样化;较大儿童要耐心说服他们克服不良饮食习惯,必要时协助家长制订合适的食谱。强调积极治疗和去除影响维生素 B_{12} 和叶酸吸收的因素,合理用药。指导家长加强对患儿的护理,防止患儿受伤。指导家长做好患儿生长发育监测和评估。

【考点训练题】

考点 1: 儿童造血

1. 胎儿时期最初的造血场所是

    A. 卵黄囊   B. 肝

    C. 脾   D. 红骨髓

    E. 淋巴结

2. 胎儿中期主要的造血器官是

    A. 卵黄囊   B. 肝

    C. 脾   D. 红骨髓

    E. 淋巴结

3. 婴儿出生后主要的造血器官是

    A. 卵黄囊   B. 肝

    C. 脾   D. 红骨髓

    E. 淋巴结

4. 婴幼儿发生贫血需要增加造血时,恢复到胎儿时期造血状态的器官是

    A. 卵黄囊   B. 肝、脾、骨髓

    C. 肝、脾、淋巴结   D. 红、黄骨髓

    E. 淋巴结

考点 2: 儿童血液特点

5. 儿童血容量占体重的比例为

    A. 6%~8%   B. 8%~10%

C. $10\% \sim 12\%$ D. 10%

E. $12\% \sim 14\%$

6. 正常儿童白细胞分类出现两次交叉的时间(或年龄)分别是
   - A. 出生后 $2 \sim 4$ 天和 $1 \sim 3$ 岁
   - B. 出生后 $4 \sim 6$ 天和 $4 \sim 6$ 岁
   - C. 出生后 $6 \sim 8$ 天和 $4 \sim 6$ 岁
   - D. 出生后 $8 \sim 10$ 天和 $8 \sim 10$ 岁
   - E. 出生后 $13 \sim 15$ 天和 $13 \sim 15$ 岁

7. 婴儿生理性贫血通常发生在
   - A. 出生后 $1 \sim 2$ 个月
   - B. 出生后 $2 \sim 3$ 个月
   - C. 出生后 $3 \sim 4$ 个月
   - D. 出生后 $4 \sim 5$ 个月
   - E. 出生后 $5 \sim 6$ 个月

8. 婴儿生理性贫血时,血红蛋白量与红细胞数分别降至
   - A. $30g/L$, $7.0 \times 10^{12}/L$
   - B. $60g/L$, $6.0 \times 10^{12}/L$
   - C. $90g/L$, $5.0 \times 10^{12}/L$
   - D. $100g/L$, $3.0 \times 10^{12}/L$
   - E. $110g/L$, $4.0 \times 10^{12}/L$

考点 3: 儿童贫血的分度和分类

9. 贫血患儿,男,3岁,活动量稍大时气促、心悸,血红蛋白量 $61g/L$,红细胞数 $2.8 \times 10^{12}/L$,该患儿的贫血程度为
   - A. 轻度
   - B. 中度
   - C. 重度
   - D. 极重度
   - E. 特重度

考点 4: 营养性缺铁性贫血的病因、发病机制和临床表现

10. 营养性缺铁性贫血多见于
    - A. 新生儿
    - B. 6个月婴儿
    - C. 6个月至2岁的婴幼儿
    - D. 3至6岁的幼儿
    - E. 6岁以上的儿童

11. 营养性缺铁性贫血的主要病因是
    - A. 先天储铁不足
    - B. 生长发育快
    - C. 铁摄入不足
    - D. 铁吸收障碍
    - E. 铁的丢失过多

*12. 患儿,女,9个月,出生后奶粉喂养,未添加辅食。近1个月来食欲减退、腹泻并伴有异食癖。入院后查体:口唇、皮肤黏膜苍白,肝、脾轻度肿大,Hb $80g/L$,血涂片显示红细胞大小不等,以小细胞为多,中央淡染区扩大。该患儿最可能的诊断是

A. 生理性贫血   B. 营养性缺铁性贫血

C. 营养性巨幼细胞贫血   D. 白血病

E. 再生障碍性贫血

考点 5：营养性缺铁性贫血的辅助检查和治疗要点

13. 下列关于营养性缺铁性贫血患儿的血常规检查，不正确的是

    A. 呈小细胞低色素性贫血

    B. 网织红细胞数正常或轻微减少

    C. 红细胞大小不等，以小细胞为主

    D. 红细胞减少较血红蛋白明显

    E. 白细胞、血小板多正常

14. 营养性缺铁性贫血患儿应用口服铁剂治疗，用至何时可停药

    A. 网织红细胞上升   B. 血红蛋白上升

    C. 血红蛋白正常后即停药   D. 血红蛋白正常后2周左右

    E. 血红蛋白正常后2个月左右

*15. 诊断缺铁性贫血，下列哪项**没有意义**

    A. 红细胞寿命测定   B. 血常规和骨髓检查

    C. 铁代谢的生化检查   D. 喂养史和临床表现

    E. 用铁剂试验性治疗

16. 缺铁性贫血的患儿，铁剂治疗1周左右，实验室检查首先升高的是

    A. 血红蛋白   B. 网织红细胞

    C. 血清铁饱和度   D. 红细胞平均容积

    E. 血清铁

考点 6：营养性缺铁性贫血的常见护理诊断/问题、护理措施和健康教育

*17. 14个月大的女童，面色苍白、易疲乏无力2个月。体检：口唇黏膜及甲床苍白，肝肋下2cm。外周血象：血红蛋白76g/L，红细胞数 3.0×10^{12}/L；血涂片可见红细胞体积小，中央淡染区扩大。该患儿首优的护理诊断/问题是

    A. 营养失调   B. 活动无耐力

    C. 有感染的危险   D. 有受伤的危险

    E. 慢性意识障碍

（18～20题共用题干）

患儿，女，35周早产，出生体重2 400g，现生后80天，混合喂养。血常规显示：血红蛋白80g/L，红细胞数 3.0×10^{12}/L。入院后诊断为营养性缺铁性贫血。

*18. 指导家长对该婴儿开始补充铁剂的时间应该是
    A. 2个月　　　　　　　　　B. 3个月
    C. 4个月　　　　　　　　　D. 5个月
    E. 6个月

*19. 对家长进行铁剂的用药指导中**错误**的是
    A. 在饭前服用　　　　　　　B. 应从小剂量服用
    C. 过量易致中毒　　　　　　D. 可与维生素C、果汁同时服用
    E. 可用滴管服用,及时漱口

*20. 指导家长预防婴儿营养性缺铁性贫血,主要的措施是
    A. 母乳喂养
    B. 牛乳喂养
    C. 及时添加含铁丰富的辅食
    D. 母乳喂养,并及时添加含铁丰富的辅食
    E. 及时添加铁剂

考点7:营养性巨幼细胞贫血的病因、发病机制和临床表现

21. 以羊乳喂养的婴儿易发生
    A. 腹泻　　　　　　　　　　B. 缺乏维生素
    C. 溶血性贫血　　　　　　　D. 免疫力低下
    E. 营养性巨幼细胞贫血

22. 营养性巨幼细胞贫血的特点**不包括**
    A. 多见于6~24个月婴儿
    B. 异食癖
    C. 神经、精神症状
    D. 虚胖、轻度水肿,毛发稀疏、细黄
    E. 血常规检查,红细胞下降比血红蛋白下降更明显

23. 营养性巨幼细胞贫血神经精神症状不包括
    A. 表情呆滞　　　　　　　　B. 对外界反应迟钝
    C. 少哭不笑　　　　　　　　D. 智力、动作发育落后
    E. 哭时多泪、多汗

24. 按形态学分类,营养性巨幼细胞贫血属于
    A. 单纯性小细胞性贫血　　　B. 小细胞低色素性贫血
    C. 正细胞性贫血　　　　　　D. 大细胞性贫血

E. 溶血性贫血

*25. 12个月大的女婴,近日来皮肤苍黄,少哭不笑,手足震颤,智力、动作发育落后。查体:面色蜡黄,口唇、甲床苍白,肝脾轻度肿大,踝阵挛(+)。外周血象:RBC 2.0×10^{12}/L, Hb 90g/L, WBC 4.0×10^9/L。最可能的诊断是

A. 再生障碍性贫血   B. 营养性巨幼细胞贫血

C. 营养性缺铁性贫血   D. 急性白血病

E. 生理性贫血

考点8:营养性巨幼细胞贫血的辅助检查和治疗要点

*26. 患儿,男,1岁。因"皮肤、面色苍黄1个月"入院,血清维生素 B_{12} 和叶酸均下降。入院后诊断为营养性巨幼细胞贫血。该患儿最适宜的治疗是

A. 口服铁剂   B. 输血

C. 铁剂+维生素C   D. 维生素 B_{12}+叶酸

E. 钙剂

考点9:营养性巨幼细胞贫血的护理诊断/问题、护理措施和健康教育

27. 患儿,女,18个月,诊断为营养性巨幼细胞贫血,患儿时有头部、肢体不自主震颤,针对这些表现,与其相对应的护理诊断/问题是

A. 活动无耐力   B. 营养失调

C. 生长发育改变   D. 有受伤的危险

E. 有感染的危险

(28~30题共用题干)

患儿,女,1岁,母乳喂养,未加辅食,近1个月来患儿出现皮肤、面色苍黄,表情呆滞,反应迟钝,少哭不笑。入院后检查发现肝脾轻度肿大,血红蛋白为70g/L,血清维生素 B_{12} 为90ng/L,血清叶酸为3.5μg/L。

28. 该患儿最可能的诊断是

A. 生理性贫血   B. 营养性巨幼细胞贫血

C. 营养性缺铁性贫血   D. 白血病

E. 再生障碍性贫血

*29. 该患儿的护理措施,正确的是

A. 口服铁剂+维生素C

B. 深部肌内注射铁剂

C. 输血

D. 肌内注射维生素 B_{12} 并口服叶酸

E. 肌内注射维生素 B_{12}

30. 向家长进行营养性巨幼细胞贫血的健康宣教时，**错误**的是

A. 强调积极治疗和去除影响维生素 B_{12} 和叶酸吸收的因素，合理用药

B. 说明本病的预防要点就是要按时引入转乳期食物，饮食要多样化

C. 及时的药物治疗和正确指导可以改善神经精神症状

D. 叶酸口服连续数周至临床表现好转、血常规恢复正常后再服 2 周以补充储存量

E. 有神经精神症状者，维生素 B_{12} 治疗直到临床表现好转、血常规恢复正常为止

【参考答案和部分解析】

序号	1	2	3	4	5	6	7	8	9	10
答案	A	B	D	C	B	B	B	D	B	C
序号	11	12	13	14	15	16	17	18	19	20
答案	C	B	D	E	A	B	B	A	A	D
序号	21	22	23	24	25	26	27	28	29	30
答案	E	B	E	D	B	D	D	B	E	D

12. 答案 B

解析：血涂片显示红细胞大小不等，以小细胞为多，是营养性缺铁性贫血的特点。

15. 答案 A

解析：红细胞寿命是诊断溶血的可靠指标，与缺铁性贫血的诊断无关。

17. 答案 B

解析：患儿"易疲乏无力 2 个月"，与贫血致组织、器官缺氧有关。外周血象：血红蛋白 76g/L，红细胞数 3.0×10^{12}/L，支持贫血的诊断，故优先考虑的护理问题是活动无耐力。

18. 答案 A

解析：早产儿和低出生体重儿，宜自 2 个月左右开始补充铁剂，以预防营养性缺铁性贫血。

19. 答案 A

解析：铁剂应在两餐之间服用，以减少对胃肠道的刺激，并有利于铁的吸收。

20. 答案 D

解析：预防营养性缺铁性贫血，应提倡母乳喂养，及时添加含铁丰富且吸收率高的辅食。

25. 答案 B

解析：神经精神症状（少哭不笑，智力、动作发育落后，手足震颤等）及外周血象显示红细胞数减少比血红蛋白量减少更明显，为营养性巨幼细胞贫血的特点。

26. 答案 D

解析：该患儿血清维生素 B_{12} 和叶酸均下降，故最适宜的治疗是补充维生素 B_{12} 和叶酸。

29. 答案 E

解析：营养性巨幼细胞贫血患儿单纯维生素 B_{12} 缺乏不宜加用叶酸，以免加重神经精神症状（该患儿血清维生素 B_{12} < 100ng/L，血清叶酸 > 3μg/L，为单纯维生素 B_{12} 缺乏）。

（张晓燕　李砚池）

第十三章 ｜ 泌尿系统疾病患儿的护理

【学习目标】

1. 具有儿科护理人员所需要的严谨、细致、慎独的职业素养,较好的护患沟通与团队合作能力,尊重患儿及其家庭成员、关爱患儿、主动为患儿缓解不适、促进患儿恢复健康的职业态度。

2. 掌握泌尿系统常见疾病的护理评估、常见护理诊断/问题和护理措施。

3. 熟悉泌尿系统的生理特点,泌尿系统常见疾病的病因和健康教育。

4. 了解泌尿系统的解剖特点,急性肾小球肾炎、肾病综合征的发病机制。

5. 学会运用护理程序对泌尿系统常见疾病患儿实施整体护理。

【重点和难点】

本章重点是泌尿系统常见疾病的病因、护理评估、常见护理诊断/问题和护理措施,难点是急性肾小球肾炎、原发性肾病综合征的发病机制。

第一节 儿童泌尿系统解剖生理特点

知识点 1: 儿童泌尿系统解剖生理特点

1. 解剖特点 儿童的肾脏相对较大,位置较低,2 岁以下腹部触诊时容易触到。婴幼儿输尿管、管壁肌肉和弹力组织发育不全,易被压扁或扭转而引起梗阻,出现尿潴留而诱发感染。女婴尿道较短,外口暴露且靠近肛门,易受污染而引起上行感染。男婴常有包茎和包皮过长,可发生污垢积聚而引起上行感染。

2. 生理特点

(1)尿量:正常婴儿每昼夜排尿量为 400~500ml,幼儿为 500~600ml,学龄前儿童为 600 ~ 800ml,学龄儿童为 800 ~ 1 400ml。学龄儿童每日尿量 < 400ml、学龄前儿童每日尿量 < 300ml、婴幼儿每日尿量 < 200ml 时,即为少尿;若每日尿量 < 50ml 为无尿。

（2）尿细胞和管型:正常新鲜尿液离心后沉渣显微镜下检查,红细胞 < 3 个 / 高倍视野（HP）,白细胞 < 5 个 / 高倍视野（HP）,偶见透明管型。12 小时尿细胞计数（Addis count）:红细胞 < 50 万,白细胞 < 100 万,管型 < 5 000 个为正常。

第二节　急性肾小球肾炎

急性肾小球肾炎简称急性肾炎,是儿童时期最常见的一种肾脏疾病,可分为急性链球菌感染后肾小球肾炎和非链球菌感染后肾小球肾炎,临床以前者多见。该病多见于 5 ~ 14 岁儿童,2 岁以下少见,男女之比为 2∶1。

知识点 2:急性肾小球肾炎的病因、发病机制和临床表现

【病因】

本病多属 A 组乙型溶血性链球菌急性感染后引起的免疫复合物性肾小球肾炎,常继发于上呼吸道感染。

【发病机制】

前驱感染后,机体对链球菌的某些抗原成分产生抗体,抗原抗体结合形成循环免疫复合物,随血流到达肾脏,沉积于肾小球基底膜并激活补体系统,引起免疫损伤和炎症反应,导致毛细血管腔变窄甚至闭塞,肾小球滤过率降低,体内水、钠潴留、细胞外液和血容量增多,临床上出现少尿、水肿、高血压、急性循环充血;严重者可出现急性肾功能不全、高血压脑病、严重循环充血等。免疫损伤还可使肾小球基底膜破坏,血液成分漏出毛细血管,尿中出现蛋白、红细胞、白细胞和各种管型。

【临床表现】

1. 前驱感染　90% 的病例有链球菌的前驱感染,以呼吸道及皮肤感染为主。

2. 典型表现

（1）水肿、少尿:常表现为眼睑及颜面水肿,重者 2 ~ 3 日内波及全身,呈非凹陷性。水肿同时伴少尿,随着尿量增多水肿逐渐消退。

（2）血尿:几乎所有病例均可见镜下血尿,50% ~ 70% 患儿有肉眼血尿。尿色因尿液的酸碱度不同而异,酸性尿时呈浓茶色或烟灰水样,中性或碱性尿时呈鲜红色或洗肉水样。镜下血尿持续 1 ~ 3 个月或更长时间。

（3）高血压：多为轻度或中度增高，一般在 1～2 周内随尿量增多而降至正常。

3. 严重表现

（1）严重循环充血：常发生在起病 1 周内，表现类似心衰，但与真正心衰不同。主要表现为呼吸急促、肺部出现湿啰音，严重者出现呼吸困难、端坐呼吸、频繁咳嗽、咯粉红色泡沫样痰、双肺满布湿啰音、颈静脉怒张、心脏扩大甚至出现奔马律、肝大而硬、水肿加剧等。

（2）高血压脑病：患儿出现剧烈头痛、恶心呕吐、复视或一过性失明，严重者可出现惊厥、昏迷。

（3）急性肾功能不全：是急性肾炎患儿死亡的主要原因。主要表现为少尿或无尿，血尿素氮、血肌酐增高，高钾血症，代谢性酸中毒等。

知识点 3：急性肾小球肾炎的辅助检查和治疗要点

【辅助检查】

1. 尿液检查　尿蛋白 +～+++，与血尿的程度平行；尿液显微镜下检查可见较多红细胞，有透明管型、颗粒管型、红细胞管型等。

2. 血液检查　血沉增快；补体 C3 显著下降；抗链球菌溶血素"O"（ASO）大多增高。少尿期有轻度氮质血症，尿素氮、肌酐暂时升高。

【治疗要点】

本病无特异治疗方法，主要以休息、对症治疗及抗感染治疗为主。对症治疗：①利尿：经控制水、钠摄入仍有水肿、少尿者，可选用利尿药治疗。轻者选用氢氯噻嗪口服，重者选用呋塞米口服或静脉注射。②降压：给予硝苯地平或卡托普利口服，出现高血压脑病时首选硝普钠治疗。③抗感染治疗：有感染灶时常选用青霉素，用药 10～14 天。

知识点 4：急性肾小球肾炎的常见护理诊断/问题、护理措施和健康教育

【常见护理诊断/问题】

1. 体液过多　与肾小球滤过率减少致水、钠潴留有关。

2. 潜在并发症：急性肾功能不全、高血压脑病、严重循环充血。

3. 焦虑　与医疗性限制、病程长及知识缺乏有关。

【护理措施】

1. 协助减轻及消除水肿

（1）休息：急性期应严格卧床休息 2～3 周，待水肿消退、血压降至正常、肉眼血尿消失后，可下床轻微活动或户外散步；血沉正常后可上学，但应避免剧烈活动或体育运动；尿液检查完全正常后（Addis 计数正常后）方可恢复正常活动。

（2）饮食管理：给予低盐饮食，严重水肿或高血压者需给予无盐饮食。

（3）遵医嘱用利尿药、降压药：口服氢氯噻嗪对胃肠道有刺激，应餐后服用。呋塞米静脉注射后注意观察有无水、电解质紊乱。服用降压药的患儿应避免突然起立，以防体位性低血压的发生。硝普钠要现用现配，输液系统要避光。

（4）准确记录24小时出入量，每周留尿标本送尿常规检查2次。

（5）评估并记录患儿水肿变化情况。

2. 密切观察病情　注意观察尿量、尿色及水肿情况，若尿量持续减少甚至无尿，出现头痛、恶心、呕吐等，提示可能发生了急性肾功能不全。如血压突然升高、剧烈头痛、呕吐、一过性失明、惊厥等，提示可能发生了高血压脑病。如患儿出现呼吸困难、不能平卧等，应警惕发生严重循环充血的可能。

3. 帮助患儿及家长缓解焦虑。

【健康教育】

选择适当的方式和语言为患儿及家长介绍急性肾炎的护理要点和预后估计，做好出院指导，强调限制患儿活动和饮食的重要性，尤以前2周最关键。强调预防本病的关键是防治链球菌感染。

第三节　原发性肾病综合征

肾病综合征是一组由多种原因引起的以肾小球基底膜通透性增加，导致血浆内大量蛋白质从尿中丢失的一种临床综合征。其临床特点是大量蛋白尿、低蛋白血症、高脂血症、明显水肿（三高一低）。原发性肾病综合征按其临床表现分为单纯性肾病和肾炎性肾病两型，其中以单纯性肾病多见。

知识点5：原发性肾病综合征的病因、发病机制、病理生理和临床表现

【病因及发病机制】

病因及发病机制尚不明确。单纯性肾病的发病可能与T细胞免疫功能紊乱有关，肾炎性肾病患儿的肾脏病变中可发现免疫球蛋白和补体成分沉积，提示与免疫病理损伤有关。

【病理生理】

肾小球滤过膜因免疫因素或其他因素损伤后，通透性增加，血浆蛋白大量漏入尿中形成蛋白尿；血浆蛋白从尿中大量排出造成低蛋白血症；一方面，低蛋白血症使血浆胶体渗透压降低，血浆中的水分由血管进入组织间隙引起水肿，另一方面，低蛋白血症又导致血容量下降，通过渗透压和容量感受器促使体内抗利尿激素和肾素 - 血管紧张素 - 醛固酮分泌等，引起水钠潴留而导致全身水肿；低蛋白血症促使肝脏代偿性合成脂蛋白增多，其中的大分子脂蛋白难以从肾脏排出而蓄积于体内，导致高脂血症。

【临床表现】

1. 单纯性肾病　水肿是最常见的症状，开始于眼睑、面部，逐渐遍及全身，男童常有显著的阴囊水肿。严重时可出现胸水、腹水。水肿呈凹陷性。

2. 肾炎性肾病　除肾病的四大特征外，凡具有以下四项之一或多项者属于肾炎性肾病：①血尿。②反复或持续高血压。③持续低补体血症。④肾功能不全。

3. 并发症

（1）感染是本病最常见的并发症，也是病情反复和加重的诱因。常见的感染有呼吸道、皮肤、泌尿道感染和原发性腹膜炎等，其中以上呼吸道感染最多见。

（2）电解质紊乱和低血容量。

（3）血栓形成：肾静脉血栓最常见。

（4）急性肾衰竭。

（5）生长延迟。

知识点 6：原发性肾病综合征的辅助检查和治疗要点

【辅助检查】

1. 尿液检查　蛋白定性多为 +++～++++，24 小时尿蛋白定量≥50mg/（kg·d），尿蛋白 / 尿肌酐（mg/mg）≥3.0（正常儿童上限为 0.2）。肾炎性肾病患儿尿内红细胞可增多。

2. 血液检查　血浆总蛋白降低，白蛋白明显减少，白蛋白 / 球蛋白比例倒置；血胆固醇 > 5.7mmol/L；肾炎性肾病患儿可有血清补体水平下降，有不同程度的氮质血症。

【治疗要点】

一般治疗为休息、调整饮食、防止感染、补充维生素 D 和钙剂。糖皮质激素为首选药物，常选泼尼松口服治疗。免疫抑制剂治疗用于频繁复发、激素耐药、激素依赖的患儿或对激素不良反应不能耐受的患儿，常用药物为环磷酰胺等。

知识点 7：原发性肾病综合征的常见护理诊断 / 问题、护理措施和健康教育

【常见护理诊断 / 问题】

1. 体液过多　与血浆蛋白减少及水、钠潴留有关。

2. 营养失调：低于机体需要量　与蛋白丢失、消化功能降低致食欲下降有关。

3. 潜在并发症：感染、电解质紊乱、血栓形成、药物不良反应等。

4. 焦虑 与病程长、学习中断、形象改变及知识缺乏等有关。

【护理措施】

1. 协助减轻水肿 ①适当休息：一般不必严格限制活动，每日可定时下床轻微活动，防止血栓形成，不要过度劳累，以免病情复发；严重水肿和高血压时需卧床休息，要注意经常变换体位，防止血栓形成。上学儿童肾病活动期应休学。②调整钠、水入量：一般不必严格限制水，但水肿时适当限制钠的入量，一般为 1～2g/d，严重水肿时则应 <1g/d。③遵医嘱用药：使用糖皮质激素、免疫抑制剂、利尿剂等。④评估水肿变化情况：记录 24 小时液体出、入量，每天测体重 1 次，密切观察水肿变化，有腹水者每日测腹围 1 次。

2. 调整饮食 一般患儿不需特别限制饮食，饮食应由优质动物蛋白、少量脂肪、足量碳水化合物及丰富维生素搭配组成，增加富含可溶性纤维的饮食如燕麦、米糠及豆类等。大量蛋白尿期间蛋白质的摄入应控制在 1.5～2g/（kg·d）为宜，尿蛋白消失后长期应用糖皮质激素治疗期间应补充蛋白质。脂肪以植物性脂肪为宜，少食动物性脂肪以减轻高脂血症。足量激素治疗时每日应给予维生素 D 400IU 和钙剂 800～1 200mg。

3. 密切观察病情，防治并发症

（1）预防感染：①保护性隔离。②加强皮肤护理：在患儿的外踝、足跟、肘部、臀部等易受压部位衬棉垫或用气垫床，减轻局部压力，指导患儿每 1～2 小时翻身 1 次。阴囊水肿时可用棉垫或吊带托起。帮助患儿勤剪指甲，勿让患儿抓伤皮肤。静脉穿刺时要求一次成功，拔针后按压局部直至不渗液为止。重度水肿时尽量少用肌内注射，以减少皮肤感染机会。③监测体温及血常规。

（2）观察糖皮质激素的不良反应：长期应用糖皮质激素可出现下列不良反应。①库欣综合征、肌肉萎缩无力、伤口愈合不良、蛋白质营养不良、高血糖、尿糖、水钠潴留、高血压、低血钾、低血钙和骨质疏松等。②消化性溃疡和精神欣快感、兴奋、失眠，甚至诱发精神失常、癫痫发作等。③白内障、无菌性股骨头坏死、生长发育抑制、高凝状态等。④发生感染或诱发结核灶活动等。⑤急性肾上腺皮质功能不全、反跳现象等。

（3）使用免疫抑制剂如环磷酰胺时应注意有无白细胞数下降、脱发、胃肠道反应、出血性膀胱炎等。用药期间要多饮水，定期检查血常规。

（4）使用利尿剂时要注意观察尿量，定期查血钾、血钠。尿量过多时应及时与医生联系，因大量利尿可加重血容量不足，可出现低血容量性休克或静脉血栓形成。

4. 心理支持及减轻焦虑　关心、爱护患儿,对由于形象改变而引起焦虑的患儿,应多给予解释,说明药物反应是暂时的,尤应注意不要取笑患儿的形象改变。

【健康教育】

向患儿及家长说明本病的病程长,应用糖皮质激素治疗可能出现的副作用都是暂时的,使家长及患儿树立信心,配合治疗和护理。讲解对患儿活动及饮食的要求,说明不能剧烈活动,感染和劳累是造成病情复发的主要诱因;讲解如何自我观察并发症的早期表现。指导家长出院后做好家庭护理,强调要遵医嘱继续按时按量服用糖皮质激素,不可擅自减量或停药,每半个月随访1次,在药物减量时进行指导,以免造成复发。病情缓解后患儿虽可上学,但不能参加剧烈活动等。另外,应注意患儿预防接种要待停药1年后方可进行,否则可能引起肾病复发。

第四节　泌尿道感染

泌尿道感染是指病原体直接侵入尿路,在尿液中生长繁殖,并侵犯尿路黏膜或组织而引起损伤。本病可发生于任何年龄,女孩多于男孩,但1岁以内的儿童,特别是3个月以内的小婴儿中,男童的发病率高于女童。

知识点8:泌尿道感染的病因和临床表现

【病因】

引起泌尿道感染的病原体最常见的为大肠埃希菌。金黄色葡萄球菌引起的泌尿道感染常发生于全身败血症时,主要见于新生儿和小婴儿。感染途径以上行感染最为多见。

【临床表现】

1. 急性泌尿道感染　因年龄不同表现各异。

(1)新生儿:临床表现极不典型,以全身症状为主。

(2)婴幼儿:临床症状也不典型,常以发热、拒食、呕吐、腹泻等全身症状为主,部分患儿出现排尿哭闹、尿布有臭味和顽固性尿布皮疹。

(3)年长儿:表现与成人相似,下尿路感染以膀胱刺激症状如尿频、尿急、尿痛为主,全身症状轻微;上尿路感染多有发热、寒战、腰痛、肾区叩击痛及肋脊角压痛等。

2. 慢性泌尿道感染　指病程迁延或反复发作,伴有贫血、消瘦、生长迟缓、高血压或肾功能不全等。

知识点 9：泌尿道感染的辅助检查和治疗要点

【辅助检查】

1. 尿常规　清洁中段尿离心沉渣中白细胞≥5 个 /HP，即可怀疑为尿路感染。

2. 尿细菌培养　尿细菌培养及菌落计数是诊断泌尿道感染的主要依据，取清洁中段尿进行细菌培养，菌落计数 > 10^5/ml 可确诊，菌落在 10^4 ~ 10^5/ml 为可疑，菌落 < 10^4/ml 为污染。

3. 尿液直接涂片法找细菌　每个视野都能找到 1 个细菌表明尿中菌落计数 > 10^5/ml。

4. 影像学检查　B 型超声检查、静脉肾盂造影加断层摄片、排泄性膀胱造影、肾核素造影和 CT 扫描等可检查有无泌尿系统畸形和膀胱输尿管反流。

【治疗要点】

治疗目的是控制症状、根除病原体、去除诱发因素、预防复发。

1. 一般治疗　急性期卧床休息，多饮水，勤排尿；保证营养摄入；女童注意外阴部清洁；有蛲虫病时要积极治疗；对发热、头痛、腰痛的患儿给予解热镇痛药退热止痛，对尿路刺激症状明显患儿给予山莨菪碱、阿托品等抗胆碱药缓解症状。

2. 抗菌治疗　根据尿培养及药敏试验结果同时结合临床表现选用有效抗菌药。可选用复方磺胺甲噁唑、青霉素类或头孢菌素类药物等。

3. 积极矫治尿路畸形。

4. 泌尿道感染的局部治疗　顽固型慢性膀胱炎患者常采用膀胱内药液灌注治疗。

知识点 10：泌尿道感染的常见护理诊断 / 问题、护理措施和健康教育

【常见护理诊断 / 问题】

1. 体温过高　与感染有关。

2. 排尿异常　与膀胱、尿道炎症刺激有关。

【护理措施】

1. 维持体温正常　急性期注意休息，鼓励患儿多饮水，通过增加尿量以冲洗尿路，减少细菌在尿路的停留时间，并促进细菌毒素和炎症分泌物的排出。给予患儿易消化、营养丰富的流质或半流质饮食。监测体温变化，高热者给予物理降温或药物降温。

2. 减轻排尿异常　保持会阴部清洁，便后冲洗会阴，小婴儿要勤换尿布，尿布用开水烫洗后晒干，或煮沸、高压消毒。提供合适的排尿环境，因患儿有尿急、尿频的表现，故要将患儿安排在离厕所较近的床位或将便器放在易取的位置。遵医嘱应

用抗感染药物，并注意观察药物的疗效和不良反应。遵医嘱留取尿培养标本时要做到无菌操作；标本要在30分钟内送检，否则应放在4℃冰箱内保存。

【健康教育】

向患儿和家长解释本病的预防知识和护理要点。婴儿要勤换尿布并烫洗晾干，幼儿不穿开裆裤；便后清洗臀部，女童清洗和擦拭会阴部均由前向后。出院时对患儿及家长说明出院后的随访时间和次数，一般急性感染疗程结束后每月随访1次，做中段尿细菌培养，连续3个月，如无复发可认为治愈，反复发作者每3~6个月复查1次，共2年或更长时间。

第五节　急性肾衰竭

急性肾衰竭，简称急性肾衰，是指由多种原因引起的短期内肾功能急剧下降或丧失的临床综合征。临床主要表现为氮质血症、水及电解质紊乱和代谢性酸中毒等。

知识点11：急性肾衰竭的病因和临床表现

【病因】

急性肾衰竭根据病因分为肾前性肾衰竭、肾性肾衰竭和肾后性肾衰竭三种类型。

1. 肾前性肾衰竭　任何原因引起的血容量减少均可导致肾血流量不足，使肾小球滤过率显著下降所致。常见原因包括呕吐、腹泻、外科手术大出血、大面积烧伤等。此类型肾实质并无器质性病变。

2. 肾性肾衰竭　又称肾实质性肾衰竭，是儿科急性肾衰竭最常见的病因，由肾实质损害引起或由肾前性肾衰竭未能及时去除病因，病情进一步发展所致。常见病因包括急性肾小球肾炎、急性肾小管坏死、急性间质性肾炎等。

3. 肾后性肾衰竭　各种原因引起的泌尿道梗阻所致。常见病因包括尿路结石、尿路梗阻致肾盂积水、先天性尿路畸形、肾结核、肿瘤压迫等。

【临床表现】

1. 少尿期　尿量急剧减少甚至无尿，一般持续1~2周，持续时间越长，肾损害越严重，持续少尿超过15天或无尿超过10天者预后不良。此期的主要表现有：①水、钠潴留。②电解质紊乱，常表现为"三高三低"，即高钾血症、高磷血症、高镁血症、低钠血症、低钙血症、低氯血症，其中高钾血症多见。③代谢性酸中毒。④氮质血症。⑤感染：是急性肾衰竭最常见的并发症，以呼吸道和泌尿道感染多见，死亡患儿中因感染所致者约为1/3。

2. 多尿期　少尿期后尿量逐渐增多,一般持续 1～2 周。此期由于大量排尿,可出现脱水、低钠血症和低钾血症、免疫力降低,易并发感染,<u>感染是多尿期患儿死亡的主要原因</u>。

3. 恢复期　多尿期后肾功能逐渐恢复,尿量恢复正常,血尿素氮及肌酐逐渐恢复正常,而肾浓缩功能需要数月才能恢复正常。

知识点 12: 急性肾衰竭的辅助检查和治疗要点

【辅助检查】

1. 尿液检查　测定尿比重、尿渗透压、尿肌酐等,有助于鉴别肾前性肾衰竭和肾实质性肾衰竭。

2. 血生化检查　监测电解质浓度变化及血肌酐和尿素氮。

3. 肾影像学检查　了解肾的解剖、肾血流量、肾小球和肾小管功能。

4. 肾活检　对原因不明的急性肾衰竭,肾活检是可靠的诊断手段。

【治疗要点】

去除病因,积极治疗原发疾病,减轻症状,改善肾功能,防止并发症的发生。

1. 少尿期　主要是去除病因,治疗原发疾病;严格控制水和钠的入量,坚持"量出为入"的原则;调整饮食,控制蛋白质入量;纠正酸中毒及电解质紊乱(特别是高钾血症);必要时进行透析治疗。

2. 多尿期　主要是监测尿量、电解质和血压的变化,及时纠正水、电解质紊乱,酌情补充水分和蛋白质。

3. 恢复期　注意休息、加强营养及防治感染。

知识点 13: 急性肾衰竭的常见护理诊断/问题、护理措施和健康教育

【常见护理诊断/问题】

1. 体液过多　与肾小球滤过率降低有关。

2. 有感染的危险　与免疫力低下有关。

3. 营养失调: 低于机体需要量　与摄入不足及丢失过多有关。

【护理措施】

1. 维持体液平衡

(1)保证患儿休息:患儿应卧床休息,卧床时间视病情而定,一般少尿期、多尿期均应卧床休息,恢复期逐渐增加活动。

(2)准确记录 24 小时出入量:根据病情控制液体入量,坚持"量出为入"的原则,每日入液量 = 尿量 + 显性失水(呕吐、大便、引流量)+ 不显性失水 − 内生水。每日定时测体重。

（3）密切观察病情：注意观察体温、脉搏、呼吸、血压、心率、心律、尿量、尿常规、肾功能的变化。

2. 预防感染　尽量将患儿安排在单人病室，做好病室清洁工作，注意空气消毒，避免不必要的检查，严格执行无菌操作，加强皮肤、黏膜及口腔的护理，保持呼吸道通畅，定时翻身、拍背。

3. 保证营养供给　少尿期应限制水、钠、钾、磷、蛋白质的入量，供给足够的能量以减少组织蛋白的分解和酮体产生。尽量避免食用含钾多的食物，如白菜、萝卜、橘子、香蕉、桃等。不能进食者可静脉补充营养。透析治疗时因丢失大量蛋白，故不需限制蛋白质入量。

【健康教育】

为家长及患儿介绍急性肾衰竭各期的表现及护理要点、早期透析的重要性，以取得他们的理解从而积极配合治疗。指导家长在恢复期给患儿增加营养，增强体质，注意个人卫生，注意保暖，防止受凉。

【考点训练题】

考点1：儿童泌尿系统解剖生理特点

1. 婴幼儿少尿的标准是每昼夜尿量

    A. ＜400ml
    B. ＜300ml

    C. ＜200ml
    D. ＜100ml

    E. ＜50ml

2. 急性肾小球肾炎患儿恢复正常活动的标准是

    A. 尿常规正常
    B. 血沉正常

    C. 血压正常
    D. Addis 计数正常

    E. ASO 效价正常

考点2：急性肾小球肾炎的病因、发病机制和临床表现

3. 急性链球菌感染后引起的肾小球肾炎主要的致病菌是

    A. A组甲型溶血性链球菌
    B. B组甲型溶血性链球菌

    C. A组乙型溶血性链球菌
    D. B组乙型溶血性链球菌

    E. 草绿色链球菌

4. 急性肾小球肾炎患儿出现水肿的原因主要是

    A. 肾小球滤过率下降
    B. 肾小管重吸收减少

C. 静脉回流受阻   D. 血浆胶体渗透压下降

E. 血管内压力增高

5. 急性肾小球肾炎患儿出现严重循环充血时有判断价值的表现为

 A. 一过性失明   B. 血压增高

 C. 水肿减轻   D. 端坐呼吸

 E. 全身乏力

6. 急性肾小球肾炎尿呈浓茶色,是由于

 A. 尿液为碱性   B. 尿液为酸性

 C. 尿酸盐结晶   D. 饮水少

 E. 尿蛋白太高

7. 急性肾小球肾炎的临床特点主要是

 A. 血尿、蛋白尿、高血压   B. 血尿、水肿、高血压

 C. 蛋白尿、水肿、高血压   D. 蛋白尿、水肿、高脂血症

 E. 蛋白尿、低蛋白血症、高血压

8. 急性肾小球肾炎水肿最先发生的部位是

 A. 眼睑   B. 腹部

 C. 腰部   D. 阴囊

 E. 下肢

9. 急性肾炎发生肾功能不全时最重要的表现是

 A. 头晕、头痛   B. 恶心、呕吐

 C. 呼吸深快   D. 嗜睡、乏力

 E. 持续少尿或无尿

*10. 患儿,7岁,诊断为急性肾小球肾炎。现为第5天,患儿突然头痛剧烈、呕吐、视物不清,该患儿可能发生了

  A. 严重循环充血   B. 急性肾功能不全

  C. 高血压脑病   D. 低钙惊厥

  E. 严重感染

考点 3:急性肾小球肾炎的辅助检查和治疗要点

11. 急性肾炎患儿出现高血压脑病时首选的降压药为

  A. 利血平   B. 硝普钠

  C. 硝苯地平   D. 卡托普利

  E. 氢氯噻嗪

12. 急性肾炎患儿恢复上学的标准是

    A. 水肿消退,肉眼血尿消失　　　　B. 水肿消退,尿常规正常

    C. 尿常规正常,血压正常　　　　　D. 血沉正常

    E. 水肿消退,尿蛋白正常

13. 急性肾炎患儿应用青霉素治疗的目的是

    A. 治疗肾脏的炎症　　　　　　　B. 防止交叉感染

    C. 预防肾炎复发　　　　　　　　D. 清除感染病灶中的链球菌

    E. 治疗并发症

考点 4: 急性肾小球肾炎的常见护理诊断/问题、护理措施和健康教育

14. 患儿,男,8 岁。因水肿伴少尿入院。查体:血压 130/90mmHg,眼睑和颜面部、下肢水肿明显,非凹陷性。尿蛋白 ++,血清补体 C3 下降。诊断为“急性肾小球肾炎”。目前患儿最主要的护理诊断/问题是

    A. 体液过多　　　　　　　　　　B. 焦虑

    C. 潜在并发症:高血压脑病　　　　D. 营养失调

    E. 排尿异常

*15. 急性肾小球肾炎患儿,入院时护士对其评估了体重、水肿及排尿情况,还应该重点评估的是

    A. 精神　　　　　　B. 饮水　　　　　　C. 睡眠

    D. 呼吸　　　　　　E. 血压

*16. 患儿,女,5 岁,3 天来眼睑及颜面水肿,尿呈浓茶色,一昼夜尿量为 200ml,血压 120/95mmHg。对该患儿的护理**不妥**的是

    A. 卧床休息　　　　　　　　　　B. 记录出入水量

    C. 限制钠盐摄入　　　　　　　　D. 严格限制蛋白质摄入

    E. 留清晨中段尿送检

(17~20 题共用题干)

患儿,男,7 岁,2 周前患上呼吸道感染,目前出现食欲减退、乏力、尿少、眼睑水肿,尿呈浓茶色。查体:体温 38℃,血压 120/95mmHg,尿蛋白 +,血清补体 C3 降低,ASO 增高。

*17. 该患儿最可能的诊断是

    A. 急性肾小球肾炎　　　　　　　B. 肾病综合征

    C. 泌尿道感染　　　　　　　　　D. 急性肾衰竭

    E. 肾结石

*18. 该患儿的护理措施正确的是
    A. 物理降温
    B. 卧床休息
    C. 增加蛋白质入量
    D. 血尿消失后加强锻炼
    E. 每日留取尿标本送培养

*19. 患儿入院后第 3 天,出现呼吸困难、端坐呼吸、两肺满布湿啰音、肝大而硬,心率增快,出现奔马律。该患儿最有可能是发生了
    A. 严重循环充血
    B. 急性肾衰竭
    C. 高血压脑病
    D. 肺内感染
    E. 酸中毒

*20. 患儿应立即采取的体位是
    A. 平卧位
    B. 半卧位
    C. 头低足高位
    D. 头足抬高位
    E. 膝胸卧位

考点 5:原发性肾病综合征的病因、发病机制、病理生理和临床表现

21. 原发性肾病综合征的最主要病理生理改变是
    A. 高胆固醇血症
    B. 低蛋白血症
    C. 全身性水肿
    D. 大量蛋白尿
    E. 高血压

22. 原发性肾病综合征的发病原因主要是
    A. 病毒感染
    B. 链球菌感染
    C. 肾小球炎症
    D. 电解质缺乏
    E. 免疫功能异常

23. 肾病综合征主要的病理改变部位是
    A. 肾小球
    B. 肾小管
    C. 集合管
    D. 肾盂
    E. 肾小囊

24. 原发性肾病综合征最突出的体征是
    A. 高血压
    B. 水肿
    C. 血尿
    D. 少尿
    E. 发热

25. 原发性肾病综合征最常见的并发症是
    A. 心力衰竭
    B. 高钠血症

C. 高钙血症　　　　　　　　　D. 高钾血症

E. 感染

26. 肾病综合征患儿突发腰痛、血尿、少尿，可能的原因是

A. 肾静脉血栓　　　　　　　　B. 急性肾衰竭

C. 血压增高　　　　　　　　　D. 高钾血症

E. 感染加重

*27. 患儿，男，5岁，全身凹陷性水肿2周，双眼不能睁开，阴囊水肿发亮，腹水征阳性，尿蛋白++++，血浆蛋白减少。该患儿最可能的诊断是

A. 急性肾小球肾炎　　　　　　B. 肾病综合征

C. 泌尿道感染　　　　　　　　D. 急性肾衰竭

E. 心力衰竭

28. 患儿，男，6岁。全身水肿，少尿6天，以肾病综合征收入院。护士进行护理评估时，最重要的评估内容是

A. 饮食情况　　　　　　　　　B. 大便情况

C. 尿量情况　　　　　　　　　D. 水肿情况

E. 睡眠情况

考点6：原发性肾病综合征的辅助检查和治疗要点

29. 下列**不符合**单纯性肾病综合征诊断标准的是

A. 氮质血症　　　　　　　　　B. 大量蛋白尿

C. 高脂血症　　　　　　　　　D. 水肿

E. 低蛋白血症

30. 患儿，男，8岁，因高度水肿、尿蛋白++++入院，诊断为肾病综合征，治疗应首选

A. 青霉素　　　　　　　　　　B. 糖皮质激素

C. 环磷酰胺　　　　　　　　　D. 白蛋白

E. 利尿剂

考点7：原发性肾病综合征的常见护理诊断/问题、护理措施和健康教育

31. 患儿，男，6岁，因面部水肿2周，拟诊"肾病综合征"收住院，现患儿全身严重凹陷性水肿，阴囊皮肤薄而透明，水肿明显。其护理措施**错误**的是

A. 避免擦伤及受压

B. 保持床铺清洁、柔软

C. 严格限制水的摄入

D. 可通过肌内注射给予药物

E. 用丁字带托起阴囊，并保持干燥

*32. 6 岁肾病综合征患儿，反复水肿 1 年，长期低盐饮食，近日精神萎靡、嗜睡、乏力，血压 70/45mmHg，该患儿最可能是出现了

A. 肾病综合征、低钠血症　　　B. 高血压脑病

C. 肾功能衰竭　　　　　　　D. 急性肾小球肾炎

E. 肾病综合征、低钾血症

*33. 单纯性肾病综合征患儿，应用糖皮质激素治疗，对其出院指导中**错误**的是

A. 不能随意停用激素　　　　B. 避免到公共场所

C. 避免过度劳累　　　　　　D. 可进行预防接种

E. 给予营养丰富的饮食

（34～36 题共用题干）

患儿，男，5 岁，因全身水肿，以"肾病综合征"收入院。体检：面部、腹壁及双下肢水肿明显，阴囊水肿明显，囊壁变薄透亮。实验室检查：尿蛋白 ++++，胆固醇升高，血浆蛋白降低。

*34. 该患儿当前最主要的护理诊断/问题是

A. 焦虑　　　　　　　　　　B. 排尿异常

C. 体液过多　　　　　　　　D. 活动无耐力

E. 体温过高

*35. 为了预防感染，目前给予该患儿最主要的护理措施是

A. 加强皮肤护理　　　　　　B. 无盐饮食

C. 低蛋白饮食　　　　　　　D. 高脂肪饮食

E. 肌内注射给药

*36. 若病情好转，患儿出院时对家长的健康指导应强调

A. 介绍本病病因　　　　　　B. 说明本病的治疗反应

C. 遵医嘱服药，不能随便停药　　D. 说明不能剧烈活动的重要性

E. 讲解预防复发的注意事项

考点 8：泌尿道感染的病因和临床表现

37. 引起急性泌尿道感染的最常见致病菌是

A. 金黄色葡萄球菌　　　　　B. 溶血性链球菌

C. 流感嗜血杆菌　　　　　　D. 大肠埃希菌

E. 真菌

38. 幼儿发生泌尿道感染的常见侵入途径是

    A. 泌尿道畸形　　　　　　　　B. 血行感染

    C. 淋巴感染　　　　　　　　　D. 上行感染

    E. 邻近器官感染

39. 关于急性泌尿道感染的临床表现，**错误**的是

    A. 新生儿常伴有败血症

    B. 婴幼儿全身症状重

    C. 婴幼儿尿痛，表现为排尿时哭闹

    D. 年长儿下尿路感染时发热、寒战症状突出

    E. 年长儿上尿路感染时可有腰痛及肾区叩击痛

*40. 患儿，5个月，高热持续1周，拒食、呕吐，每到排尿时即哭闹，尿布有臭味。该患儿最可能的诊断是

    A. 急性上呼吸道感染　　　　　B. 婴儿腹泻

    C. 急性肾炎　　　　　　　　　D. 化脓性脑膜炎

    E. 泌尿道感染

考点9：泌尿道感染的辅助检查和治疗要点

41. 患儿，女，3岁，诊断为泌尿道感染，其尿液细菌培养的取材和结果以下哪项**不正确**

    A. 尿细菌培养菌落计数 > 10^5/ml　　　B. 尿细菌培养菌落计数 < 10^4/ml

    C. 每个视野都能找到1个细菌　　　D. 尿细菌培养时取清洁中段尿

    E. 取尿细菌培养标本时，要做到无菌操作

42. 儿童泌尿道感染抗菌治疗，应用抗生素以下**不妥**的是

    A. 复方磺胺甲噁唑　　　　　　B. 头孢曲松

    C. 头孢噻肟　　　　　　　　　D. 阿莫西林

    E. 异烟肼

考点10：泌尿道感染的常见护理诊断/问题、护理措施和健康教育

（43~45题共用题干）

患儿，女，2岁，近日出现发热、排尿哭闹、排尿次数增多。查体：患儿精神状态差，T 38℃，尿液浑浊，有臭味。诊断为泌尿道感染。

43. 该患儿的护理措施，以下哪项**错误**

    A. 注意休息　　　　　　　　　B. 鼓励患儿多饮水

    C. 便后冲洗会阴　　　　　　　D. 提供合适的排尿环境

E. 尿标本要在 60 分钟内送检

*44. 对该患儿的诊断最有帮助的辅助检查是

    A. 尿常规   B. 尿细菌培养

    C. 血生化   D. 血沉

    E. ASO 测定

*45. 对患儿家长的健康指导**错误**的是

    A. 如反复发作提议检查有无尿路畸形

    B. 女童便后均自前向后擦拭和清洗臀部

    C. 不穿开裆裤

    D. 单独使用洁具

    E. 少喝水以减少排尿次数

考点 11：急性肾衰竭的病因和临床表现

46. 引起急性肾衰竭的肾前性因素是

    A. 挤压伤   B. 急性肾小球肾炎

    C. 大面积烧伤   D. 双肾结石

    E. 泌尿道感染

47. 下列关于急性肾衰竭少尿期的电解质变化，**错误**的是

    A. 高钾血症   B. 低钙血症

    C. 低氯血症   D. 高镁血症

    E. 高钠血症

考点 12：急性肾衰竭的辅助检查和治疗要点

（48～49 题共用题干）

患儿，男，8 岁，因车祸致大面积挤压伤收入院。2 天后出现食欲不振，恶心呕吐，全身水肿，血压 155/100mmHg，头痛、头晕。检查：血肌酐（Scr）165μmol/L，血尿素氮（BUN）9.1mmol/L，尿蛋白 +++。

*48. 该患儿处于急性肾衰竭的

    A. 少尿期   B. 无尿期

    C. 多尿期   D. 恢复期

    E. 尿毒症期

*49. 针对该患儿的治疗，**错误**的是

    A. 积极治疗原发病   B. 严格控制水、钠摄入

    C. 纠正电解质紊乱   D. 密切监测尿量及肾功能变化

E. 给予氨基糖苷类药物,预防感染

考点 13: 急性肾衰竭的常见护理诊断/问题、护理措施和健康教育

*50. 患儿,男,11 个月,因发热、腹泻 13 天伴面色苍白、尿少 10 天入院,诊断为急性肾衰竭少尿期。护士对该患儿的护理措施,**不正确**的是

A. 严格限制入量,记录出入量   B. 禁止输入库存血

C. 留置尿管,准确记录尿量   D. 限制蛋白质的入量

E. 可给予橘子、香蕉等水果,补充维生素

【参考答案和部分解析】

序号	1	2	3	4	5	6	7	8	9	10
答案	C	D	C	A	D	B	B	A	E	C
序号	11	12	13	14	15	16	17	18	19	20
答案	B	D	D	A	E	D	A	B	A	B
序号	21	22	23	24	25	26	27	28	29	30
答案	D	E	A	B	E	A	B	D	A	B
序号	31	32	33	34	35	36	37	38	39	40
答案	D	A	D	C	A	C	D	D	D	E
序号	41	42	43	44	45	46	47	48	49	50
答案	B	E	E	B	E	C	E	A	E	E

10. 答案 C

解析:急性肾小球肾炎患儿在病程早期可并发高血压脑病,患儿出现剧烈头痛、恶心呕吐、复视或一过性失明,严重者可出现惊厥、昏迷。

15. 答案 E

解析:急性肾小球肾炎典型的表现是水肿、少尿、血尿、高血压,所以除了水肿和排尿情况,还要评估血压情况。

16. 答案 D

解析:患儿无氮质血症,故无须严格限制蛋白质的摄入。

17. 答案 A

解析:患儿 2 周前有呼吸道前驱感染;有三大典型表现即水肿、少尿,血尿,高

血压;辅助检查有尿蛋白(+),补体 C3 降低,ASO 增高,以上表现均支持急性肾小球肾炎的诊断。

18. 答案 B

解析:急性肾炎无特异性治疗方法,主要是休息和对症治疗,急性期需卧床休息 2~3 周。

19. 答案 A

解析:少数急性肾炎患儿在疾病的早期(2 周内)可出现严重的表现,该患儿呼吸困难、端坐呼吸、两肺满布湿啰音、肝大而硬、心率增快,出现奔马律,这些均为严重循环充血的表现。

20. 答案 B

解析:急性肾炎发生严重循环充血的患儿半卧位可以减少回心血量,减轻肺充血,缓解呼吸困难。

27. 答案 B

解析:大量蛋白尿、低蛋白血症、高脂血症和高度水肿是肾病综合征的四大临床特点。目前该患儿有高度水肿、大量蛋白尿 ++++(急性肾炎尿蛋白一般不超过 +++),血浆蛋白减少,故该患儿最可能的诊断是肾病综合征。

32. 答案 A

解析:肾病综合征患儿长期低盐饮食易合并低钠血症,低钠血症的表现为厌食、乏力、懒言、精神萎靡、嗜睡、血压下降等。

33. 答案 D

解析:肾病综合征患儿预防接种要待停药 1 年后方可进行,否则可能引起肾病复发。

34. 答案 C

解析:患儿面部、腹壁及双下肢水肿明显,阴囊水肿明显,囊壁变薄透亮,尿蛋白 ++++,血浆蛋白降低,低蛋白水肿严重,所以体液过多是目前最主要的护理诊断/问题。

35. 答案 A

解析:患儿全身水肿明显,皮肤易破损引起感染,为了预防感染,就要加强皮肤护理。

36. 答案 C

解析:肾病综合征需用糖皮质激素治疗,强调糖皮质激素要严格遵医嘱服药,不能随便停药,按要求缓慢减量最后停药,每半个月随访 1 次,医生对药物减量方法进行指导,以免造成疾病复发。

40. 答案 E

解析:高热,排尿时哭闹(尿痛),尿布有臭味,符合婴幼儿泌尿道感染的表现。

44. 答案 B

解析:尿细菌培养及菌落计数是诊断泌尿道感染的主要依据。

45. 答案 E

解析:应鼓励泌尿道感染患儿多饮水以增加排尿量冲洗尿道,减少细菌在尿道的停留时间,并促进细菌毒素和炎症分泌物的排出。

48. 答案 A

解析:该患儿因车祸致大面积挤压伤,符合肾前性肾衰竭的病因。全身水肿,血压升高,大量蛋白尿,血肌酐及血尿素氮水平升高,出现消化系统症状等,这些均符合急性肾衰竭少尿期表现。

49. 答案 E

解析:氨基糖苷类抗生素对肾脏有损害,该患儿出现了急性肾衰竭,不能再用损害肾脏的药物,以免使肾功能损害进一步加重。

50. 答案 E

解析:该患儿发热、腹泻13天,尿少10天,尿少影响钾的排出,若再给予含钾高的橘子、香蕉等水果,易导致患儿发生高钾血症。

(李砚池　张晓燕)

第十四章 | 神经系统疾病患儿的护理

【学习目标】

1. 具有儿科护理人员所需要的严谨、细致、慎独的职业素养,较好的护患沟通与团队合作能力,尊重患儿及其家庭成员、关爱患儿、主动为患儿缓解不适、促进患儿恢复健康的职业态度。

2. 掌握常见神经系统疾病的护理评估、常见护理诊断/问题和护理措施。

3. 熟悉儿童神经反射的特点,常见神经系统疾病的病因和健康教育。

4. 了解儿童神经系统的解剖生理特点、常见神经系统疾病的发病机制。

5. 学会运用护理程序对神经系统疾病患儿实施整体护理。

【重点和难点】

本章重点是急性细菌性脑膜炎、病毒性脑膜炎、脑炎、惊厥、急性颅内压增高的病因、护理评估、常见护理诊断/问题和护理措施。难点是神经系统疾病的发病机制。

第一节 儿童神经系统解剖生理特点

知识点 1:婴幼儿腰椎穿刺的位置

出生时脊髓的末端位于第 3~4 腰椎水平,4 岁时上移到第 1~2 腰椎间隙,故给婴幼儿做腰椎穿刺时位置要低,以第 4~5 腰椎间隙为宜,4 岁以后腰椎穿刺部位同成人。

知识点 2:儿童的神经反射

1. 出生时已存在的永久反射 角膜反射、结膜反射、瞳孔对光反射、咽反射及吞咽反射等。这些反射减弱或消失提示神经系统有病变。

2. 出生时存在以后逐渐消失的反射　觅食反射、吸吮反射、握持反射、拥抱反射、颈肢反射、迈步反射等，于生后数月消失。若这些反射生后缺乏或到消失时间仍存在则为异常。

3. 出生时不存在以后逐渐出现的永久反射　腹壁反射、提睾反射及各种腱反射等，1岁后可引出并较稳定。若这些反射该出现时引不出或减弱则为异常。

4. 病理反射　有些病理反射如巴宾斯基征2岁以内可为双侧阳性，若单侧出现或2岁后仍出现则为病理现象。

5. 脑膜刺激征　包括颈强直、布鲁津斯基征、凯尔尼格征。因婴儿颅骨骨缝和前囟未完全闭合，可在一定程度上缓解增高的颅内压，从而使脑膜刺激征表现不明显或出现较晚。

第二节　急性细菌性脑膜炎

急性细菌性脑膜炎也称化脓性脑膜炎，是由各种化脓性细菌感染引起的脑膜炎症，临床上以急性发热、惊厥、意识障碍、颅内压增高、脑膜刺激征及脑脊液脓性改变为特征，如不及时治疗，可遗留各种神经系统后遗症。

知识点3：急性细菌性脑膜炎的病因、感染途径和临床表现

【病因】

2/3以上患儿是由脑膜炎球菌、肺炎链球菌和流感嗜血杆菌引起。0～3个月婴儿以革兰氏阴性杆菌和金黄色葡萄球菌多见；3个月～3岁婴幼儿以流感嗜血杆菌、肺炎链球菌和脑膜炎双球菌多见；学龄前和学龄期儿童以脑膜炎双球菌、肺炎链球菌、流感嗜血杆菌和金黄色葡萄球菌多见。

【感染途径】

血行感染是最常见的途径。另外还有与颅腔存在直接通道、邻近组织器官感染。

【临床表现】

1. 典型表现

（1）感染中毒及急性脑功能障碍症状：体温升高，进行性加重的意识障碍，烦躁或精神萎靡、嗜睡，甚至惊厥、昏迷。

（2）颅内压增高表现：包括头痛、喷射性呕吐。婴儿则有前囟门紧张、饱满及颅缝增宽、头围增大等。合并脑疝时，则有呼吸不规则、突然意识障碍加重及出现双侧瞳孔不等大等体征。

（3）脑膜刺激征：以颈强直最常见，布鲁津斯基征阳性、凯尔尼格征阳性。

2. 不典型表现　新生儿和 3 个月以下的婴儿身体表现多不典型。

3. 并发症和后遗症　硬脑膜下积液、脑室管膜炎、脑积水、脑实质或脑神经损伤等。

知识点 4：急性细菌性脑膜炎的辅助检查和治疗要点

【辅助检查】

脑脊液检查是确诊本病的重要依据，外观浑浊似米汤样，压力升高；白细胞显著增多，≥1 000×10⁶/L 以上，以中性粒细胞为主；糖含量明显降低；蛋白质显著增多；涂片或细菌培养可找到致病菌。

【治疗要点】

1. 抗生素治疗　采用敏感、杀菌、能以较高浓度透过血－脑屏障的抗生素，早期、足量、足疗程静脉给药，力争在用药 24 小时内将脑脊液中的致病菌杀灭。对诊断明确而致病菌尚不详者，应该先采用覆盖最可能病原菌的经验性抗生素治疗。对于生后 1 个月以上的患儿，推荐万古霉素加一种第三代头孢菌素（如头孢曲松或头孢噻肟）。病原菌明确后可按照药物敏感试验的结果选用敏感的抗生素。应用抗生素治疗的疗程依病原菌种类而定，有并发症者或经过不规则治疗的患者，应适当延长给药时间。

2. 糖皮质激素治疗　一般选用地塞米松，连续用药 2～3 天。

3. 并发症治疗　少量硬膜下积液无须处理，积液量多且出现颅内压增高表现时，采取硬膜下穿刺放液（放液量每次每侧 15ml 以内）。

4. 对症及支持治疗　及时处理颅内压增高以及高热、惊厥等情况，保证能量摄入，维持水、电解质及酸碱平衡。

知识点 5：急性细菌性脑膜炎的常见护理诊断/问题、护理措施和健康教育

【常见护理诊断/问题】

1. 潜在并发症：脑疝。

2. 体温过高　与细菌感染有关。

3. 有受伤的危险　与抽搐有关。

4. 营养失调：低于机体需要量　与摄入不足、机体消耗增多有关。

【护理措施】

1. 降低颅内压　病室应尽量保持安静，避免光线刺激，采取舒适的体位，侧卧位并将头肩抬高 15°～30°。各种治疗、护理操作最好集中进行，避免多次刺激。遵

医嘱应用抗生素、脱水药、利尿药、糖皮质激素等。应用甘露醇降低颅内压，静脉推注时不能漏到血管外。密切观察病情变化。

2. 维持正常体温　高热患儿应卧床休息，及时监测体温，必要时给予物理降温或药物降温。

3. 加强安全保护　惊厥发作时，将患儿头偏向一侧，给予口腔保护以免舌咬伤，拉好床挡，避免躁动及惊厥时受伤或坠床。及时清理患儿呕吐物，保持呼吸道通畅，避免窒息，必要时应给予镇静剂。

4. 供给充足的营养　保证足够的营养摄入，按照患儿热量需要制订饮食计划，给予高热量、高蛋白、高维生素的清淡、易消化的流质或半流质饮食。

【健康教育】

根据患儿及家长的接受能力，向家长介绍本病的基本知识，耐心解答家长的询问，对恢复期患儿，应进行功能锻炼，预防上呼吸道感染，按时接种各种疫苗，增强免疫力。

第三节　病毒性脑膜炎、脑炎

病毒性脑膜炎、脑炎为中枢神经系统的急性炎症，是多种病毒感染所致，大多数呈自限性病程，危重者病情急进性加重，可留下后遗症，甚至导致死亡。

知识点 6：病毒性脑膜炎、脑炎的病因和临床表现

【病因】

感染的病毒 80% 为肠道病毒，其次为虫媒病毒、腺病毒、单纯疱疹病毒、腮腺炎病毒和其他病毒等。

【临床表现】

病毒性脑膜炎、脑炎多急性起病，病情的轻重与病变部位有关。若病变主要累及脑膜，临床表现为病毒性脑膜炎；若为病变在脑实质的病毒性脑炎，临床表现较脑膜炎严重。

1. 病毒性脑膜炎　急性起病，有时先有上呼吸道感染或前驱传染性疾病。主要表现为发热、恶心、呕吐、精神差、嗜睡。婴儿常有烦躁不安，易激惹；年长儿诉头痛，颈背疼痛；一般很少有严重意识障碍、惊厥等。可有脑膜刺激征阳性，但无局限性神经系统体征。病程多在 1～2 周内。

2. 病毒性脑炎　具有以下几种类型的表现：

（1）弥漫性大脑病变：主要表现为发热、惊厥、意识障碍及颅内压增高。

（2）累及额叶皮质运动区：以反复惊厥发作为主，伴或不伴发热。

（3）累及额叶底部和颞叶边缘系统：患儿表现为精神情绪异常，如狂躁、幻觉、失语以及定向力、计算力和记忆力障碍等，伴或不伴发热。其中以单纯疱疹病毒引起者最为严重，常合并惊厥和昏迷，病死率高。

（4）其他：以偏瘫、单瘫、四肢瘫或各种不自主运动为主要表现。

患儿可同时兼有上述多种类型的表现。

知识点 7：病毒性脑膜炎、脑炎的辅助检查和治疗要点

【辅助检查】

脑脊液检查：外观清亮，压力正常或增高；白细胞总数正常或轻度增多，早期以中性粒细胞为主，后期以淋巴细胞为主；糖和氯化物在正常范围，蛋白质大多正常或轻度升高。部分患儿取脑脊液进行病毒分离及特异性抗体检测均为阳性。MRI 对显示病变比 CT 更有优势，可发现弥漫性脑水肿及脑内的局灶性异常。

【治疗要点】

以支持、对症治疗为主。卧床休息，供给充足的营养，维持体温正常及水、电解质平衡，控制惊厥、脑水肿、颅内压增高等。抗病毒治疗，使用阿昔洛韦，还可使用胞磷胆碱、维生素 B_6、维生素 E、吡拉西坦、泛酸等药物促进脑细胞代谢。

知识点 8：病毒性脑膜炎、脑炎的常见护理诊断 / 问题、护理措施和健康教育

【常见护理诊断 / 问题】

1. 潜在并发症：颅内压增高。

2. 体温过高　与病毒血症有关。

3. 躯体活动障碍　与昏迷、瘫痪有关。

【护理措施】

1. 降低颅内压　参见本章第二节护理措施中的"降低颅内压"。

2. 维持正常体温　保持病室安静及适宜的温、湿度，避免光线过强，采取舒适的体位。监测体温，观察热型及伴随症状，体温超过 38.5℃时给予物理降温或药物降温。

3. 积极促进机体功能恢复　①生活护理：为患儿创造良好的环境，给有幻觉、定向力障碍的患儿提供保护性照顾。昏迷患儿保持侧卧位，定时翻身及按摩皮肤，以促进血液循环，防止出现压疮。帮助患儿拍背，促使其排出痰液，减少坠积性肺炎的发生。②恢复肢体功能：保持肢体处于功能位置，病情稳定后及早帮助患儿进行肢体的被动或者主动功能锻炼，注意循序渐进。③按医嘱给予促进脑代谢的药物。

【健康教育】

向患儿及家长介绍病情,减轻焦虑;提供心理支持,指导家长协助患儿翻身、皮肤护理及功能锻炼的方法,向患儿家长做好用药指导,鼓励家长坚持为患儿进行智力训练和肢体功能锻炼。

第四节　惊　厥

惊厥是指神经元功能紊乱引起脑细胞突然异常放电所致的全身或局部骨骼肌群突然发生不自主收缩,以强直性或阵挛性运动发作为主要表现,常伴意识丧失。惊厥是原发疾病引起的一种症状,也是儿科常见急症,年龄越小,发生率越高。惊厥反复发作可引起窒息、缺氧性脑损伤,需要紧急处理。

知识点 9:惊厥的病因、发病机制、临床表现、辅助检查和治疗要点

【病因】

1. 感染性疾病　①颅内感染:各种病原体引起的脑炎、脑膜炎、脑脓肿等。②颅外感染:热性惊厥、各种感染引起的中毒性脑病、破伤风等。

2. 非感染性疾病　①颅内疾病:颅内损伤与出血、先天性发育畸形、颅内占位性病变等。②颅外疾病:缺氧缺血性脑损伤、代谢性疾病、中毒等。

【发病机制】

婴幼儿由于大脑皮质发育尚未完善,神经元的树突发育不全,轴突髓鞘发育不完善,较弱的刺激即能在大脑皮质形成强烈的兴奋灶,使神经细胞突然异常放电并迅速扩散,使神经元功能紊乱,导致惊厥发生。

【临床表现】

1. 典型表现　突然发生全身肌肉不自主地强直性惊厥发作或阵挛性惊厥发作,头向后仰,双眼凝视、斜视或上翻,口吐白沫,牙关紧闭,常伴有意识障碍。严重者出现颈项强直,呼吸不整,青紫或大小便失禁。持续时间长短不一,一般为数秒至数分钟,发作后因疲劳而入睡。颅内病变者可能反复发作。

2. 惊厥的持续状态　若一次惊厥发作持续 30 分钟以上,或反复多次发作 > 30 分钟,且发作间期意识不能恢复至发作前的基线状态,称惊厥持续状态,为惊厥的危重型。

3. 非典型表现　新生儿和小婴儿惊厥发作时临床表现不典型,可有两眼凝视,口角、眼角抽动,呼吸暂停、发绀、眨眼或单侧肢体抽动。

4. 热性惊厥　　多由呼吸道感染引起,临床上分为单纯型热性惊厥和复杂型热性惊厥,以单纯型热性惊厥较多见,典型特点为:①主要发生在6个月至3岁儿童。②大多发生于急骤高热开始后12小时之内。③发作时间短,在15分钟之内,发作后短暂嗜睡。④一次发热性疾病中仅发作1次,偶有2次,可在以后的发热性疾病中再次发作。⑤无神经系统异常体征,退热后1周做脑电图结果正常。

【辅助检查】

可根据病情需要选择血常规、尿常规、大便常规、脑电图、心电图、头颅 CT、血液生化及脑脊液检查等,以明确惊厥的病因。

【治疗要点】

1. 迅速控制惊厥　　止惊药物首选地西泮静脉注射。新生儿首选苯巴比妥钠控制惊厥。

2. 对症治疗　　颅内压增高时,给予 20% 甘露醇、呋塞米以降低颅内压;高热者给予物理或药物降温;必要时吸氧。

3. 其他治疗　　积极寻找原发疾病,针对病因进行治疗。

4. 预防惊厥复发　　对于少数复杂热性惊厥、热性惊厥过于频繁(> 5 次 / 年)或者出现热性惊厥持续状态的患儿,可以考虑采取预防措施,长期预防可选用丙戊酸、左乙拉西坦或苯巴比妥口服,间断临时预防可在发热早期及时口服或直肠应用地西泮。

知识点 10：惊厥的常见护理诊断 / 问题、护理措施和健康教育

【常见护理诊断 / 问题】

1. 有窒息的危险　　与惊厥发作、咳嗽和呕吐反射减弱导致的呼吸道堵塞有关。

2. 有受伤的危险　　与突然意识障碍发生跌倒损伤有关。

3. 体温过高　　与感染或惊厥持续状态有关。

4. 潜在并发症:颅内压增高。

【护理措施】

1. 预防窒息　　惊厥发作时应就地抢救,让患儿去枕仰卧,松解衣扣,头偏向一侧,清除患儿口鼻腔分泌物、呕吐物等,保持呼吸道通畅。遵医嘱应用抗惊厥药物。

2. 预防外伤　　专人守护,保持安静,勿用力摇晃、牵拉、按压患儿肢体,以免骨折或脱臼;防止舌咬伤,必要时在上下磨牙间放置牙垫;移开周围可能伤害患儿的物品,防止患儿坠地跌伤。

3. 维持体温正常　　监测体温,体温超过 38.5℃时,可采取物理降温或药物降温,并保证水分的供给。

4. 密切观察病情　密切观察患儿生命体征、意识及瞳孔变化；观察前囟门、头围，警惕发生颅内压增高。

【健康教育】

向家长介绍惊厥的病因、患儿的病情并解释本病的预后。指导家长当患儿出现惊厥时应采取的正确处理方法：就地抢救、保持呼吸道通畅是关键，切忌摇晃呼喊患儿和按压患儿肢体。

第五节　急性颅内压增高

急性颅内压增高是由于多种原因引起脑实质和/或颅内液体量增加所致的一种临床综合征，简称颅内高压，严重者可引起脑疝而危及生命。

知识点 11：急性颅内压增高的病因、临床表现、辅助检查和治疗要点

【病因】

颅内、颅外感染是颅内压增高的主要原因。脑缺血缺氧、颅内占位性病变、脑脊液循环异常、高血压脑病和中毒等亦可引起颅内压增高。

【临床表现】

1. 头痛　剧烈并进行性加重，清晨尤甚，咳嗽、哭闹、大便用力或头部位置改变时加重。婴幼儿常表现为烦躁不安、拍打头部，新生儿可有凝视、脑性尖叫。

2. 呕吐　常无恶心先兆，呕吐呈喷射性，常在剧烈头痛时出现，与进食无直接关系。

3. 意识改变　患儿早期表情淡漠、反应迟钝、烦躁或嗜睡，晚期可发生昏迷。

4. 其他　可出现频繁惊厥、复视、视物模糊等。

5. 头部体征　婴儿可见前囟隆起、张力增高、颅缝裂开，眼部可出现落日征。

6. 生命体征　早期血压升高，脉搏变慢，严重时呼吸变慢且不规则，甚至出现呼吸暂停。眼底检查可见视神经盘水肿。

7. 并发症　严重颅内压增高时可引起脑疝。早期表现为两侧瞳孔大小不等、对光反射消失、意识障碍加重、呼吸节律不整、肌张力增高、惊厥、颈强直等，可发生呼吸、循环衰竭而死亡。

【辅助检查】

做血常规、尿常规及粪便常规检查，必要时做血液生化、肝功能检查。脑脊液检查对颅内感染、颅内出血有诊断价值。但颅内压增高时腰椎穿刺易诱发脑疝，应慎重。必须进行腰椎穿刺时,应先用 20% 甘露醇降低颅内压后再行穿刺。头颅 CT、B 超、磁共振成像等有助于颅内占位性病变的诊断。

【治疗要点】

急性颅内压增高进展迅速,常危及患儿生命,必须早诊断、早治疗。

1. 病因治疗　去除病因、控制病变发展是治疗颅内高压的根本措施。

2. 降低颅内压　首选 20% 甘露醇 0.25～1.0g/kg 快速静脉滴注。根据病情 4～6 小时用药一次;重症患儿或脑疝者可合并使用呋塞米,每次 0.5～1.0mg/kg 静脉注射;也可给予地塞米松每次 0.2～0.4mg/kg 静脉注射。有脑疝表现者可采用颅骨钻孔减压、硬膜下穿刺、侧脑室引流。

3. 对症治疗　保持正常体温及血压,控制惊厥,保持水、电解质、酸碱平衡;保持呼吸道通畅;必要时吸氧。

4. 低温疗法　尽早使用亚低温疗法减轻中枢神经系统功能损害,一般核心体温控制在 32～34℃。

知识点 12: 急性颅内压增高的常见护理诊断 / 问题、护理措施和健康教育

【常见护理诊断 / 问题】

1. 潜在并发症: 脑疝。

2. 有窒息的危险　与惊厥及呕吐物吸入有关。

3. 头痛　与颅内压增高有关。

【护理措施】

1. 降低颅内压,预防脑疝

(1)患儿绝对卧床休息,及时清除患儿口鼻腔分泌物、呕吐物等,保持呼吸道通畅。保持环境安静,避免一切刺激,各种护理及治疗操作尽量集中进行,动作应轻柔。

(2)平卧,头肩抬高 15°～30°。

(3)遵医嘱应用脱水药、利尿药、糖皮质激素等以减轻脑水肿。

(4)严密观察病情变化,监测生命体征、瞳孔变化、意识状态,发现两侧瞳孔大小不等、对光反射减弱或消失、意识障碍加重、肌张力增高等脑疝表现时,应立即报告医生,并配合抢救。

2. 预防窒息　参见本章第四节护理措施"预防窒息"。

3. 减轻头痛

(1)保持安静,避免刺激、头部剧烈运动、哭闹、咳嗽、大便用力等,以免引起头痛加重。

（2）对年长患儿诉说头痛要立即给予应答并表示关心，采取安抚措施如轻轻抚摸或按摩、心理暗示等，帮助患儿分散注意力。

（3）按医嘱正确使用降低颅内压的药物，注意患儿用药后的反应。

【健康教育】

向家长介绍患儿的病情及预后，安慰、鼓励他们树立信心。为家长讲解护理要点，根据原发病的特点，做好相应的保健指导。

【考点训练题】

考点 1：婴幼儿腰椎穿刺的位置

1. 患儿，男，1 岁，发热 3 天，呕吐数次，患儿精神萎靡，前囟饱满，怀疑急性细菌性脑膜炎，拟行腰椎穿刺，穿刺部位应选择

  A. 1～2 腰椎间隙　　　　　　　　B. 2～3 腰椎间隙

  C. 3～4 腰椎间隙　　　　　　　　D. 4～5 腰椎间隙

  E. 第 5 腰椎与第 1 骶椎间隙

考点 2：儿童的神经反射

*2. 下列哪项是出生时存在，以后逐渐消失的反射

  A. 瞳孔反射　　　　　　　　　　B. 角膜反射

  C. 握持反射　　　　　　　　　　D. 吞咽反射

  E. 腹壁反射

考点 3：急性细菌性脑膜炎的病因、感染途径和临床表现

3. 细菌性脑膜炎细菌最常见的入侵途径是

  A. 血行感染　　　　　　　　　　B. 中耳炎

  C. 皮肤黏膜　　　　　　　　　　D. 乳突炎

  E. 脑脊膜膨出

4. 婴儿脑膜刺激征不明显的原因主要是

  A. 免疫力低下　　　　　　　　　B. 颈肌尚不发达

  C. 大脑皮层较成人薄　　　　　　D. 炎症反应较轻

  E. 颅缝及囟门未闭合，对颅内压升高起缓冲作用

考点 4：急性细菌性脑膜炎的辅助检查和治疗要点

*5. 细菌性脑膜炎脑脊液的检查结果，下列哪项符合

  A. 外观清亮　　　　　　　　　　B. 蛋白质明显增多

C. 淋巴细胞大量增多   D. 糖含量正常

E. 氯化物正常

6. 患儿，女，10 个月，因发热伴惊厥 2 日入院，入院后确诊为 "细菌性脑膜炎"。**不妥**的处理措施是

A. 及早选用有效的抗生素进行治疗

B. 保证热量及液体量

C. 及时处理高热及惊厥

D. 必要时抽放脑脊液以降颅压

E. 急性期可应用糖皮质激素

考点 5：急性细菌性脑膜炎的常见护理诊断／问题、护理措施和健康教育

7. 患儿，男，8 个月，因细菌性脑膜炎入院，现患儿颅内压增高，医嘱：静脉给予甘露醇降低颅内压，正确的护理操作是

A. 尽量选择近端静脉   B. 尽量与其他药物混合滴注

C. 药物中有结晶不影响使用   D. 缓慢静脉滴注

E. 注射时药液不能漏到血管外

（8～10 题共用题干）

患儿，男，2 个月。因发热 2 天，抽搐 1 天入院，入院时体温 39.5℃，出现抽搐并伴有吐奶。体检：前囟饱满，脑膜刺激征阳性。实验室检查：脑积液显示白细胞总数 $2\,000\times10^6$/L，分类以中性粒细胞为主。

*8. 该患儿最可能的诊断是

A. 高热惊厥   B. 病毒性脑膜炎

C. 低钙惊厥   D. 癫痫发作

E. 急性细菌性脑膜炎

*9. 确诊此病的主要依据是

A. 血白细胞总数高于正常   B. 血中性粒细胞高于正常

C. 体温高于正常   D. 脑膜刺激征阳性

E. 脑脊液细菌培养阳性

*10. 患儿经抗生素治疗一周后热退，病情好转，近 2 天又开始发热，体温 39.8℃，并出现频繁呕吐。该患儿可能并发了

A. 硬膜下积液   B. 脑性瘫痪

C. 胶质细胞瘤   D. 蛛网膜下腔出血

E. 神经母细胞瘤

考点6: 病毒性脑膜炎、脑炎的病因和临床表现

11. 80%小儿病毒性脑膜炎、脑炎的病原体为

    A. 肠道病毒   B. 虫媒病毒

    C. 腮腺炎病毒   D. 疱疹病毒

    E. 脊髓灰质炎病毒

12. 患儿,女,4岁。1周前流涕、咽痛,继之高热、头痛、嗜睡、精神异常、意识障碍。查体:口唇有疱疹,颈抵抗阳性。实验室检查:外周血白细胞正常,脑脊液常规及生化检查基本正常。首先应考虑

    A. 结核性脑膜炎   B. 化脓性脑膜炎

    C. 病毒性脑膜炎   D. 脑脓肿

    E. 脑栓塞

考点7: 病毒性脑膜炎、脑炎的辅助检查和治疗要点

13. 不符合病毒性脑膜炎、脑炎的脑脊液检查结果的是

    A. 外观浑浊   B. 病毒检查特异性抗体阳性

    C. 细胞数增多   D. 蛋白质增多

    E. 糖和氯化物正常

考点8: 病毒性脑膜炎、脑炎的常见护理诊断/问题、护理措施和健康教育

14. 患儿,男,4岁。以病毒性脑膜炎收入院。经积极治疗,除右侧肢体仍活动不利外,其他临床症状明显好转。家长要求回家休养,护士进行出院指导,不妥的是

    A. 给予高热量、高蛋白、高维生素饮食

    B. 患侧肢体保持功能位,尽量减少活动

    C. 指导用药注意事项

    D. 保持患儿心情舒畅

    E. 定期随访

知识点9: 惊厥的病因、发病机制、临床表现、辅助检查和治疗要点

15. 怀疑高热惊厥的患儿,为明确抽搐原因,在收集患儿健康史时应重点询问

    A. 出生史   B. 喂养史

    C. 家族史   D. 过敏史

    E. 既往发作史

*16. 患儿,男,6岁,有癫痫病史。突然发生惊厥,全身肌肉强直性痉挛,眼球上翻,口吐白沫,牙关紧闭,呼吸不规则,发绀,大小便失禁,惊厥发作持续30分钟以上。最可能的诊断是

A. 高热惊厥　　　　　　　　　B. 癫痫小发作

C. 惊厥持续状态　　　　　　　D. 中毒性脑病

E. 婴儿手足搐搦症

考点 10：惊厥的常见护理诊断/问题、护理措施和健康教育

（17～18题共用题干）

患儿，男，2岁。咳嗽、流涕2天，发热1天，外出时突发抽搐，呈全身性，持续约半分钟。查体：体温40.2℃，脉搏130次/min，呼吸35次/min，神志清楚，咽明显充血，颌下淋巴结肿大，其他无异常。

17. 该患儿抽搐发作时首选的药物是

　　A. 水合氯醛　　　　　　　　B. 地西泮

　　C. 苯巴比妥　　　　　　　　D. 苯妥英钠

　　E. 甘露醇

*18. 向患儿家长做健康指导，患儿抽搐发作时，家长应紧急采取的措施**不包括**

　　A. 松解患儿衣领

　　B. 去枕平卧，头偏向一侧

　　C. 在上、下磨牙之间放置牙垫或纱布包裹的压舌板

　　D. 发作时立即送往医院

　　E. 将纱布放在患儿的手中或腋下

考点 11：急性颅内压增高的病因、临床表现、辅助检查和治疗要点

19. 急性颅内压增高的临床表现**不包括**

　　A. 头痛　　　　　　　　　　B. 意识障碍

　　C. 呕吐　　　　　　　　　　D. 前囟凹陷

　　E. 惊厥

20. 发生急性颅内压增高时，首选的降低颅内压力的药物是

　　A. 甘露醇　　　　　　　　　B. 呋塞米

　　C. 地塞米松　　　　　　　　D. 糖皮质激素

　　E. 开塞露

*21. 患儿，男，10个月，因患细菌性脑膜炎住院。护士巡视时发现患儿出现喷射性呕吐、烦躁不安、惊厥。查体：前囟饱满、张力增高。此时应给予的处理要点正确的是

　　A. 立即腰椎穿刺，抽出脑脊液

　　B. 立即止惊、降颅压

C. 加快输液速度，防止休克

D. 可大量输液

E. 各项护理操作分开进行

考点 12：急性颅内压增高的常见护理诊断／问题、护理措施和健康教育

*22. 患儿，女，7 个月，因发热 3 天、呕吐数次来院就诊。检查：前囟紧张，脑脊液外观浑浊，白细胞总数 $1\,000\times10^6$/L，蛋白增高，糖降低。入院后频繁抽搐，病情观察的重点是

A. 体温、脉搏　　　　　　　　　B. 心率、血压

C. 呼吸、瞳孔　　　　　　　　　D. 肌张力

E. 前囟张力

【参考答案和部分解析】

序号	1	2	3	4	5	6	7	8	9	10
答案	D	C	A	E	B	D	E	E	E	A
序号	11	12	13	14	15	16	17	18	19	20
答案	A	C	A	B	E	C	B	D	D	A
序号	21	22								
答案	B	C								

2. 答案 C

解析：出生时存在以后逐渐消失的反射有觅食反射、吸吮反射、握持反射、拥抱反射、颈肢反射、迈步反射等。

5. 答案 B

解析：细菌性脑膜炎脑脊液特点是外观浑浊似米汤样，压力升高；白细胞显著增多，以中性粒细胞为主；糖含量明显降低；蛋白质显著增多；涂片或细菌培养可找到致病菌。

8. 答案 E

解析：该患儿的症状、体征和脑脊液的检查均符合急性细菌性脑膜炎的诊断，脑脊液白细胞总数高，以中性粒细胞为主。

9. 答案 E

解析：脑脊液涂片或细菌培养出致病菌是确诊急性细菌性脑膜炎的主要依据。

10. 答案 A

解析：30%～60% 的化脓性脑膜炎患儿并发硬脑膜下积液，主要表现为急性细菌性脑膜炎经治疗后病情加重或者反复，头颅透光检查和 CT 扫描可协助诊断，确诊有赖于硬膜下穿刺放出积液。

16. 答案 C

解析：一次惊厥发作持续 30 分钟以上，或反复多次发作 > 30 分钟，且发作间期意识不能恢复至发作前的基线状态，称惊厥持续状态。

18. 答案 D

解析：惊厥发作时应就地抢救，以防窒息。

21. 答案 B

解析：此患儿有颅内压增高的表现，应控制脑水肿和降颅压，给予对症止惊等治疗。

22. 答案 C

解析：此患儿有颅内压增高的表现，观察重点是预防颅内压过高致脑疝的发生，如呼吸节律深而慢或不规则、对光反应迟钝、瞳孔忽大忽小或两侧不等大、血压升高等，应警惕脑疝的发生。

（曾 滟 张丽琴）

第十五章 | 其他系统疾病患儿的护理

【学习目标】

1. 具有儿科护理人员所需要的严谨、细致、慎独的职业素养,较好的护患沟通与团队合作能力,尊重患儿及其家庭成员、关爱患儿、主动为患儿缓解不适、促进患儿恢复健康的职业态度。

2. 掌握先天性甲状腺功能减退症、儿童糖尿病、风湿热的护理评估、常见护理诊断/问题和护理措施。

3. 熟悉先天性甲状腺功能减退症、儿童糖尿病、风湿热的病因和健康教育。

4. 了解先天性甲状腺功能减退症、儿童糖尿病、风湿热的发病机制。

5. 学会运用护理程序对先天性甲状腺功能减退症、儿童糖尿病、风湿热患儿实施整体护理。

【重点和难点】

本章重点是先天性甲状腺功能减退症、儿童糖尿病、风湿热的护理评估、常见护理诊断/问题及护理措施。难点是儿童糖尿病的发病机制。

第一节 先天性甲状腺功能减退症

先天性甲状腺功能减退症是由于甲状腺激素合成不足或其受体缺陷所致的一种疾病,又称为呆小病或克汀病,是儿童最常见的内分泌疾病,根据不同病因分为散发性和地方性两种。

知识点 1：先天性甲状腺功能减退症的病因、发病机制和临床表现

【病因】

1. 散发性先天性甲状腺功能减退症　①甲状腺不发育、发育不全或异位：是引起先天性甲状腺功能减退的最主要原因。②甲状腺激素合成障碍：是引起先天性甲状腺功能减退的第二位原因。③促甲状腺激素（TSH）、促甲状腺激素释放激素（TRH）缺乏。④甲状腺或靶器官反应低下。⑤母亲因素：母亲服用抗甲状腺药物或者患有自身免疫性疾病，存在抗 TSH 受体抗体，均可通过胎盘影响胎儿，造成暂时性甲状腺功能减退。

2. 地方性先天性甲状腺功能减退症　孕妇饮食缺碘，导致胎儿在胚胎期因碘缺乏而出现甲状腺功能减退。

【发病机制】

甲状腺素的主要生理作用：加速细胞内氧化过程，促进新陈代谢，提高基础代谢率；促进蛋白质合成，增加酶活性；促进糖的吸收和利用；促进脂肪的分解和利用；促进细胞组织的生长发育与成熟；促进钙、磷在骨质中的合成代谢和骨、软骨生长；促进肌肉、循环系统、消化系统的功能；促进中枢神经系统的生长发育，特别是胎儿期和婴儿期甲状腺素缺乏将严重影响脑的发育、分化和成熟，且不可逆转。当甲状腺功能不足时，可引起代谢障碍、生理功能低下、生长发育迟缓、智力障碍等。

【临床表现】

患儿主要临床特征包括智力落后、生长发育迟缓及生理功能低下。

1. 新生儿期症状　患儿常为过期产，主要表现为喂养困难、腹胀、便秘；生理性黄疸时间延长达 2 周以上；对外界反应低下，肌张力低，吸吮差，哭声低，体温低、四肢冷、末梢循环差，皮肤出现斑纹或硬肿现象等。

2. 典型症状　多数先天性甲状腺功能减退症患儿常在出生半年后出现典型症状。

（1）特殊面容和体态：头大、颈短，皮肤粗糙，面色苍黄，毛发稀少、干枯；面部黏液水肿，眼睑水肿，眼距宽，鼻梁低平，舌体大而宽厚、常伸出口外；身材矮小，躯干长四肢短，腹部膨隆，常有脐疝。

（2）生理功能低下：精神差，安静少动，对周围事物反应少，嗜睡，食欲缺乏，体温低而怕冷，脉搏、呼吸缓慢，心音低钝，肌张力低，肠蠕动慢，腹胀，便秘。心电图呈低电压、PR 间期延长、T 波平坦等。

（3）神经系统症状：智力低下，表情呆板、淡漠，神经反射迟钝；运动发育障碍，如翻身、坐、立、走的时间均延迟。

3. 地方性甲状腺功能减退症　临床表现出两种不同的类型，但可相互交叉重叠。

（1）"神经性"综合征：共济失调、痉挛性瘫痪、聋哑和智力低下，但身材正常且甲状腺功能正常或仅轻度减退。

（2）"黏液水肿性"综合征：以黏液性水肿、生长发育和性发育落后、智力低下为显著特征。血清 T_4 降低，TSH 增高。

知识点 2：先天性甲状腺功能减退症的辅助检查和治疗要点

【辅助检查】

1. 新生儿筛查　目前多采用出生后 2～3 天的新生儿足跟血干血滴纸片检测 TSH 浓度作为初筛，结果大于 15～20mU/L 时，再检测血清 T_4 和 TSH 以确诊。

2. 血清 T_3、T_4、TSH 测定　任何新生儿筛查结果可疑或临床可疑的儿童均应检测血清 T_4、TSH 浓度，如果血清 T_4 降低，TSH 明显增高即可确诊；T_3 可降低或正常。

【治疗要点】

本病应早期诊断，尽早治疗。一旦确诊，应终身服用甲状腺制剂，不能中断。目前常用的药物有 L–甲状腺素钠。

知识点 3：先天性甲状腺功能减退症的常见护理诊断／问题、护理措施和健康教育

【常见护理诊断／问题】

1. 体温过低　与新陈代谢降低、活动量减少有关。

2. 营养失调：低于机体需要量　与食欲差、喂养困难有关。

3. 便秘　与活动量减少、肠蠕动减慢有关。

4. 生长发育迟缓　与甲状腺素合成不足有关。

5. 知识缺乏：患儿及其父母缺乏有关疾病的知识。

【护理措施】

1. 保暖。

2. 保证营养供给　给予高蛋白、高维生素、富含钙和铁的易消化食物。

3. 保持大便通畅　提供充足的液体入量、多吃含粗纤维的蔬菜水果、适当增加活动量、按摩腹部、养成定时排便的习惯，必要时使用药物。

4. 加强行为训练　使患儿掌握基本生活技能。

5. 指导用药　让家长了解终身用药的必要性，治疗过程中应定期随访复查。治疗开始时每 2 周随访 1 次；血清 TSH 和 T_4 正常后，每 3 个月随访 1 次；服药 1～2 年后，每 6 个月随访 1 次。

【健康教育】

宣传新生儿筛查的必要性。本病的早期诊断、早期治疗至关重要。出生后 3 个

月内开始治疗,预后尚可,绝大多数患儿智力可达到正常;在 6 个月后才开始治疗,虽然给予甲状腺素可以改善生长状况,但是智力仍会受到严重损害。强调尽早开始治疗,坚持终身服药,定期随访。与家长共同制订患儿的饮食计划、行为及智力训练方案,要坚持进行训练,促进患儿生长发育,提高患儿自理能力。

第二节　儿童糖尿病

糖尿病是由于胰岛素分泌绝对或相对不足引起的糖、脂肪、蛋白质代谢紊乱,分为原发性和继发性两类。原发性糖尿病可分为:①胰岛素依赖型糖尿病,即 1 型糖尿病,98% 的儿童糖尿病属于此型。②非胰岛素依赖型糖尿病,即 2 型糖尿病,儿童少见。③青年成熟期发病型糖尿病,非常罕见。④新生儿糖尿病(NDM),即出生后 6 个月内发生的糖尿病。继发性糖尿病多由一些遗传综合征(如 21-三体综合征)和内分泌疾病(如库欣综合征)所引起。本节重点介绍 1 型糖尿病。

知识点 4: 儿童糖尿病的病因、发病机制、临床表现、辅助检查和治疗要点

【病因】

1 型糖尿病确切病因尚未完全阐明,目前认为是在遗传易感基因的基础上由外界环境因素的作用而引起自身免疫反应,导致胰岛 β 细胞的损伤和破坏,当 90% 以上的 β 细胞被破坏后,残存的胰岛素分泌功能即不足以维持机体的生理需要,临床出现症状。遗传、免疫、环境等因素在 1 型糖尿病的发病过程中起着重要的作用。

【发病机制】

1. 糖代谢紊乱致血糖升高导致渗透性利尿,临床出现多尿症状;多尿可进一步导致严重的电解质失衡和慢性脱水,由于机体的代偿,患儿口渴感增强,饮水增多;因组织不能利用葡萄糖,能量不足而产生饥饿感,引起多食。

2. 脂肪代谢紊乱导致血中脂肪酸升高,过多的游离脂肪酸进入肝脏,超过了三羧酸循环的氧化代谢能力,致使酮体在体液中累积,形成酮症酸中毒。

3. 蛋白质代谢紊乱导致蛋白质合成减少、分解增加,出现负氮平衡。患儿消瘦、乏力、体重下降、生长发育延迟和抵抗力降低,易继发感染。

4. 水、电解质紊乱　高血糖使血渗透压增高,引起细胞外液高渗、细胞内脱水。渗透性利尿导致水和钠、钾、氯等电解质大量丢失,引起细胞外脱水。患儿本身可能因为厌食、呕吐使电解质摄入不足,排出增加,引起机体电解质平衡紊乱。

【临床表现】

儿童糖尿病起病急,多因感染、饮食不当、情绪激动等诱发。

1. 典型症状 多饮、多食、多尿和体重下降,即"三多一少"。但婴儿多饮、多尿不易被觉察,很快可发生脱水和酮症酸中毒。

2. 糖尿病酮症酸中毒 约40%糖尿病患儿以酮症酸中毒为首发表现,常因急性感染、过食、诊断延误、突然中断胰岛素治疗等因素诱发。患儿多起病急骤,表现为恶心呕吐,腹痛,皮肤黏膜干燥,口唇樱红,呼吸深长、呼气中有酮味,脉搏细速、血压下降,继而出现嗜睡、昏迷,甚至死亡。

【辅助检查】

1. 尿液 尿糖呈阳性,伴有酮症酸中毒时尿酮体呈阳性。尿蛋白阳性提示可能有肾脏的继发损害。

2. 血糖 符合下列任意一项标准即可诊断为糖尿病。

(1)有典型糖尿病症状并且餐后任意时刻血糖水平≥11.1mmol/L。

(2)空腹血糖≥7.0mmol/L。

(3)2小时口服葡萄糖耐量试验血糖水平≥11.1mmol/L。

3. 糖化血红蛋白 与血糖浓度呈正相关。正常人HbA1c<7%,治疗良好的糖尿病患儿HbA1c<7.5%,HbA1c7.5%~9%提示病情控制一般,HbA1c>9%表示血糖控制不理想。故HbA1c可作为检测患儿以往2~3个月期间血糖控制是否满意的指标。

4. 其他 胆固醇、甘油三酯及游离脂肪酸明显增高。

【治疗要点】

1. 胰岛素治疗 注射胰岛素是治疗胰岛素依赖型糖尿病(IDDM)最主要的方法。目前已经有较多1型糖尿病患者采用胰岛素泵治疗,可以平稳、有效地控制血糖。新诊断的患儿,胰岛素用量为0.5~1.0U/(kg·d),但3岁以下患儿建议胰岛素用量从0.5U/(kg·d)开始。一般根据血糖检测结果调整次日胰岛素的用量,每次调整的量不超过原量的10%~15%(不超过2.0U),观察2~3天,必要时可再次调量。

2. 糖尿病酮症酸中毒的治疗

(1)液体疗法:纠正脱水、酸中毒和电解质紊乱。酮症酸中毒时脱水量大约为100ml/kg,等渗性脱水多见。同时,见尿补钾。

(2)胰岛素治疗:采用小剂量胰岛素持续静脉滴注。

(3)控制感染:酮症酸中毒常合并感染,应在急救的同时采用有效的抗生素治疗。

3. 饮食管理 进行计划饮食而不是限制饮食,以维持正常血糖和保持理想体重。

4. 运动疗法 运动的种类和强度应根据患儿的年龄和运动能力安排。运动时必须做好胰岛素用量及饮食调整,运动前减少胰岛素的量或加餐,每天的运动时间固定,以免发生运动后低血糖。

知识点 5:儿童糖尿病的常见护理诊断／问题、护理措施和健康教育

【常见护理诊断／问题】

1. 营养失调:低于机体需要量 与胰岛素缺乏所致代谢紊乱有关。

2. 潜在并发症:酮症酸中毒、低血糖。

3. 有感染的危险 与蛋白质代谢紊乱引起免疫功能低下有关。

【护理措施】

1. 饮食管理

(1)能量的需要:①总能量:每日所需总能量(kcal)= 1 000 +〔年龄×(80～100)〕,年幼儿稍偏高,年龄大的患儿宜偏低。②能量成分分配:碳水化合物 50%～55%、脂肪 30%、蛋白质 15%～20%。③能量分配:早餐、中餐、晚餐的能量应分别占总能量的 1/5、2/5、2/5。

(2)指导胰岛素的使用

1)胰岛素的注射:目前已经有较多 1 型糖尿病患儿采用胰岛素泵治疗。可选用股前部、腹壁、上臂外侧、臀部,每次注射需更换部位,以免局部皮下脂肪萎缩硬化。

2)监测:指导家长或患儿独立进行末梢血糖或尿糖的监测,根据血糖或尿糖结果,每 2～3 天调整胰岛素剂量 1 次,直至尿糖不超过 ++。

3)注意事项:①防止胰岛素过量或不足,胰岛素过量会发生索莫吉反应,是由于胰岛素过量,在午夜至凌晨时发生低血糖,随即反调节激素分泌增加,使血糖陡升,以致清晨出现高血糖,即出现低血糖 – 高血糖反应,只需减少胰岛素用量即可消除。当胰岛素用量不足时可发生黎明现象,在清晨 5～9 时呈现血糖和尿糖增高,这是因为晚间胰岛素用量不足所致,可加大晚间胰岛素注射剂量或将注射时间稍往后移即可。②注意观察有无胰岛素耐药,患儿在无酮症酸中毒的情况下,胰岛素用量 > 2U/(kg·d)仍不能使高血糖得到控制时,在排除索莫吉反应后称为胰岛素耐药,可换用更纯的基因重组胰岛素。

2. 防治并发症 ①酮症酸中毒的护理:密切观察病情变化,监测血气、电解质、血糖、尿糖及酮体的变化。立即建立两条静脉通路,一条快速输液,另一条输入小剂量胰岛素降低血糖。积极寻找病因,常规做血、尿培养,及时发现感染源,遵医嘱使用有效抗生素控制感染。②低血糖的护理:胰岛素用量过大,或注射胰岛素后未及时、定量进餐,或增加活动量等,可发生低血糖。一旦发生低血糖,应让患儿立即平

卧,进食糖水或糖块,必要时静脉注射10%葡萄糖液。

3. 预防感染　保持良好的卫生习惯,患儿每日做好口腔、皮肤、足部护理。注意清洗会阴部,预防泌尿系统感染。

【健康教育】

教会家长及年长儿正确抽吸和注射胰岛素的方法、血糖自我监测的方法,嘱家长带患儿定期随访以便调整胰岛素的用量;指导家长严格控制患儿的饮食、掌握运动疗法;强调预防感染的重要性及方法。向家长和年长儿详细介绍疾病有关知识,鼓励其树立战胜疾病的信心。

第三节　风　湿　热

风湿热是一种咽喉部感染 A 组乙型溶血性链球菌后发生的急性或慢性风湿性疾病。临床表现为心脏炎、游走性关节炎、舞蹈病、皮下小结及环形红斑,慢性反复发作可形成慢性风湿性心瓣膜病。好发年龄为 5～15 岁,以冬春季节发病多见。

知识点 6:风湿热的病因、发病机制和临床表现

【病因】

风湿热是 A 组乙型溶血性链球菌咽峡炎后的晚期并发症,0.3%～3% 因该菌引起的咽峡炎患儿于 1～4 周后发生风湿热。皮肤及其他部位 A 组乙型溶血性链球菌感染不会引起风湿热。影响本病发生的因素有链球菌在咽峡部存在时间;特殊的致风湿热 A 组溶血性链球菌株,如 M 血清型和黏液样菌株;患儿的遗传学背景,某些人群具有明显的易感性。

【发病机制】

目前认为本病的发病机制有:分子模拟、自身免疫反应、遗传背景、A 组链球菌毒素和酶类对人体心肌和关节产生毒性作用等。

【临床表现】

1. 一般表现　发热,热型不规则;另有精神不振、疲倦、食欲下降、面色苍白、腹痛、关节痛及多汗等症状。

2. 典型表现

(1)心脏炎:是本病最严重的临床表现,以心肌炎和心内膜炎多见。

(2)关节炎:以游走性和多发性为特点,主要累及膝、踝、肩、肘、腕等大关节。表现为关节红、肿、热、痛,活动受限,经治疗后功能可恢复,不留强直或畸形。

（3）舞蹈病：常表现为全身和部分肌肉不自主、无目的地快速运动，如挤眉弄眼、伸舌歪嘴、耸肩缩颈、语言障碍、书写困难、细微动作不协调等，在兴奋和注意力集中时加剧，入睡后即消失。

（4）皮肤症状：皮下小结（好发于肘、腕、膝、踝等关节伸侧面，质硬、无痛、与皮肤不粘连，约2~4周自然消失）、环形红斑（好发于躯干及四肢近端，环形或半环形边界清楚的淡色红斑，大小不等，中心皮肤苍白，呈一过性，或时隐时现呈迁延性，可持续数周）。

知识点7：风湿热的辅助检查和治疗要点

【辅助检查】

1. 风湿热活动指标　白细胞计数和中性粒细胞增高，血沉增快，C反应蛋白阳性，黏蛋白增高等，但仅能反映疾病的活动情况，对诊断本病无特异性。

2. 抗链球菌感染证据　20%~25%患儿咽拭子培养可发现A组乙型溶血性链球菌，50%~80%风湿热患儿抗链球菌溶血素"O"（ASO）升高，同时可测定抗链激酶（ASK）、抗脱氧核糖核酸酶B（anti-DNase B）、抗透明质酸酶（AH）。

【治疗要点】

1. 休息　卧床休息的期限取决于心脏受累的程度和心功能状态。

2. 清除链球菌感染　青霉素80万U肌内注射，每日2次，持续2周。青霉素过敏者可改用其他有效抗生素如红霉素等。

3. 抗风湿热治疗　心脏炎时应早期使用糖皮质激素，无心脏炎患儿可口服阿司匹林。

4. 对症治疗　有充血性心力衰竭者给予静脉注射大剂量糖皮质激素，给予低盐饮食，必要时氧气吸入、给予利尿剂和血管扩张剂等。舞蹈病可用苯巴比妥、地西泮等镇静剂。关节肿痛时应给予制动。

知识点8：风湿热的常见护理诊断/问题、护理措施和健康教育

【常见护理诊断/问题】

1. 心排血量减少　与心脏受损有关。

2. 疼痛　与关节受累有关。

3. 体温过高　与感染有关。

4. 焦虑　与疾病的威胁有关。

【护理措施】

1. 防止发生严重的心功能损害

（1）限制活动：急性期无心脏炎者卧床休息2周，随后逐渐恢复活动，于2周后达

正常活动水平;有心脏炎无心力衰竭者卧床休息4周,随后于4周内逐渐恢复活动;心脏炎伴充血性心力衰竭者卧床休息至少8周,在以后2～3个月内逐渐增加活动量。

（2）调整饮食:给予易消化、营养丰富的饮食,少量多餐;有心力衰竭者适当限制盐和水的摄入,保持大便通畅。

（3）药物治疗:注意观察药物的毒副作用。

（4）观察病情:如发现患儿出现烦躁不安、面色苍白、多汗、气急等心力衰竭的表现时,应立即报告医生,做好抢救准备。

2. 减轻关节疼痛　将疼痛的关节置于舒适的功能位上,避免痛肢受压;注意患肢保暖,可用热水袋热敷局部关节以减轻疼痛。

3. 降低体温　高热时采用物理降温法或按医嘱抗风湿治疗。

4. 心理护理　关心爱护患儿,耐心解释各项检查、治疗、护理措施的意义;及时了解并解除患儿的各种不适感,缓解其焦虑情绪,增强其战胜疾病的信心。

【健康教育】

向年长儿及家长讲解疾病的有关知识、护理要点和治疗计划,使用阿司匹林或泼尼松所必需的疗程和可能出现的不良反应,使他们能够主动配合并坚持治疗。

合理安排患儿的日常生活,防止受凉,避免寒冷潮湿,避免去公共场所,不参加剧烈的活动以免过劳,坚持定期门诊复查。坚持预防治疗,首选长效青霉素120万单位肌内注射,每月1次,至少坚持5年,最好坚持到25岁,有风湿性心脏病者,宜终身使用药物预防。对青霉素过敏者可改用红霉素类药物口服,每月口服6～7天,持续时间同前。风湿热或风湿性心脏病患儿,当拔牙或行其他手术时,术前、术后应用抗生素以预防感染性心内膜炎。

【考点训练题】

考点1: 先天性甲状腺功能减退症的病因和临床表现

1. 引起先天性甲状腺功能减退的最主要原因是

　　A. 甲状腺素合成途径缺陷

　　B. 甲状腺不发育、发育不全或异位

　　C. 孕母服用抗甲状腺药物

　　D. 激素缺乏

　　E. 碘缺乏

*2 先天性甲状腺功能减退症的外貌特征**除外**

    A. 面部黏液水肿
    B. 鼻梁低平

    C. 眼距宽
    D. 舌体大而宽厚、常伸出口外

    E. 眼裂小、内眦赘皮

考点 2：先天性甲状腺功能减退症的辅助检查和治疗要点

（3~4 题共用题干）

患儿，男，7 个月，因便秘、食欲差、嗜睡、反应迟钝来医院就诊。查体：体温 35.5℃，脉搏 100 次 /min，呼吸 30 次 /min，皮肤粗糙，颈短，眼距宽，鼻梁宽平，腹胀，有脐疝。

*3. 该患儿初步考虑为

    A. 先天性甲状腺功能减退症
    B. 佝偻病

    C. 维生素 A 缺乏症
    D. 甲状腺功能亢进症

    E. 垂体性侏儒症

*4. 为明确诊断应做的检查是

    A. 染色体检查
    B. 三氯化铁实验

    C. T_3、T_4、TSH
    D. 电解质

    E. 血常规

考点 3：先天性甲状腺功能减退症的护理措施和健康教育

5. 先天性甲状腺功能减退症防治便秘的措施**错误**的是

    A. 提供充足的液体入量

    B. 每日顺肠蠕动方向按摩腹部数次

    C. 养成定时排便的习惯

    D. 少吃含粗纤维的蔬菜、水果

    E. 必要时使用大便软化剂

6. 患儿，女，6 个月，诊断为先天性甲状腺功能减退症，医生给予 L- 甲状腺素钠治疗。向家长进行健康教育最重要的是

    A. 注意监测身高
    B. 让家长了解终身用药的必要性

    C. 加强智力训练
    D. 注意膳食营养

    E. 补充维生素

考点 4：儿童糖尿病的临床表现、辅助检查和治疗要点

7. 儿童糖尿病辅助检查描述**错误**的是

    A. 空腹血糖≥7.0mmol/L

    B. 2 小时口服葡萄糖耐量试验血糖水平≥11.1mmol/L

C. 餐后任意时刻血糖水平≥10mmol/L

D. 尿糖呈阳性,伴有酮症酸中毒时尿酮体呈阳性

E. HbA1c 可作为检测患儿以往 2～3 个月期间血糖控制是否满意的指标

8. 患儿,男,8 岁,因多饮、多尿、多食、体重下降入院。空腹血糖 8.2mmol/L,随机血糖 12.3mmol/L;尿糖阳性。诊断为 1 型糖尿病。其饮食中全日热量的分配方法是

    A. 早餐 1/5　　中餐 2/5　　晚餐 2/5

    B. 早餐 2/5　　中餐 2/5　　晚餐 1/5

    C. 早餐 2/5　　中餐 1/5　　晚餐 2/5

    D. 早餐 3/5　　中餐 1/5　　晚餐 1/5

    E. 早餐 1/5　　中餐 1/5　　晚餐 3/5

9. 糖尿病患儿,女,7 岁。她的饮食成分的分配为

    A. 碳水化合物 70%　　蛋白质 10%　　脂肪 20%

    B. 碳水化合物 60%　　蛋白质 20%　　脂肪 20%

    C. 碳水化合物 50%　　蛋白质 20%　　脂肪 30%

    D. 碳水化合物 40%　　蛋白质 35%　　脂肪 25%

    E. 碳水化合物 30%　　蛋白质 30%　　脂肪 40%

10. 患儿,女,10 岁,患 1 型糖尿病,应用胰岛素治疗,近日出现清晨 5～9 时血糖和尿糖增高,应调整治疗为

    A. 加大早晨胰岛素用量　　　　　B. 减少早晨胰岛素用量

    C. 加大晚间胰岛素用量　　　　　D. 减少晚间胰岛素用量

    E. 加大运动量

*11. 患儿,男,6 岁,近 1 年来多饮、多尿、多食,体重下降,诊断为 1 型糖尿病,其主要的治疗措施是

    A. 保持体重　　　　　　　　　　B. 控制饮食

    C. 运动治疗　　　　　　　　　　D. 胰岛素治疗

    E. 口服降糖药

考点 5:儿童糖尿病的护理措施和健康教育

*12. 儿童糖尿病健康教育时**错误**的是

    A. 教会家长及年长儿正确抽吸和注射胰岛素的方法

    B. 教会家长及年长儿自我监测血糖的方法

    C. 指导患儿严格控制饮食及掌握运动疗法

D. 强调预防感染的重要性及方法

E. 无须定期随访

*13. 患儿,女,11 岁。患 1 型糖尿病 5 年,用胰岛素治疗。在一次体能测试后,患儿出现了心悸、出汗、头晕、手抖、饥饿感,判断发生了运动后低血糖,为了避免再次发生运动后低血糖,下列措施**不妥**的是

A. 运动前减少胰岛素的量

B. 运动前加餐

C. 每天的运动时间固定

D. 运动前增加胰岛素的量

E. 运动时必须做好胰岛素用量及饮食调整

考点 6: 风湿热的病因和临床表现

14. 引起风湿热的常见细菌为

A. 金黄色葡萄球菌   B. 流感嗜血杆菌

C. A 组乙型溶血性链球菌   D. 白念珠菌

E. 肺炎双球菌

15. 风湿热最严重的临床表现是

A. 关节炎   B. 舞蹈病

C. 皮下结节   D. 环形红斑

E. 心脏炎

考点 7: 风湿热的辅助检查和治疗要点

*16. 患儿,男,6 岁,不规则低热 2 周,近 3 天来出现皱眉、挤眼、耸肩。辅助检查:白细胞计数和中性粒细胞增高,血沉增快,CRP(+),ASO 增高。最可能的诊断是

A. 癫痫   B. 中毒性脑病

C. 风湿热   D. 结核性脑膜炎

E. 病毒性脑炎

*17. 儿童风湿热抗风湿治疗,选用糖皮质激素的指征是

A. 游走性关节炎   B. 舞蹈病

C. 心脏炎   D. 皮下结节

E. 环形红斑

*18. 小儿风湿热时清除链球菌感染的主要药物是

A. 青霉素   B. 氯霉素

C. 红霉素
D. 阿司匹林

E. 链霉素

*19. 患儿,女,11岁,诊断为风湿热,目前未发生心脏炎、舞蹈病,药物治疗除使用青霉素外,还可使用

A. 地高辛
B. 糖皮质激素

C. 阿司匹林
D. 呋塞米

E. 地西泮

考点 8: 风湿热的护理措施和健康教育

20. 风湿热心脏炎伴心力衰竭患儿卧床休息的时间是

    A. 卧床休息 2 周,随后逐渐恢复活动

    B. 卧床休息 4 周,随后于 4 周内逐渐恢复活动

    C. 卧床休息 8 周,随后于 4 周内逐渐恢复活动

    D. 卧床休息至少 8 周,在以后 2~3 个月内逐渐增加活动量

    E. 卧床休息 6 个月后,随后逐渐恢复活动

21. 风湿性心脏病者,用抗生素预防复发的期限是

A. 3 年
B. 5 年

C. 10 年
D. 终身

E. 持续至 25 岁

(22~23 题共用题干)

患儿,女,6岁,因发热不退、食欲下降、多汗,伴肘、膝关节游走性疼痛 2 周入院。查体:体温 38.2℃,精神不振,肘、膝关节红、肿、热、痛,活动受限。辅助检查:ASO 升高、ESR 增快、CRP 阳性。诊断为风湿热。

*22. 为减轻患儿关节疼痛,以下措施哪项**不妥**

    A. 将疼痛的关节置于舒适的功能位上

    B. 避免痛肢受压

    C. 移动肢体时动作应轻柔

    D. 可用冰袋冷敷局部关节

    E. 注意患肢保暖

*23. 该患儿若无心脏炎应卧床休息

A. 2 周
B. 4 周

C. 6 周
D. 至少 8 周

E. 至少 12 周

序号	1	2	3	4	5	6	7	8	9	10
答案	B	E	A	C	D	B	C	A	C	C
序号	11	12	13	14	15	16	17	18	19	20
答案	D	E	D	C	E	C	C	A	C	D
序号	21	22	23							
答案	D	D	A							

2. 答案 E

解析：眼裂小、内眦赘皮是 21-三体综合征的外貌特征。

3. 答案 A

解析：该病例具有特殊面容和体态：皮肤粗糙、颈短、眼距宽、鼻梁宽平，腹胀、脐疝；生理功能低下：体温 35.5℃、便秘、食欲差；神经系统发育障碍：嗜睡、反应迟钝。以上内容符合先天性甲状腺功能减退症的典型表现。

4. 答案 C

解析：如果血清 T_4 降低，TSH 明显增高即可确诊；T_3 可降低或正常。

11. 答案 D

解析：注射胰岛素是治疗 1 型糖尿病最主要的方法。

12. 答案 E

解析：使用胰岛素过程中应定期随访复查，以便调整药物剂量。

13. 答案 D

解析：糖尿病患儿运动时必须做好胰岛素用量及饮食调整，运动前减少胰岛素的量或加餐，每天的运动时间固定，以免发生运动后低血糖。

16. 答案 C

解析：舞蹈病是风湿热的表现之一，约占风湿热患儿 3%～10%，常表现为全身和部分肌肉不自主、无目的的快速运动，如皱眉、挤眼、耸肩、努嘴、伸舌等动作，在兴奋和注意力集中时加剧，入睡后即消失。

17. 答案 C

解析：风湿热患儿抗风湿治疗心脏炎时应早期使用糖皮质激素，无心脏炎时可应用非甾体抗炎药，如阿司匹林。

18．答案 A

解析：风湿热患儿应用青霉素清除链球菌感染，青霉素过敏者可改用其他有效抗生素，如红霉素等。

19．答案 C

解析：无心脏炎患儿可口服阿司匹林、心脏炎时应早期使用糖皮质激素抗风湿治疗；舞蹈病可用苯巴比妥、地西泮等镇静剂，目前未发生心脏炎、舞蹈病，故不用糖皮质激素和地西泮。没有心衰的诊断，故不用地高辛和呋塞米。

22．答案 D

解析：减轻风湿热患者关节疼痛要用热水袋热敷局部关节，以减轻疼痛并注意患肢保暖。

23．答案 A

解析：急性期无心脏炎者卧床休息 2 周，随后逐渐恢复活动，2 周后达正常活动水平；有心脏炎无心力衰竭者卧床休息 4 周，随后渐恢复活动；心脏炎伴心力衰竭者卧床休息至少 8 周，在以后 2~3 个月内逐渐增加活动量。

（曾　滟　张丽琴）

第十六章 | 传染病患儿的护理

【学习目标】

1. 具有儿科护理人员所需要的严谨、细致、慎独的职业素养，较好的护患沟通与团队合作能力，尊重患儿及其家庭成员、关爱患儿、主动为患儿缓解不适、促进患儿恢复健康的职业态度，预防传染病传播的责任意识。

2. 掌握麻疹、水痘、流行性腮腺炎、手足口病、猩红热、中毒型细菌性痢疾等常见传染病的流行病学、护理评估、常见护理诊断/问题和护理措施。

3. 熟悉儿童常见传染病的病原学和健康教育。

4. 了解儿童常见传染病的发病机制。

5. 学会运用护理程序对常见传染病患儿实施整体护理。

【重点和难点】

本章重点是麻疹、水痘、猩红热、流行性腮腺炎、手足口病、中毒型细菌性痢疾等常见传染病的流行病学、护理评估、常见护理诊断/问题、护理措施，难点是麻疹、水痘、猩红热、流行性腮腺炎、手足口病、中毒型细菌性痢疾等常见传染病皮疹的特点。

第一节 麻 疹

麻疹是麻疹病毒所致的小儿常见的急性呼吸道传染病。临床以发热、上呼吸道炎(咳嗽、流涕)、结膜炎、口腔麻疹黏膜斑(又称柯氏斑,Koplik's spots)、皮肤特殊斑丘疹及疹退后遗留色素沉着伴糠麸样脱屑为特征。本病任何季节均可发病，以冬春季节多见，好发于6个月至5岁的小儿。

知识点 1：麻疹的病原学、流行病学和临床表现

【病原学】

麻疹病毒不耐热，对日光和消毒剂均敏感，随飞沫排出的病毒在室内可存活至少32小时，但在流通的空气中或阳光下半小时即可失去活力；0℃可存活1个月左右。

【流行病学】

患者是唯一的传染源，出疹前5天到出疹后5天均有传染性，有并发症则延长至出疹后10天；主要通过呼吸道飞沫传播；以冬春季为主；病后可获持久免疫力。

【临床表现】

1. 潜伏期　一般为6~18天（平均为10天）。

2. 前驱期（也称出疹前期）　一般为3~4天，以发热、上呼吸道炎和结膜炎、麻疹黏膜斑为主要特征。麻疹黏膜斑具有早期诊断价值。在出疹前1~2天出现，初起见于上下磨牙相对的颊黏膜上，为直径0.5~1.0mm大小的灰白色小点，周围有红晕，迅速增加，出疹后2~3天内消失。

3. 出疹期　多在发热3~4天后出现，以典型的麻疹样皮疹为特征。皮疹初见耳后、发际，渐及额面、颈，自上而下蔓延至躯干、四肢，最后达手掌与足底。皮疹初为红色斑丘疹，呈充血性，疹间皮肤正常，不伴痒感。后部分融合，呈暗红色。此时全身中毒症状加重，体温可高达40~40.5℃，精神萎靡、嗜睡，重者有谵妄、抽搐，咳嗽加剧，肺部可闻及干、湿啰音。

4. 恢复期　出疹3~4天后皮疹按出疹顺序消退，并有糠麸样脱屑及棕褐色色素沉着，一般7~10天消退。

5. 并发症　在麻疹病程中患儿易并发肺炎、喉炎、心肌炎、麻疹脑炎及亚急性硬化性全脑炎、营养不良和维生素A缺乏，并可使原有的结核病恶化。其中肺炎是麻疹最常见的并发症。

知识点 2：麻疹的辅助检查、治疗要点、常见护理诊断／问题、护理措施和健康教育

【辅助检查】

1. 血常规　血白细胞总数和中性粒细胞减少，淋巴细胞相对增多。

2. 血清学检查　麻疹病毒特异性IgM抗体检测，出疹早期可呈阳性。

3. 病原学检查　前驱期或出疹期从呼吸道分泌物中分离出麻疹病毒或检测到麻疹病毒抗原均可早期快速帮助诊断。

【治疗要点】

主要是对症治疗、加强护理和预防并发症。WHO推荐给予麻疹患儿补充大剂量维生素 A(20 万~40 万单位),每日 1 次,连服 2 剂可减少并发症的发生。

【常见护理诊断/问题】

1. 体温过高　与病毒血症、继发感染有关。

2. 皮肤完整性受损　与麻疹病毒感染所致皮疹有关。

3. 有感染传播的危险　与呼吸道排出病毒有关。

4. 潜在并发症:肺炎、喉炎、脑炎等。

【护理措施】

1. 维持正常体温　①休息:建议卧床休息至皮疹消退、体温正常。②降温:处理高热时需兼顾透疹,不宜用药物及物理方法强行降温,尤其禁用冷敷及乙醇擦浴,因体温骤降可引起末梢循环障碍而使皮疹突然隐退。如体温升至 40℃以上,可用小剂量退热剂或温水擦浴。③饮食:给予清淡、易消化、营养丰富的流质或半流质饮食,少量多餐,以增加食欲、促进消化。鼓励患儿多饮水,以利于排毒、退热、透疹。恢复期应给予高蛋白、高热量、含多种维生素的食物。

2. 减轻皮肤病损,恢复皮肤完整性　①皮肤护理:在保暖的情况下,每日用温水擦浴、更衣 1 次,腹泻患儿注意臀部清洁(忌用肥皂),剪短指甲,避免抓伤皮肤引起继发感染。②口、眼、鼻的护理:用生理盐水或 2% 硼酸溶液洗漱,保持口腔清洁、舒适。避免强光刺激,常用生理盐水清洗双眼,再滴入抗生素滴眼液或眼膏,一日数次,可加服鱼肝油预防干眼。及时清除鼻痂,保持呼吸道通畅。

3. 预防感染的传播　①管理传染源:隔离患儿至出疹后 5 天,有并发症者延至出疹后 10 天。接触过麻疹的易感儿应隔离观察 3 周,并给予被动免疫。②切断传播途径:病室注意通风换气并用紫外线进行空气消毒,患儿衣被及玩具应在阳光下暴晒 2 小时。医护人员接触患儿前后洗手并更换隔离衣。③保护易感者:流行期间尽量避免易感儿去公共场所。体弱易感儿接触麻疹患儿 5 天内注射血清免疫球蛋白可预防发病或减轻症状。8 个月以上未患过麻疹的儿童应接种麻疹减毒活疫苗。

4. 观察病情　出疹期如透疹不畅、疹色暗紫、持续高热、咳嗽加剧、发绀、肺部湿啰音增多等,可能并发了肺炎,重症肺炎可致心力衰竭;患儿如出现频咳、声嘶、吸气性呼吸困难、三凹征等,可能并发了喉炎;患儿如出现嗜睡、惊厥、昏迷等,可能并发了脑炎。如出现上述并发症,及时报告并配合医生进行处理。

【健康教育】

应向家长介绍麻疹的流行特点、病程、隔离时间、早期症状、并发症和预后,并向家长说明隔离的重要性,使其能积极配合隔离、消毒、治疗和护理。

第二节 水 痘

知识点3：水痘的病原学、流行病学和临床表现

水痘是由水痘－带状疱疹病毒引起的传染性极强的儿童期出疹性疾病。临床特征是皮肤黏膜相继出现或同时存在斑疹、丘疹、疱疹和结痂等各类皮疹，全身症状轻微，冬春季节多见。

【病原学】

水痘－带状疱疹病毒，仅有一个血清型，人是唯一宿主。该病毒在体外抵抗力弱，不能存活，对热、酸和各种有机溶剂敏感，不能在痂皮中存活。

【流行病学】

水痘患儿是唯一的传染源。病毒存在于患儿上呼吸道分泌物及疱疹液中，经呼吸道飞沫传播和直接接触传播。出疹前1～2天至疱疹全部结痂为止，均有较强的传染性。人群普遍易感，主要见于儿童，以2～6岁为高峰。病后可获持久免疫力，但以后可以发生带状疱疹。

【临床表现】

典型水痘潜伏期为10～21天，多在2周左右。出疹前可出现前驱症状如发热、不适、食欲不振等，持续1～2天。皮疹特点：①皮疹首发于头、面、躯干，继而扩展到四肢，躯干多，四肢末端稀少，呈向心性分布。②皮疹分批出现，并按一定顺序演变，开始为红色斑疹和斑丘疹，继之变为透明饱满的水疱，经24小时疱液由透明变为浑浊并呈中央凹陷，疱壁薄、易破，瘙痒感重，2～3天迅速结痂，结痂后多不留瘢痕。在疾病高峰期可见到斑疹、丘疹、疱疹和结痂同时存在。③并发症：最常见的为皮肤细菌性感染，水痘肺炎和水痘后脑炎等少见。

知识点4：水痘的辅助检查、治疗要点、护理诊断/问题、护理措施和健康教育

【辅助检查】

1. 血常规　白细胞总数正常或稍低，继发细菌感染时可增高。

2. 疱疹刮片　刮取新鲜疱疹基底组织和疱疹液涂片，瑞氏染色见多核巨细胞；苏木素－伊红染色可查到细胞核内包涵体。

3. 血清学检查　水痘病毒特异性IgM抗体检测可帮助早期诊断；双份血清特异性IgG抗体滴度4倍以上增高也有助于诊断。

4. 病毒分离　可取水痘疱疹液、咽部分泌物或血液进行病毒分离。

【治疗要点】

主要采取对症治疗。皮肤瘙痒时可局部应用炉甘石洗剂，必要时可给予少量镇静剂。抗病毒药物首选阿昔洛韦，一般在皮疹出现的 48 小时内开始。继发细菌感染可给予抗生素治疗。

【常见护理诊断 / 问题】

1. 皮肤黏膜完整性受损　与水痘－带状疱疹病毒感染引起的皮疹及继发感染有关。

2. 体温过高　与病毒血症有关。

3. 有感染传播的危险　与呼吸道及疱液排出病毒有关。

4. 潜在并发症：肺炎、脑炎等。

【护理措施】

1. 减轻皮肤病损，恢复皮肤黏膜完整性　①室温适宜，衣被不宜过厚，以免造成患儿不适，增加痒感。②皮肤瘙痒时，疱疹无破溃者，可涂炉甘石洗剂或 5% 碳酸氢钠溶液，疱疹已破溃、继发感染者，局部涂抗生素软膏，或按医嘱给抗生素。③有口腔黏膜疹者每日用温盐水或复方硼砂溶液进行口腔护理 2～3 次，保持口腔清洁。

2. 维持体温正常　患儿有中低度发热，不必用药物降温。如有高热，可用物理降温或适量退热剂，忌用阿司匹林，以免诱发瑞氏综合征（Reye syndrome）。给予富含营养的清淡饮食，多饮水，保证机体获得足够的营养。

3. 预防感染的传播　①控制传染源：无并发症的患儿多在家隔离治疗，隔离至疱疹全部结痂为止。易感儿接触传染源后应检疫 3 周。②切断传播途径。③保护易感者。

4. 观察病情，防治并发症　水痘是自限性疾病，临床过程一般顺利，偶可发生播散性水痘，并发肺炎、心肌炎，应密切观察及早发现，并及时报告医生，给予相应的治疗及护理。

【健康教育】

水痘传染性强，皮肤痒感重，指导家长做好患儿的皮肤护理，注意皮肤清洁，同时讲解隔离的重要性。对社区居民讲解水痘的预防知识。水痘流行期间易感儿应避免去公共场所。指导家长做好消毒隔离，防止继发感染。

第三节　流行性腮腺炎

流行性腮腺炎是由腮腺炎病毒引起的急性呼吸道传染病。以腮腺非化脓性炎症、腮腺肿大和疼痛为临床特征。本病一年四季均可发病，但以冬春季为主。

知识点 5：流行性腮腺炎的病原学、流行病学和临床表现

【病原学】

腮腺炎病毒对物理、化学因素敏感，紫外线照射也可将其杀灭，加热至 56℃、20 分钟即失去活力，但在低温条件下可存活较久。

【流行病学】

腮腺炎患儿和健康带病毒者为传染源。腮腺肿大前 6 天到发病后 9 天内从唾液中可以分离出腮腺炎病毒。病毒主要通过呼吸道飞沫传播，也可经唾液污染的食具、玩具等传播。感染后可获得终身免疫。主要发生于 5～15 岁儿童。

【临床表现】

潜伏期为 14～25 天，平均为 18 天。儿童大多无前驱症状，常以腮腺肿大、疼痛为首发症状。部分患儿可有发热、头痛、乏力、食欲缺乏等。通常一侧先肿大。2～4 天后又累及对侧，也有两侧同时肿大或始终限于一侧者。肿大的腮腺以耳垂为中心，向前、后、下发展，边缘不清，表面发热但多不红，触之有弹性感并有触痛。疼痛明显，咀嚼或吃酸性食物时疼痛加重。在上颌第二磨牙对面的颊黏膜处早期可见红肿的腮腺导管开口，有助于诊断。腮腺肿大 1～3 天达高峰，持续 5 日左右逐渐消退。颌下腺、舌下腺、颈部淋巴结可同时受累。

腮腺炎病毒有嗜腺体和嗜神经性，常侵入中枢神经系统和其他腺体或器官，可使患儿发生脑膜脑炎（最常见）、睾丸炎（男孩最常见）、卵巢炎、急性胰腺炎等。

知识点 6：流行性腮腺炎的辅助检查、治疗要点、常见护理诊断 / 问题、护理措施和健康教育

【辅助检查】

1. 血清和尿液淀粉酶测定　病程早期约 90% 患儿血清和尿液淀粉酶轻至中度增高，2 周左右恢复正常。血脂肪酶同时增高有助于胰腺炎的诊断。

2. 血清学检查　检测患儿血清中腮腺炎病毒特异性 IgM 抗体，可以早期快速诊断。

3. 病毒分离　在发病早期从患儿唾液、脑脊液、血液及尿液中可分离出病毒。

【治疗要点】

以对症处理为主。发病早期可使用利巴韦林。重症患儿可短期使用糖皮质激素治疗。可用清热解毒、软坚消痛的中药内服。局部肿痛用中药外敷和红外线灯等治疗。

【常见护理诊断/问题】

1. 疼痛　与腮腺非化脓性炎症有关。

2. 体温过高　与病毒感染有关。

3. 有感染传播的危险　与呼吸道排出病原体有关。

4. 潜在并发症：脑膜脑炎、睾丸炎、胰腺炎等。

【护理措施】

1. 减轻疼痛　局部冷敷，以减轻炎症充血及疼痛，亦可用中药如青黛散调醋局部湿敷。给予清淡、营养、易消化的流质、半流质或软食，忌酸、辣、硬食物，以免因唾液分泌及咀嚼使疼痛加剧。注意保持口腔清洁，常用温盐水漱口，多饮水，防止继发感染。

2. 维持体温正常　发热伴并发症者应卧床休息至体温正常。高热者给予物理降温或药物降温。

3. 预防感染的传播　患儿隔离至腮腺肿胀完全消退。对患儿呼吸道分泌物及其污染的物品进行消毒。流行期间应加强托幼机构的晨检。8个月以上易感儿可接种腮腺炎减毒活疫苗。

4. 观察病情　①患儿腮腺肿大后1周左右如出现持续高热、剧烈头痛、呕吐、颈强直、嗜睡、烦躁或惊厥等表现，提示可能发生了脑膜脑炎，及时报告医生，予以相应治疗及护理。②患儿如出现睾丸肿大触痛、睾丸鞘膜积液和阴囊水肿，提示可能发生了睾丸炎，可用丁字带托起阴囊消肿或局部冰袋冷敷止痛，或按医嘱采用药物治疗。③腮腺肿胀数日后如出现中上腹剧痛，有压痛和肌紧张，伴发热、寒战、呕吐、腹胀、腹泻或便秘等，提示可能发生了胰腺炎，报告医生及时处理。

【健康教育】

指导家长学会病情观察，注意有无并发症的出现。无并发症的患儿在家中隔离治疗，指导家长做好隔离、饮食管理、口腔清洁、用药护理，介绍减轻疼痛的方法。腮腺炎流行期间，避免带儿童到人群密集的公共场所。

第四节　手足口病

手足口病是由多种人肠道病毒引起的常见传染病,5岁以下儿童多见。主要表现为发热,口腔和四肢末端的斑丘疹、疱疹,重者可出现脑膜炎、脑炎、脑脊髓膜炎、肺水肿和循环障碍等。由于病毒传染性很强,本病常在托幼机构造成流行。夏秋季节高发。

知识点7:手足口病的病原学、流行病学和临床表现

【病原学】

病原体以柯萨奇病毒A组的16型和肠道病毒71型多见。肠道病毒适合在湿热的环境中生存,不易被胃酸和胆汁灭活。对乙醚、甲酚皂(来苏)、三氯甲烷(氯仿)等消毒剂不敏感,但病毒不耐强碱,对紫外线及干燥敏感。高锰酸钾、漂白粉、甲醛、碘酒能使其灭活。

【流行病学】

人是人肠道病毒的唯一宿主,患者和隐性感染者均为本病的传染源,主要经粪-口途径传播,也可经接触患者呼吸道分泌物、疱疹液及污染的物品而感染。

【临床表现】

潜伏期多为2~14天,平均为3~5天。

1. 普通病例　起病急,大多有发热,可伴有咳嗽、流涕、食欲缺乏等症状。口腔内可见散在的疱疹或溃疡,患儿拒食、流涎。手、足和臀部出现斑丘疹和疱疹,偶见于躯干,呈离心性分布。皮疹消退后不留瘢痕或色素沉着,多在1周内痊愈,预后良好。

2. 重症病例　少数病例病情进展迅速,在发病1~5天左右出现脑膜炎、脑炎、脑脊髓炎、肺水肿、循环障碍等,极少数病例病情危重,可致死亡。

知识点8:手足口病的辅助检查、治疗要点、常见护理诊断/问题、护理措施和健康教育

【辅助检查】

1. 血常规　白细胞计数多正常或降低,病情危重者白细胞计数可明显升高。

2. 血生化　部分病例可有轻度谷丙转氨酶(GPT)、谷草转氨酶(GOT)、肌酸激酶同工酶(CK-MB)升高,病情危重者可有心肌肌钙蛋白(cTnI或cTnT)和血糖升高。

3. 血气分析　呼吸系统受累时,可有动脉血氧分压降低、血氧饱和度下降,二氧化碳分压升高、酸中毒。

4. 脑脊液检查　神经系统受累时可表现为外观清亮、压力增高、白细胞计数增多,蛋白正常或轻度增多,糖和氯化物正常。

5. 病原学检测　鼻咽拭子、气道分泌物、疱疹液或粪便标本中 CoxA16、EV71 等肠道病毒特异性核酸阳性或分离到肠道病毒可以确诊。

6. 血清学检查　急性期与恢复期 CoxA16、EV71 等肠道病毒中和抗体有 4 倍以上的升高亦可确诊。

7. 胸部 X 线检查　可表现为双肺纹理增多,有网络状、斑片状阴影,部分病例以单侧为著。

【治疗要点】

对症治疗;注意隔离,避免交叉感染;适当休息,清淡饮食,做好口腔和皮肤护理等。重症病例根据各系统受累的程度进行治疗。

【常见护理诊断/问题】

1. 体温过高　与病毒感染有关。

2. 皮肤黏膜完整性受损　与口腔、手足疱疹有关。

3. 有感染传播的危险　与病毒传播力强有关。

4. 潜在并发症:脑水肿、循环衰竭、肺水肿等。

【护理措施】

1. 维持体温正常　急性期应卧床休息,待体温恢复正常,斑丘疹及疱疹消退后再休息 1 周。体温 > 38.5℃应遵医嘱采取降温措施。给予清淡、易消化、高热量、高维生素的流质或半流质饮食,禁食冰冷、辛辣等刺激性食物。

2. 皮肤黏膜护理　①口腔护理:餐后用温水或生理盐水漱口或用生理盐水棉棒清洁口腔;口腔有糜烂可按口炎护理。②皮疹护理:保持衣服、被褥清洁、干燥、平整;衣着宽松、柔软;剪短指甲;保持臀部清洁、干燥,手足部皮疹初期可涂炉甘石洗剂,疱疹破溃时可涂聚维酮碘溶液,如有继发感染应用抗生素软膏。

3. 预防感染的传播　①做好接触隔离和呼吸道隔离,轻症患儿至少 2 周,重症患儿不少于 3 周。②患儿用过的玩具、餐具或其他用品可用含氯的消毒液浸泡及煮沸消毒,不宜浸泡或煮沸的物品可在日光下暴晒。③患儿的呼吸道分泌物、粪便可用含氯消毒剂消毒 2 小时后倾倒。④诊疗、护理患儿过程中已使用的非一次性仪器、物品等要擦拭消毒。⑤尽量减少陪护及探视,接触患儿前后要消毒洗手。

4. 观察病情　严密观察病情进展,持续高热不退,末梢循环不良,呼吸、心率明显增快，精神差，呕吐，抽搐，肢体抖动或无力等为重症病例的早期表现，应及早与医生联系以便及时处理。

【健康教育】

应让患儿及家长了解手足口病的传染源、传播途径及隔离的意义。了解一般护理应注意的事项。指导家长做好口腔护理、皮肤护理及病情观察。指导家长培养良好的卫生习惯，帮助家长掌握预防手足口病的方法。

第五节　猩　红　热

猩红热是由 A 组乙型溶血性链球菌引起的急性呼吸道传染病。其临床特征为发热、咽峡炎、全身弥漫性鲜红色皮疹和疹退后片状脱皮。少数儿童在病后 2～3 周发生风湿热或急性肾小球肾炎。本病全年均可发病，但以冬春季节多见。

知识点 9：猩红热的病原学、流行病学和临床表现

【病原学】

A 组乙型溶血性链球菌为本病的主要病原菌，能产生 A、B、C 三种抗原性不同的红疹毒素，均能致发热和猩红热皮疹。该菌对热及干燥的抵抗力较弱，加热至 56℃、30 分钟或用一般消毒剂均可将其杀灭，但在痰及脓液中可生存数周。

【流行病学】

病人和带菌者是传染源，主要通过飞沫传播。人群普遍易感，冬春季节为发病高峰，多见于 3～7 岁儿童。

【临床表现】

1. 潜伏期　通常为 2～3 天。

2. 前驱期　起病急骤并有发热、头痛、咽痛、全身不适，咽部及扁桃体局部充血并可覆有脓性分泌物，软腭有针尖大小出血点或皮疹。

3. 出疹期　发热后第 2 天开始出疹，始于耳后、颈部及上胸部，24 小时内迅速蔓及全身。在弥漫性充血的皮肤上有均匀、密集针尖大小的皮疹，压之褪色，伴有痒感，疹间无正常皮肤，以手按压则红色可暂时消失数分钟，出现苍白的手印，此为贫血性皮肤划痕。在皮肤皱褶处如腋窝、肘窝、腹股沟处密集并伴有出血点，形成明显的横纹线，称为帕氏线（亦称 Pastia 线）。出疹同时出现舌乳头肿胀，初期肿胀的舌乳头凸出覆以白苔的舌面，称为"草莓舌"；2～3 天后白苔脱落，舌面光滑鲜红，舌乳头凸起，称为"杨梅舌"。颜面部皮肤潮红而口鼻周围皮肤发白，形成口周苍白圈。

4. 恢复期 一般情况好转,体温降至正常。依出疹顺序开始消退,3～5 天内消退。疹退 1 周后开始脱皮,脱皮程度与出疹程度一致,轻者呈糠屑样,重者则为大片状脱皮,以指(趾)部明显,可呈指(趾)套状。

5. 并发症 本病初期可发生化脓性和中毒性并发症;在病程 2～3 周,可并发风湿热、肾小球肾炎和关节炎,为变态反应所致。

知识点 10：猩红热的辅助检查、治疗要点、常见护理诊断／问题、护理措施和健康教育

【辅助检查】

1. 血常规 白细胞总数增高,多为(10～20)×10⁹/L,中性粒细胞＞80%,严重患儿可出现中毒颗粒。

1. 血常规 白细胞总数增高,多为$(10～20)×10^9/L$,中性粒细胞$>80\%$,严重患儿可出现中毒颗粒。

2. 病原学检查 咽拭子或其他病灶分泌物培养可有 A 组乙型溶血性链球菌生长。

3. 血清学检查 可用免疫荧光法检测咽拭子涂片进行快速诊断。

【治疗要点】

主要是抗菌治疗和对症治疗。抗菌治疗首选青霉素,10 万～20 万 U/(kg·d),静脉滴注,疗程为 10～14 天;轻症者可口服阿莫西林 50mg/(kg·d),疗程为 10～14 天。对青霉素过敏者可选用头孢菌素。中毒型或脓毒型猩红热中毒症状明显,除应用大剂量青霉素外,可给予糖皮质激素,发生休克者给予抗休克治疗。

【常见护理诊断／问题】

1. 体温过高 与链球菌感染有关。

2. 皮肤完整性受损 与猩红热皮疹有关。

3. 有感染传播的危险 与呼吸道排出病原体有关。

4. 潜在并发症:化脓性感染、风湿热、肾小球肾炎等。

【护理措施】

1. 维持体温正常 保持室内空气流通,温湿度适宜。监测体温变化,有高热者,可采用物理降温,禁用酒精擦浴,以避免对皮肤的刺激,必要时按医嘱使用退热剂。

2. 加强皮肤护理 加强皮肤护理,勤换衣服。沐浴时避免水温过高,避免使用强刺激性的肥皂或沐浴液。疹退后有皮肤脱屑,应让其自然脱落,嘱患儿忌用手撕皮屑,有大片脱皮时需用剪刀剪掉。

3. 预防感染的传播 患儿隔离至临床症状消失后 1 周,咽拭子培养连续 3 次阴性。

4. 观察病情 应注意观察体温变化、咽痛症状、咽部分泌物变化及皮疹变化。

警惕并发症的发生，注意有无其他部位化脓性病灶，定时检查尿常规，及时发现肾损害。

【健康教育】

轻症患儿，指导家长在家对患儿进行隔离、治疗与护理。加强卫生宣教，平时注意个人卫生，勤晒被褥，注意室内空气流通。流行季节避免带儿童到公共场所。

第六节　中毒型细菌性痢疾

细菌性痢疾是志贺菌属引起的肠道传染病，中毒型细菌性痢疾是急性细菌性痢疾的危重型，起病急骤，突发高热，反复惊厥、嗜睡，迅速发生休克及昏迷。

知识点11: 中毒型细菌性痢疾的病原学、流行病学和临床表现

【病原学】

病原菌为痢疾杆菌，我国以福氏志贺菌多见。痢疾杆菌为革兰氏阴性杆菌，对外界抵抗力较强，耐寒、耐湿，但不耐热和阳光，一般消毒剂均可将其灭活。

【流行病学】

急性、慢性痢疾患者及带菌者是主要传染源。传播方式是通过消化道传播。流行季节可因饮用污染的水和食物引起暴发流行。多见于2~7岁健壮儿童。夏秋季节高发。

【临床表现】

潜伏期数小时至7天，大多为1~2天。起病急骤，患儿突然高热，体温>40℃，少数患儿体温不升，迅速发生呼吸衰竭、休克或昏迷。肠道症状多不明显，甚至无腹痛与腹泻，也有在发热、排便后2~3天才发展为中毒型。临床上按主要表现分为3型。

1. 休克型（周围循环衰竭型）　主要表现为感染性休克。早期为微循环障碍，可见精神萎靡、面色苍白、四肢厥冷、脉搏细速、呼吸加快、血压正常或偏低、脉压小。随病情进展，患儿出现口唇及甲床发绀、面色青灰、皮肤花斑、血压下降或测不出、心音低钝、少尿或无尿等，后期可伴心、肺、肾等多器官功能障碍。

2. 脑型（呼吸衰竭型）　以脑循环障碍为主，引起脑组织缺血、缺氧及脑水肿，甚至脑疝。患儿反复惊厥、谵妄、嗜睡继而昏迷，血压偏高，四肢肌张力增高。严重者可出现呼吸节律不齐、呼吸深浅不均、瞳孔大小不等及对光反射迟钝或消失。若抢救不及时，患儿可因脑疝及中枢性呼吸衰竭而死亡。

3. 混合型　上述两型同时或先后出现,病情更为凶险,病死率极高。

知识点 12:中毒型细菌性痢疾的辅助检查、治疗要点、常见护理诊断 / 问题、护理措施和健康教育

【辅助检查】

1. 血常规　白细胞总数多增高至(10 ~ 20)×10^9/L 以上,以中性粒细胞为主,并可见核左移。

2. 大便常规　外观有黏液脓血便或黏胨便,镜检可见大量脓细胞、红细胞和巨噬细胞。送检标本应做到尽早、新鲜,选取黏液脓血部分多次送检。如当时患儿尚无腹泻,可用直肠拭子或冷盐水灌肠取便。

3. 大便培养　分离出痢疾杆菌即可确诊。

4. 特异性核酸检测　直接检查粪便中的痢疾杆菌核酸,此检查特异性强。

【治疗要点】

1. 降温止惊　综合使用物理降温、药物降温和亚冬眠疗法。惊厥患儿用地西泮静脉注射;或用水合氯醛;或肌内注射苯巴比妥钠。

2. 抗菌治疗　可选用阿米卡星、第三代头孢菌素、碳青霉烯类药物等。

3. 防治脑水肿和呼吸衰竭　首选 20% 甘露醇静脉注射,每 6 ~ 8 小时 1 次,疗程为 3 ~ 5 天,或与利尿剂交替使用;可短期静脉推注地塞米松。保持呼吸道通畅,给氧,若出现呼吸衰竭及早使用呼吸机。

4. 抗休克治疗　扩充血容量,纠正酸中毒,维持水、电解质平衡;在充分扩容的基础上应用血管活性药物如多巴胺、山莨菪碱等,以改善微循环;可及早应用糖皮质激素。

【常见护理诊断 / 问题】

1. 体温过高　与毒血症有关。

2. 组织灌注量不足　与微循环障碍有关。

3. 潜在并发症:休克、颅内高压症、呼吸衰竭。

4. 有感染传播的危险　与排出致病菌有关。

5. 焦虑(家长)　与患儿病情危重有关。

【护理措施】

1. 维持正常体温。

2. 维持有效的血液循环　患儿取平卧位或中凹体位,每 15 ~ 30 分钟监测生命体征 1 次。密切观察神志、面色、肢端肤色、尿量等。适当保暖。迅速建立并维持静脉通路,保证输液通畅和药物输入。遵医嘱给予抗休克治疗。

3. 防治休克、脑水肿、呼吸衰竭 ①专人监护,密切观察神志、面色、体温、脉搏、瞳孔、血压、尿量、呼吸节律变化和抽搐情况。观察患儿排便次数和大便性状,准确记录 24 小时出入液量,正确采集大便标本并送检。②发生休克时,按医嘱扩充血容量,改善微循环;发生脑水肿时,按医嘱使用镇静剂、脱水剂、利尿剂等,控制惊厥,降低颅内压;呼吸衰竭时,保持呼吸道通畅,做好人工呼吸、气管插管、气管切开的准备,必要时使用呼吸机。

4. 预防感染的传播 患儿应采取消化道隔离至临床表现消失后 1 周或大便培养连续 3 次阴性为止。密切接触者进行医学观察 7 天。指导家长对患儿餐具要煮沸消毒 15 分钟,粪便要用 1% 含氯消毒液处理。疾病流行期间,易感儿口服多价痢疾减毒活菌苗有较好的保护作用。

【健康教育】

向年长儿和家长讲解疾病发生的原因、传播方式、如何预防等知识。加强卫生宣教,搞好环境卫生,加强水源、饮食及粪便管理。

【考点训练题】

考点 1: 麻疹的病原学、流行病学和临床表现

1. 麻疹的主要传染源是
   A. 患者是唯一传染源
   B. 隐性感染者
   C. 患者和隐性感染者
   D. 密切接触
   E. 易感者

2. 麻疹的主要传播途径是
   A. 呼吸道传播
   B. 消化道传播
   C. 虫媒传播
   D. 血液传播
   E. 接触传播

3. 麻疹最常见的并发症是
   A. 喉炎
   B. 肺炎
   C. 脑炎
   D. 心肌炎
   E. 结核

考点 2: 麻疹的辅助检查、治疗要点、常见护理诊断 / 问题、护理措施和健康教育

*4. 患儿,男,4 岁。发热、流涕、咳嗽 3 天,耳后发际处可见红色斑疹,疹间皮肤

正常;血清学检查:麻疹特异性 IgM 抗体阳性,诊断为麻疹。对患儿的治疗和护理措施**不正确**的是

    A. 呼吸道隔离至出疹后 5 天,有并发症者至出疹后 10 天

    B. 居室保持良好通风及适宜温湿度

    C. 及早使用抗生素,预防并发症

    D. 给予清淡、易消化的饮食

    E. 保持口腔、眼、耳鼻部的清洁

(5~7 题共用题干)

患儿,女,3 岁,幼儿园小班学生。因发热、咳嗽、流涕 3 天就诊。查体:体温 39.5℃,结膜充血,畏光流泪,在第一磨牙相对的颊黏膜处可见大小 1~2mm 的灰白色小点。头面部可见红色斑疹,疹间皮肤正常。初步诊断为麻疹。

5. 该患儿的常见护理诊断/问题**错误**的是

    A. 体温过高   B. 皮肤完整性受损

    C. 有感染传播的危险   D. 潜在并发症:肺炎等

    E. 组织灌注量不足

*6. 关于该患儿护理措施**不妥**的是

    A. 采用乙醇擦浴物理降温

    B. 勤剪指甲

    C. 鼓励患儿多喝水和热汤

    D. 密切观察病情并及早发现并发症

    E. 保持皮肤清洁,每日进行温水擦浴

*7. 为了预防感染的传播,对家长和幼儿园老师进行正确的指导,哪项**除外**

    A. 对患儿采取呼吸道隔离至出疹后 5 天

    B. 患儿衣被在阳光下暴晒 2 小时

    C. 教室通风换气及消毒

    D. 接触患儿的易感儿隔离观察 7 天

    E. 易感儿接触后 5 日内注射人血丙种球蛋白

考点 3: 水痘的病原学、流行病学和临床表现

8. 下列关于水痘的叙述,**错误**的是

    A. 皮疹分批出现   B. 皮疹为向心性分布

    C. 愈合后易留瘢痕   D. 疱疹壁薄、易破,瘙痒感重

    E. 水痘由水痘 – 带状疱疹病毒引起

9. 患儿,男,8 岁。发热 3 天,出皮疹 2 天,皮疹为红色斑丘疹,躯干多四肢少,部分皮疹已形成疱疹。临床诊断为水痘,其主要传播途径是

    A. 呼吸道传播   B. 消化道传播

    C. 虫媒传播   D. 血液传播

    E. 接触传播

考点 4:水痘的辅助检查、治疗要点、常见护理诊断/问题和护理措施

10. 治疗水痘抗病毒的首选药物是

    A. 青霉素   B. 吗啉胍

    C. 阿昔洛韦   D. 肾上腺皮质激素

    E. 头孢噻肟钠

(11~12 题共用题干)

患儿,男,6 岁,发热、出皮疹 3 天。患儿 2 周前与一名水痘患儿有接触。体检:体温 38℃,面部、口腔黏膜有数个疱疹,躯干部可见较多红色斑丘疹、水疱。疱疹刮片检查用瑞氏染色可见多核巨细胞,临床诊断为水痘。

*11. 该患儿目前最主要的护理诊断/问题是

    A. 体温过高   B. 有继发感染的危险

    C. 皮肤黏膜完整性受损   D. 有传播感染的危险

    E. 家长缺乏相关知识

*12. 下列对该患儿采取的护理措施中,**不妥**的是

    A. 剪短指甲,避免搔破皮疹

    B. 疱疹已破溃时局部使用抗生素软膏

    C. 不必用药物降温

    D. 可涂炉甘石洗剂止痒

    E. 若体温持续升高可用阿司匹林降温

考点 5:流行性腮腺炎的病原学、流行病学和临床表现

13. 关于流行性腮腺炎,以下**不正确**的是

    A. 急性起病   B. 可能并发脑膜炎

    C. 腮腺肿大以耳垂为中心   D. 腮腺导管口有脓液溢出

    E. 通过空气飞沫、直接接触传播

*14. 流行性腮腺炎患儿一旦出现中上腹剧痛,有压痛和腹肌紧张,伴发热、寒战、呕吐、腹胀、腹泻或便秘等,提示可能发生了

    A. 肠炎   B. 胰腺炎

C. 阑尾炎   D. 脑膜脑炎

E. 胆囊炎

考点 6：流行性腮腺炎的辅助检查、治疗要点、常见护理诊断／问题和护理措施

（15～17 题共用题干）

患儿，男，6 岁。因腮腺肿大伴发热 1 天就诊，肿大腮腺明显胀痛。查体：体温 39.8℃，肿大腮腺以耳垂为中心，边界不清，皮肤发亮。初诊为流行性腮腺炎。

15. 下列哪项辅助检查对诊断流行性腮腺炎有帮助

A. 血糖   B. B 超

C. 血及尿淀粉酶检测   D. 肝功能检查

E. 腰椎穿刺

16. 对该患儿的护理措施，**错误**的是

A. 用 4% 的硼酸溶液漱口   B. 可用温水擦浴物理降温

C. 忌酸、辣、硬、干燥的食物   D. 保持口腔清洁

E. 减轻腮腺肿痛，可用局部热敷

17. 该患儿应隔离至

A. 体温恢复正常   B. 发病后 3 周

C. 腮腺肿胀完全消退   D. 腮腺肿胀完全消退，再观察 7 天

E. 腮腺肿胀完全消退，再观察 9 天

考点 7：手足口病的病原学、流行病学和临床表现

18. 手足口病好发的人群是

A. 5 岁以下学龄前儿童   B. 3～7 岁

C. 学龄儿童   D. 成人

E. 人群普遍易感

19. 手足口病患儿斑丘疹主要分布于

A. 手背、指间   B. 颜面部

C. 手、足心   D. 大腿、臀部

E. 躯干

考点 8：手足口病的辅助检查、治疗要点、护理措施和健康教育

20. 手足口病患儿神经系统受累时，脑脊液检查下列哪项**错误**

A. 外观清亮   B. 压力下降

C. 白细胞计数增多   D. 蛋白正常或轻度增多

E. 糖和氯化物正常

21. 手足口病的治疗和护理措施中，**错误**的是
    A. 普通病例主要是对症治疗 B. 绝对卧床休息
    C. 注意皮肤黏膜护理 D. 预防感染传播
    E. 严密观察病情进展

考点 9: 猩红热的病原学、流行病学和临床表现

22. 猩红热的致病菌是
    A. B 组乙型溶血性链球菌 B. A 组乙型溶血性链球菌
    C. 大肠埃希菌 D. 金黄色葡萄球菌
    E. 肺炎链球菌

23. 有关猩红热的皮疹特点，**错误**的是
    A. 多在发热后第 2 天出现 B. 始于耳后、颈部、上胸部
    C. 48 小时左右波及全身 D. 疹间皮肤正常
    E. 皮肤触之有砂纸感

考点 10: 猩红热的辅助检查、治疗要点、护理措施和健康教育
（24~27 题共用题干）

患儿，女，3 岁。高热 1 天后出疹。查体：体温 39℃，咽部有脓性分泌物，颈胸部皮肤鲜红，散在针尖大小充血样皮疹，"口周苍白圈"明显。初诊为猩红热。

24. 该患儿的辅助检查最可能出现的是
    A. 咽拭子或脓液中可分离出 B 组溶血性链球菌
    B. 咽拭子或脓液中可分离出 A 组溶血性链球菌
    C. 咽拭子或脓液中可分离出金黄色葡萄球菌
    D. 咽拭子或脓液中可分离出表皮葡萄球菌
    E. 锡克试验阳性

25. 该患儿抗菌治疗首选
    A. 青霉素 B. 红霉素
    C. 林可霉素 D. 维生素 C
    E. 阿昔洛韦

*26. 针对患儿皮疹的护理，**不妥**的是
    A. 忌穿绒布或化纤内裤 B. 有皮肤脱屑，任其自然脱落
    C. 有瘙痒感涂炉甘石洗剂 D. 每天肥皂水擦洗皮肤
    E. 用消毒剪刀剪掉大片的脱皮

27. 对家长进行健康宣教,该患儿的隔离期为
    A. 患儿隔离至临床症状消失后1周,咽拭子培养连续3次阴性
    B. 患儿隔离至临床症状消失后3天,咽拭子培养连续3次阴性
    C. 患儿隔离至临床症状消失后1周,咽拭子培养连续2次阴性
    D. 患儿隔离至临床症状消失后3天,咽拭子培养连续3次阴性
    E. 患儿隔离至临床症状消失后3周,咽拭子培养1次阴性

考点 11:中毒型细菌性痢疾的病原学、流行病学和临床表现

28. 以下对于中毒型细菌性痢疾的叙述,<u>错误</u>的是
    A. 由痢疾杆菌志贺菌属引起
    B. 消化道传播
    C. 潜伏期为数小时到7天,大多为1~2天
    D. 迅速发生呼吸衰竭、休克或昏迷
    E. 肠道症状多明显

考点 12:中毒型细菌性痢疾的辅助检查、治疗要点、常见护理诊断 / 问题、护理措施和健康教育

(29~32题共用题干)

患儿,男,3岁,突发高热、惊厥、进行性呼吸困难入院,怀疑为中毒型细菌性痢疾。查体:嗜睡,面色发灰,四肢冰冷,血压低,心、肺、腹(-),脑膜刺激征(-)。

29. 首先应做的检查是
    A. 腰椎穿刺   B. 脑电图
    C. 血培养   D. 血白细胞计数及分类
    E. 大便常规及培养

*30. 为早日检出痢疾杆菌,护士留取大便标本,正确的做法是
    A. 标本多次采集,集中送检
    B. 选取外观正常大便送检
    C. 患儿无大便时,口服泻剂留取大便
    D. 选取大便黏液脓血部分送检
    E. 如标本难以采集,可取隔日大便送检

31. 患儿面色发灰,四肢冰冷,血压低,其对应的护理诊断 / 问题是
    A. 体温过高   B. 组织灌注量不足
    C. 有感染传播的危险   D. 潜在并发症:多器官功能障碍
    E. 焦虑(家长)

32. 为预防感染的传播,该患儿应隔离至
  A. 临床症状消失 　　　　B. 临床症状消失后3天
  C. 1次大便培养阴性 　　D. 2次大便培养阴性
  E. 3次大便培养阴性

(33～34题共用题干)

患儿,男,3岁。突发高热1天,休克症状明显,生理盐水灌肠采集大便进行检查发现大量脓细胞和红细胞,大便培养检出痢疾杆菌。诊断为中毒型细菌性痢疾。

33. 对该患儿应采取
  A. 呼吸道隔离 　　　　B. 肠道隔离
  C. 分泌物隔离 　　　　D. 严密隔离
  E. 床边隔离

34. 为了维持患儿有效的血液循环,应采取哪种体位
  A. 坐位 　　　　　　　B. 半卧位
  C. 膀胱截石位 　　　　D. 膝胸卧位
  E. 取平卧位或中凹体位

【参考答案和部分解析】

序号	1	2	3	4	5	6	7	8	9	10
答案	A	A	B	C	E	A	D	C	A	C
序号	11	12	13	14	15	16	17	18	19	20
答案	C	E	D	B	C	E	C	A	C	B
序号	21	22	23	24	25	26	27	28	29	30
答案	B	B	D	B	A	D	A	E	E	D
序号	31	32	33	34						
答案	B	E	B	E						

4. 答案C
解析:麻疹是由麻疹病毒感染引起,未出现继发细菌感染时无须使用抗生素。

6. 答案:A
解析:麻疹病人处理高热时需兼顾透疹,不宜用药物及物理方法强行降温,尤其禁用冷敷及乙醇擦浴,因体温骤降可引起末梢循环障碍而使皮疹突然隐退。

7. 答案 D

解析: 接触过麻疹的易感儿应隔离观察 3 周。

11. 答案 C

解析: 该患儿面部、口腔黏膜及躯干部均出现红色斑丘疹、水疱, 疱疹疱壁薄且易破, 瘙痒感重, 故该患儿目前最主要的护理诊断／问题应该是皮肤黏膜完整性受损。

12. 答案 E

解析: 水痘患儿出现高热忌用阿司匹林退热, 以免诱发 Reye 综合征。

14. 答案 B

解析: 腮腺炎病毒有嗜腺体和嗜神经性, 如果腮腺炎患儿出现中上腹剧痛, 有压痛和肌紧张, 伴发热、寒战、呕吐、腹胀、腹泻或便秘等, 提示胰腺炎的发生, 应立即报告医生及时处理。

26. 答案 D

解析: 猩红热患儿避免使用刺激性强的肥皂或沐浴液, 以免加重皮肤瘙痒感。

30. 答案 D

解析: 大便送检标本应做到尽早、新鲜, 选取黏液脓血部分多次送检。如当时患儿尚无腹泻, 可用直肠拭子或冷盐水灌肠取便。

（徐文兰　罗艳艳）

第十七章 | 结核病患儿的护理

1. 具有儿科护理人员所需要的严谨、细致、慎独的职业素养，较好的护患沟通与团队合作能力，尊重患儿及其家庭成员、关爱患儿、主动为患儿缓解不适、促进患儿恢复健康的职业态度，预防传染病传播的责任意识。

2. 掌握结核菌素试验的方法、结果判断、临床意义，儿童结核病的护理评估、常见护理诊断/问题和护理措施。

3. 熟悉儿童结核病的病原学、流行病学、预防、辅助检查、治疗要点及健康教育。

4. 了解儿童结核病的发病机制。

5. 学会运用护理程序对结核病患儿实施整体护理。

【重点和难点】

本章重点是结核菌素试验的方法、结果判断及临床意义；儿童结核病的护理评估、常见护理诊断/问题和护理措施。难点是儿童结核病的发病机制。

第一节　儿童结核病概述

结核病是由结核分枝杆菌引起的一种慢性感染性疾病。全身各个脏器均可受累，但以肺结核最常见。儿童结核病是指 0~14 岁儿童发生的各器官的结核病，儿童时期的结核感染往往是成人结核的诱因。

知识点 1：儿童结核病的病原学、流行病学和辅助检查

【病原学】

病原体为结核分枝杆菌，革兰氏染色阳性，抗酸染色呈红色，对人类致病的主要

是人型和牛型，其中人型是人类结核病的主要病原体。结核分枝杆菌的抵抗力较强，在外界环境中可长期存活并保持致病力；在阳光直射下 1~2 小时死亡，紫外线照射仅需 10 分钟可灭活；湿热 68℃需 20 分钟可灭活，干热 100℃则需 20 分钟以上才能灭活。痰液中的结核分枝杆菌用 5% 苯酚或 20% 漂白粉经 24 小时处理才能被杀灭。

【流行病学】

开放性肺结核患者是主要传染源，呼吸道为主要传播途径。儿童吸入带结核分枝杆菌的飞沫或尘埃后即可引起感染，形成肺部原发病灶。少数饮用未经消毒的牛奶或被结核分枝杆菌污染的食物可引起消化道传播，产生咽部或肠道原发病灶。经皮肤或胎盘传染者少见。新生儿对结核分枝杆菌非常易感。

【辅助检查】

1. 结核菌素试验　儿童受结核分枝杆菌感染 4~8 周后，结核菌素试验即呈阳性反应，属于迟发型变态反应。

（1）试验方法：在左前臂掌侧面中下 1/3 交界处皮内注射 0.1ml（含 5 个结核菌素单位）的纯蛋白衍生物（PPD），使之形成直径为 6~10mm 的皮丘。若患儿变态反应强烈，如患疱疹性结膜炎、结节性红斑或一过性多发性结核过敏性关节炎等，宜用 1 个结核菌素单位的 PPD 试验，以防局部的过度反应及可能的病灶反应。

（2）结果判断：48~72 小时后观察反应结果，测定局部硬结的直径，取纵向、横向的平均直径来判断反应强度。结核菌素试验结果判断见表 17-1。

表 17-1　结核菌素试验结果判断

局部反应	表示符号	判断结果
微红，无硬结或硬结直径 <5mm	−	阴性
红肿，硬结直径 5~9mm	+	阳性
红肿，硬结直径 10~19mm	++	中度阳性
红肿，硬结直径≥20mm	+++	强阳性
除硬结外，还有水疱、破溃、淋巴管炎	++++	极强阳性

（3）临床意义

阳性反应：①接种卡介苗后。②年长儿无明显临床症状仅呈一般阳性反应，表示曾感染过结核分枝杆菌。③婴幼儿尤其是未接种卡介苗者，阳性反应多表示体内有新的结核病灶，年龄愈小，活动性结核的可能性愈大。④强阳性和极强阳性反应者，表示体内有活动性结核病灶。⑤由阴性反应转为阳性反应，或反应强度由原

来 < 10mm 增至 > 10mm，且增幅 > 6mm 时，表示新近有感染。

接种卡介苗后与自然感染阳性反应的主要区别见表17-2。

表17-2　接种卡介苗后与自然感染阳性反应的主要区别

	接种卡介苗后	自然感染
硬结直径	多为5～9mm	多为10～15mm
硬结颜色	浅红	深红
硬结质地	较软、边缘不整齐	较硬、边缘清楚
阳性反应持续时间	较短，2～3d即消失	较长，可达7～10d以上
阳性反应的变化	有较明显的逐年减弱倾向，一般于3～5年内逐渐消失	短时间内反应无减弱倾向，可持续若干年，甚至终身

阴性反应：①未感染过结核分枝杆菌。②结核迟发型变态反应前期（初次感染4～8周内）。③假阴性反应，由于机体免疫功能低下或受抑制所致，如部分危重结核病；急性传染病如麻疹、水痘、风疹、百日咳等；体质极度衰弱如重度营养不良、重度脱水、严重水肿等；原发或继发的免疫缺陷病；糖皮质激素或其他免疫抑制剂治疗期间。④技术误差或结核菌素失效。

2. 实验室检查

（1）结核分枝杆菌检查：从痰液、胃液、脑脊液、浆膜腔液及病变组织中找到结核分枝杆菌是重要的确诊手段。

（2）免疫学诊断及分子生物学诊断：如用DNA探针、聚合酶链反应（PCR）能快速检测结核分枝杆菌；用酶联免疫电泳技术（ELIEP）、酶联免疫吸附试验（ELISA）检测结核分枝杆菌特异性抗体。

（3）血沉检查：多增快，反映结核病的活动性。

3. 影像学检查

（1）X线检查：胸部X线检查是筛查儿童结核病的重要手段之一，可检出结核病灶的范围、性质、类型、活动或进展情况，重复检查有助于结核与非结核疾病的鉴别，亦可观察治疗效果。除拍摄正前后位胸片外，同时应拍摄侧位胸片。

（2）CT：胸部CT对肺结核的诊断及鉴别诊断很有意义，有利于发现隐蔽病灶。

4. 其他辅助检查

（1）纤维支气管镜检查：有助于支气管内膜结核及支气管淋巴结结核的诊断。

（2）周围淋巴结穿刺液涂片检查：可发现特异性结核病变。

（3）肺穿刺活体组织检查或胸腔镜取肺活体组织检查：对特殊疑难病例的确诊有帮助。

知识点 2：儿童结核病的预防和治疗要点

【预防】

1. 控制传染源　结核分枝杆菌涂片阳性患者是儿童结核病的主要传染源。早期发现、合理治疗结核分枝杆菌涂片阳性的患者是预防儿童结核病的根本措施。

2. 切断传播途径　注意呼吸道与消化道隔离，对患者呼吸道分泌物、餐具及污染的用物进行消毒处理，不与开放性结核病患者共同进餐，养成良好的卫生习惯。

3. 保护易感人群　卡介苗接种是预防儿童结核病的有效措施。但下列情况禁止接种卡介苗：①先天性胸腺发育不全症或严重联合免疫缺陷病患儿、HIV 感染者。②急性传染病恢复期。③注射局部有湿疹或患全身性皮肤病。④结核菌素试验阳性。

4. 预防性抗结核治疗

（1）适应证：①密切接触家庭内开放性肺结核病人者。② 3 岁以下婴幼儿未接种卡介苗而结核菌素试验阳性者。③结核菌素试验新近由阴性转为阳性者。④结核菌素试验阳性伴结核中毒症状者。⑤结核菌素试验阳性，新患麻疹或百日咳的儿童。⑥结核菌素试验持续阳性，儿童需较长时间使用糖皮质激素或其他免疫抑制剂治疗者。

（2）方法：①异烟肼（INH），为首选方案，每日 10mg/kg（≤300mg/d），疗程为 6~9 个月。②利福平（RFP），对于不能耐受 INH 或对 INH 耐药而对 RFP 敏感的结核分枝杆菌感染儿童可采用，每日 10~15mg/kg（≤450mg/d），晨起顿服，疗程为 4 个月。③ INH 和 RFP 联合应用，可用于耐 INH 或 RFP 肺结核患者密切接触者，剂量同上，疗程为 3 个月。

【治疗要点】

主要是抗结核治疗。治疗目的：①杀灭病灶中的结核分枝杆菌。②防止血行播散。治疗原则：早期治疗，适宜剂量，联合用药，规律用药，坚持全程、分段治疗。

（一）常用的抗结核药物

1. 杀菌药物　①全杀菌药：如异烟肼和利福平。②半杀菌药：如链霉素和吡嗪酰胺。

2. 抑菌药物　常用的有乙胺丁醇及乙硫异烟胺。

3. 针对耐药菌株的几种新型抗结核药物

（1）老药的复合剂型：如利福平和异烟肼合剂，利福平 + 吡嗪酰胺 + 异烟肼合剂（卫非特）等。

（2）老药的衍生物：如利福喷丁。

（3）新的化学制剂：如帕司烟肼（力排肺疾）。

4. 儿童抗结核药物的使用见表17-3。

表17-3　儿童抗结核药物的使用

药物	剂量（kg/d）	给药途径	主要副作用
异烟肼	10～15mg/（kg·d）（≤300mg/d）	口服（可肌内注射、静脉滴注）	肝毒性、末梢神经炎、皮疹和发热
利福平	10～20mg/（kg·d）（≤600mg/d）	口服	肝毒性、恶心、呕吐和流感样症状
链霉素	20～30mg/（kg·d）（≤750mg/d）	肌内注射	第Ⅷ对脑神经损害、肾毒性、过敏、皮疹和发热
吡嗪酰胺	30～40mg/（kg·d）（≤750mg/d）	口服	肝毒性、高尿酸血症、关节痛、过敏和发热
乙胺丁醇	15～25mg/（kg·d）（≤750mg/d）	口服	皮疹、视神经炎
乙硫异烟胺丙硫异烟胺	10～15mg/（kg·d）	口服	胃肠道反应、肝毒性、末梢神经炎、过敏、皮疹和发热
卡那霉素	15～20mg/（kg·d）	肌内注射	第Ⅷ对脑神经损害、肾毒性
对氨柳酸	150～200mg/（kg·d）	口服	胃肠道反应、肝毒性、过敏、皮疹和发热

（二）化疗方案

1. 标准疗法　一般用于无明显自觉症状的原发型肺结核。每日服用 INH、RFP 和 / 或 EMB，疗程为 9～12 个月。

2. 两阶段疗法　用于活动性原发型肺结核、急性粟粒性肺结核及结核性脑膜炎。①强化治疗阶段：联用 3～4 种杀菌药物，可以迅速杀灭敏感菌及生长繁殖活跃的细菌与代谢低下的细菌，防止或减少耐药菌株的产生，为化疗的关键阶段。在长程疗法时，此阶段一般需 3～4 个月，短程疗法时一般需 2 个月。②巩固治疗阶段：联用 2 种抗结核药物，防止复发。在长程疗法时，此阶段可长达 12～18 个月，短程疗法时，此阶段为 4 个月。

3. 短程疗法　直接督导下服药与短程化疗是世界卫生组织（WHO）治愈结核病患者的重要策略。可选用以下几种 6～9 个月短程化疗方案（数字为月数）：

① 2HRZ/4HR。② 2HRZS/4HR。③ 2HRZE/4HR。若无 PZA，则将疗程延长至9个月。

第二节 原发型肺结核

原发型肺结核为结核分枝杆菌初次侵入肺部后发生的原发感染，是原发性结核病中最常见的类型，也是儿童肺结核的主要类型。原发型肺结核包括原发综合征和支气管淋巴结结核。前者由肺原发病灶、局部淋巴结病变和两者相连的淋巴管炎组成；后者以胸腔内肿大的淋巴结为主。

知识点 3：原发型肺结核的临床表现、辅助检查和治疗要点

【临床表现】

1. 一般起病缓慢，可有低热、食欲缺乏、疲乏、盗汗等结核中毒症状。

2. 当胸内淋巴结高度肿大时可产生一系列压迫症状，如压迫气管分叉处可出现类似百日咳样痉挛性咳嗽；压迫支气管使其部分阻塞时可引起喘鸣；压迫喉返神经可致声音嘶哑；压迫静脉可致胸部一侧或双侧静脉怒张等。

3. 部分高度过敏状态患儿出现疱疹性结膜炎、皮肤结节性红斑和 / 或一过性多发性关节炎。

【辅助检查】

1. 结核菌素试验   呈强阳性或由阴性转为阳性。

2. 胸部 X 线检查   可同时做正、侧位胸片检查。原发综合征胸部 X 线呈典型哑铃状"双极影"。支气管淋巴结结核 X 线表现为肺门淋巴结肿大，边缘模糊者称炎症型，边缘清晰者称结节型。

3. CT 扫描   对疑诊原发综合征但胸部平片正常的病例有助于诊断。

4. 纤维支气管镜检查   结核病变蔓延至支气管内造成支气管结核时可发现异常。

5. 实验室检查   参见本章第一节"儿童结核病概述"。

【治疗要点】

参见本章第一节"儿童结核病概述"。

知识点 4：原发型肺结核的常见护理诊断 / 问题、护理措施和健康教育

【常见护理诊断 / 问题】

1. 营养失调：低于机体需要量   与食欲缺乏、疾病消耗过多有关。

2. 活动无耐力   与结核分枝杆菌感染、机体消耗增加有关。

3. 潜在并发症：抗结核药物的不良反应。

【护理措施】

1. 保证营养供给　给患儿高热量、高蛋白、高维生素、富含钙质的饮食，如牛奶、鸡蛋、瘦肉、鱼、新鲜水果和蔬菜等，以增强抵抗力，促进机体修复和病灶愈合。指导家长为患儿制订合理的食谱，尽量提供患儿喜爱的食品，注意食物的烹调方法，以增加食欲。

2. 建立合理的生活制度　室内空气流通、阳光充足；保证充足的睡眠时间，适当的室内、外活动，呼吸新鲜空气，增强抵抗力；结核病患儿出汗多，应及时更换汗湿衣物，保持皮肤清洁。积极防治各种急性传染病，避免受凉引起上呼吸道感染。避免与其他急性传染病患者、开放性结核病患者接触，以免加重病情。

3. 指导合理用药　向年长患儿及家长讲解抗结核药物的作用及使用方法，遵医嘱合理应用抗结核药物；部分抗结核药物有胃肠道反应，听神经损害，肝、肾毒性等，应注意患儿食欲变化，观察有无恶心、巩膜黄染等表现，指导患儿定期检查听力、尿常规、肝功能等。

【健康教育】

向家长和年长患儿介绍肺结核的病因、传播途径及消毒隔离知识；介绍结核病的预防知识；说明坚持化疗是治愈肺结核的关键，应坚持全程、规律服药。指导家长观察药物的疗效及不良反应，发现不良反应及时就诊，注意定期复查。

第三节　急性粟粒性肺结核

知识点 5：急性粟粒性肺结核的临床表现、辅助检查和治疗要点

急性粟粒性肺结核是结核分枝杆菌经血行播散而引起的肺结核。年龄幼小，患麻疹、百日咳或营养不良时，机体免疫力低下，特别是人类免疫缺陷病毒（HIV）感染，易诱发本病。

【临床表现】

起病多急骤，婴幼儿多突然高热（39～40℃），呈稽留热或弛张热，部分病例体温可不太高，呈规则或不规则发热，常持续数周或数月，多伴寒战、盗汗、食欲缺乏、面色苍白、咳嗽、气促和发绀等。肺部可闻及细湿啰音，易被误诊为肺炎。部分患儿伴有肝、脾、淋巴结肿大等。约 50% 以上的患儿在起病时就出现脑膜炎征象。6 个月以下婴儿粟粒性肺结核发病急，症状重而不典型，累及器官多，病程进展快，病死率高。

【辅助检查】

1. 影像学检查　发病 2～3 周后胸部 X 线摄片可发现密度、大小一致且分布均匀的粟粒状阴影,密布于两侧肺野;肺部 CT 扫描可见肺影显示大小、密度、分布一致的粟粒影,部分病灶有融合。

2. 其他　结核菌素试验可呈假阴性;痰或胃液中可找到结核分枝杆菌。

【治疗要点】

1. 一般治疗　需卧床休息;加强营养,必要时给予静脉营养。

2. 对症支持治疗　缺氧者给予氧疗;酌情给予化痰止咳和降温处理。

3. 抗结核治疗　在强化治疗阶段一般采用异烟肼、利福平和吡嗪酰胺三联治疗 3 个月,重者加用乙胺丁醇。巩固治疗阶段继续应用异烟肼和利福平治疗 6～9 个月。

4. 糖皮质激素　可减轻中毒症状,促进粟粒病灶吸收和减少纤维化。在有效抗结核药物治疗的同时,可使用糖皮质激素。可选用静脉用氢化可的松或口服泼尼松,2～3 周后逐渐减量至停用,总疗程为 6～8 周。

知识点 6:急性粟粒性肺结核的常见护理诊断/问题、护理措施和健康教育

【常见护理诊断/问题】

1. 体温过高　与结核分枝杆菌感染有关。

2. 气体交换受损　与肺部广泛结核病灶影响气体交换有关。

【护理措施】

1. 维持正常体温　密切监测体温,体温过高时给予物理降温,必要时遵医嘱给予药物降温,保证摄入充足的营养和水分。

2. 改善呼吸功能　保持室内空气新鲜,温度维持在 18～22℃,湿度维持在 55%～65%。尽量使患儿安静,以减少氧的消耗。及时清除呼吸道分泌物,保持气道通畅。经常变换体位,叩击背部,有利于排痰。凡有呼吸困难、口唇发绀、烦躁等情况应立即给氧。

【健康教育】

同原发型肺结核相关内容。

第四节　结核性脑膜炎

结核性脑膜炎是儿童结核病中最严重的类型,常在结核原发感染后 1 年以内发生,尤其在初染结核 3～6 个月最易发生,多见于 3 岁以内的婴幼儿。

知识点7：结核性脑膜炎的临床表现、辅助检查和治疗要点

【临床表现】

典型结核性脑膜炎起病多较缓慢，根据临床表现，病程大致可分为3期。

1. 早期（前驱期）　约1~2周，主要表现为儿童性格改变，如少言、懒动、易倦、烦躁、易怒等，可有低热、食欲缺乏、盗汗、消瘦、便秘（婴儿可为腹泻）及不明原因的呕吐等。年长儿可诉头痛，多轻微或非持续性。婴儿则表现为蹙眉皱额，或凝视、嗜睡，或发育迟滞等。

2. 中期（脑膜刺激期）　约1~2周，因颅内压逐渐增高，导致患儿剧烈头痛、喷射性呕吐、嗜睡或烦躁不安、惊厥等。出现明显脑膜刺激征、颈强直、凯尔尼格征及布鲁津斯基征阳性。婴幼儿则表现为前囟膨隆、颅缝裂开。此期可出现脑神经障碍，最常见的临床表现为面神经瘫痪，其次为动眼神经和展神经瘫痪。部分患儿出现脑炎症状及体征，如定向障碍、语言障碍和/或运动障碍。

3. 晚期（昏迷期）　约1~3周，上述症状逐渐加重，由意识朦胧、半昏迷进入昏迷。阵挛性或强直性惊厥频繁发作，患儿极度消瘦，呈舟状腹，常出现水、电解质代谢紊乱。病情严重者可因颅内压急剧增高引起脑疝导致呼吸及心血管运动中枢麻痹而死亡。

4. 并发症　常见的并发症为脑积水、脑实质损害、脑出血及脑神经障碍。

【辅助检查】

1. 脑脊液检查　对本病的诊断极为重要。脑脊液压力增高，外观无色透明或呈毛玻璃状；白细胞数多为（50~500）×10⁶/L，分类以淋巴细胞为主；蛋白量增高，糖和氯化物均降低是结核性脑膜炎的典型改变。脑脊液静置12~24小时后可有蛛网状薄膜形成，取之涂片进行抗酸染色，结核分枝杆菌检出率较高。

2. 结核分枝杆菌抗原检测　以ELISA法检测脑脊液结核分枝杆菌抗原，是敏感、快速诊断结核性脑膜炎的辅助方法。

3. 抗结核抗体测定　结核性脑膜炎患儿脑脊液PPD-IgM抗体和PPD-IgG抗体水平常高于血清中的水平。

4. 结核菌素试验　阳性对诊断有帮助，但高达50%的患儿可呈阴性。

5. 脑脊液结核分枝杆菌培养　是诊断结核性脑膜炎可靠的依据。

6. 胸部X线检查　约85%结核性脑膜炎患儿的X线胸片有结核病改变，其中90%为活动性病变，呈粟粒性肺结核者占48%。

【治疗要点】

治疗主要抓住两个重点环节，一是抗结核治疗，二是降低颅内压。

1. 一般疗法　应卧床休息，细心护理，对昏迷患者可给予管饲或胃肠外营养，以保证足够热量。应经常变换体位，以防止压疮和坠积性肺炎。做好眼睛、口腔、皮肤的清洁护理。

2. 抗结核治疗　联合应用易透过血－脑屏障的抗结核杀菌药物，分阶段治疗。①强化治疗阶段：联合使用 INH、RFP、PZA 及 EMB 治疗，一般为 2～3 个月。②巩固治疗阶段：联合应用 INH 和 RFP，一般总疗程为 10～12 个月，需要治疗到脑脊液正常后至少 6 个月。

3. 降低颅内压和控制脑积水　①脱水剂常用 20% 甘露醇。②利尿剂如乙酰唑胺，一般于停用甘露醇前 1～2 天加用，可服用 1～3 个月或更长时间。③其他治疗，根据病情行侧脑室穿刺引流、腰椎穿刺减压及鞘内注药、侧脑室小脑延髓池分流术等。

4. 应用糖皮质激素　是有效的辅助疗法。早期使用效果好。可减轻炎症反应，降低颅内压，减轻中毒症状及脑膜刺激症状，有利于脑脊液循环并可减少粘连，防止或减轻脑积水的发生。一般使用泼尼松，疗程为 8～12 周。

5. 对症治疗　如对惊厥者进行止惊治疗，积极纠正水、电解质紊乱等。

6. 随访观察　停药后随访观察至少 3～5 年，当症状消失、脑脊液正常、疗程结束后 2 年无复发，方可认为治愈。

知识点 8：结核性脑膜炎的常见护理诊断／问题、护理措施和健康教育

【常见护理诊断／问题】

1. 潜在并发症：脑疝。

2. 营养失调：低于机体需要量　与摄入少、消耗增多有关。

3. 有皮肤完整性受损的危险　与长期卧床、排泄物刺激有关。

4. 焦虑　与病情重、病程长、预后差有关。

【护理措施】

1. 降低颅内压　①密切观察病情变化。②保持室内安静，避免一切不必要的刺激，治疗及护理操作尽量集中进行。③惊厥发作时，应在上、下齿间放置牙垫以防舌咬伤；保持呼吸道通畅，取侧卧位；给予吸氧，必要时吸痰或行人工辅助呼吸；放置床挡，移开患儿周围易致患儿受伤的物品，避免患儿受伤或坠床。④遵医嘱应用抗结核药物、糖皮质激素、脱水剂、利尿剂、止惊药物等，注意观察药物疗效及副作用。⑤配合医生行腰椎穿刺术、侧脑室引流或分流术，做好术后护理，腰椎穿刺术后去枕平卧 4～6 小时。定期复查脑脊液。

2. 改善营养状况　进食宜少量多餐，耐心喂养，保证患儿能摄入足够的热量、

蛋白质及维生素,维持水、电解质平衡。对昏迷及不能吞咽者,可管饲和静脉补充营养。

3. 加强皮肤、黏膜护理　保持皮肤清洁干燥,保持床铺平整;对昏迷及瘫痪患儿,每2小时翻身、拍背一次,以防压疮和坠积性肺炎。对眼睑不能闭合者,可涂眼膏并用纱布覆盖,保护角膜。每日清洁口腔2~3次,以免因呕吐物致口腔不洁诱发细菌感染。

4. 心理护理。

【健康教育】

指导年长患儿及家长遵医嘱坚持全程、合理应用抗结核药,做好病情及药物毒副作用的观察,定期到医院复查。向家长强调消毒隔离措施的必要性。与年长患儿及家长一起讨论制订良好的生活制度,解释加强营养的重要性。指导患儿避免与开放性结核患者接触,积极预防和治疗各种传染性疾病。对留有后遗症的患儿,指导家长对瘫痪肢体进行理疗、针灸、被动活动等,促进肢体功能恢复,防止肌挛缩。

【考点训练题】

考点1：儿童结核病的病原学、流行病学和辅助检查

1. PPD 试验后观察结果的时间是
   A. 15~30 分钟　　　　　　　　B. 12~24 小时
   C. 24~48 小时　　　　　　　　D. 48~72 小时
   E. 72~96 小时

2. 肺结核最主要的传播途径是
   A. 带结核分枝杆菌的飞沫　　　B. 尘埃
   C. 食物和水　　　　　　　　　D. 皮肤接触
   E. 毛巾或餐具

*3. 患儿,1岁。出生时接种卡介苗,近2个月来经常低热、盗汗。PPD 试验 72 小时局部出现水疱、坏死,硬结直径为 27mm,局部出现水疱、坏死。判断其反应强度是
   A. (−)　　　　　　　　　　　B. (＋)
   C. (＋＋)　　　　　　　　　　D. (＋＋＋)
   E. (＋＋＋＋)

4. 下列关于结核菌素试验的临床意义, **不正确**的是

    A. 阴性者也不一定表示无结核感染

    B. 1岁以内未接种卡介苗,阳性者表示对结核有免疫力

    C. 年长儿为无症状弱阳性反应,表示曾感染过结核杆菌或者曾经接种过卡介苗

    D. 未接种过卡介苗的年长儿为强阳性,常表示体内有活动性结核病灶

    E. 近期由阴性转为阳性者,表示新近有感染

考点2: 儿童结核病的预防和治疗要点

5. 预防儿童结核病可降低发病率和死亡率的有效措施是

    A. 加强营养   B. 接种卡介苗

    C. 预防性服用抗结核药   D. 做好痰的处理

    E. 隔离和有效治疗排痰患者

6. 儿童结核病抗结核药物治疗原则的描述, **错误**的是

    A. 早期治疗   B. 联合用药

    C. 间断用药   D. 规律用药

    E. 坚持全程用药

考点3: 原发型肺结核的临床表现、辅助检查和治疗要点

*7. 患儿,男,3岁。1个月来消瘦,乏力,食欲减退,烦躁易哭,有时低热。查体: 右颈部淋巴结肿大,肺部未闻及啰音,肝肋下2cm触及,结核菌素试验硬结直径为20mm。肺部X线检查:右中上肺见哑铃状双极阴影。该患儿最可能的诊断为

    A. 支气管肺炎   B. 支气管淋巴结结核

    C. 原发型肺结核   D. 干酪性肺炎

    E. 粟粒性肺结核

*8. 患儿,女,7岁。患肺结核2年。现使用链霉素进行抗结核治疗,用药期间应注意监测

    A. 肝功能   B. 心功能

    C. 肾功能   D. 肺功能

    E. 胃肠功能

*9. 肺结核患者的痰液,最简便有效的处理方法是

    A. 焚烧   B. 煮沸

    C. 暴晒   D. 紫外线照射

    E. 过氧乙酸消毒

考点 4：原发型肺结核的常见护理诊断/问题、护理措施和健康教育

（10~12 题共用题干）

患儿，男，4 岁，低热 3 周余，阵发性干咳，乏力，精神萎靡，盗汗。肺部有少量的湿啰音，用青霉素治疗无效。出生时已接种过卡介苗，患儿爷爷 1 年前诊断为肺结核，目前还在治疗。医生初步诊断为肺结核。

*10. 诊断肺结核起决定性作用的检查是

    A. 结核菌素试验呈强阳性   B. 痰结核分枝杆菌检查

    C. 血沉   D. 纤维支气管镜检查

    E. 胸部 X 线检查

*11. 该患儿胸部 X 线检查结果显示肺门阴影增浓，PPD 试验（++），血沉 25mm。最可能的诊断为

    A. 支气管淋巴结结核   B. 有纵隔肿瘤

    C. 肺动脉扩张   D. 支气管肺炎

    E. 肺脓肿

*12. 患儿家里还有一个妹妹，2 岁半，无结核中毒症状，未接种过卡介苗，PPD（+），胸片检查正常，宜采取的措施是

    A. 加强营养，预防呼吸道感染   B. 口服异烟肼 6 个月

    C. 口服利福平 2 周   D. 口服乙胺丁醇 6 个月

    E. 注射丁胺卡那 1 周

考点 5：急性粟粒性肺结核的临床表现、辅助检查和治疗要点

13. **不符合**急性粟粒性肺结核临床特点的是

    A. 常是原发综合征发展的后果

    B. 多见于年长儿及成人

    C. 可以是全身粟粒性结核的一部分

    D. 有严重的全身中毒症状

    E. 早期肺部体征多不明显

考点 6：急性粟粒性肺结核的常见护理诊断/问题、护理措施和健康教育

（14~15 题共用题干）

患儿，男，3 岁。确诊为急性粟粒性肺结核。

14. 对该患儿的治疗，**不妥**的是

    A. 加强营养

    B. 酌情给予化痰止咳

C. 高温时可给予降温处理

D. 可单独应用糖皮质激素以减轻中毒症状

E. 抗结核治疗采用两阶段疗法

*15. 在护士对患儿家长实施健康教育时，**不恰当**的是

A. 对患儿采取呼吸道隔离

B. 给予高热量、高蛋白、高维生素饮食

C. 避免患儿与其他急性传染病患儿接触

D. 定期复查

E. 坚持全程正规服用抗结核药物，出现毒副反应不用处理

考点 7：结核性脑膜炎的临床表现、辅助检查和治疗要点

16. 儿童结核病中最严重的一种类型是

A. 原发型肺结核   B. 粟粒性肺结核

C. 支气管淋巴结核   D. 结核性脑膜炎

E. 肠结核

17. 早期结核性脑膜炎的主要表现是

A. 性情改变   B. 头痛、呕吐

C. 结核中毒症状   D. 昏睡，双眼凝视

E. 感觉过敏

18. 结核性脑膜炎中期的主要表现是

A. 低热   B. 性情改变

C. 易怒   D. 精神呆滞

E. 脑膜刺激征

19. 结核性脑膜炎患者中期可出现脑神经障碍，最常见为

A. 动眼神经瘫痪   B. 面神经瘫痪

C. 展神经瘫痪   D. 三叉神经瘫痪

E. 滑车神经瘫痪

考点 8：结核性脑膜炎的常见护理诊断 / 问题、护理措施和健康教育

（20～23 题共用题干）

3 岁女孩，6 个月前患原发型肺结核，遵医嘱曾服用异烟肼、利福平和乙胺丁醇 3 个月，症状好转后，家长自行停药。现因"2 周来出现发热、少言、懒动、烦躁、呕吐、头痛等症状，近 2 天意识模糊、惊厥 3 次"入院。查体：T 38℃，精神萎靡，两肺呼吸音粗糙，肝肋下 1cm，颈有抵抗感，凯尔尼格征（＋），布鲁津斯基征（＋），右侧鼻唇沟

变浅。结核菌素试验（−）。拟诊为结核性脑膜炎。

*20. 为明确诊断，最有意义的检查是

    A. 胸片   B. PPD 试验

    C. 脑部 CT   D. 脑脊液检查

    E. 血培养

*21. 该患儿需行腰椎穿刺，脑脊液改变最有可能的是

    A. 外观浑浊

    B. 糖和氯化物均降低

    C. 压力降低

    D. 白细胞数增加，以中性粒细胞为主

    E. 静置 24 小时外观无改变

22. 该患儿目前首要的护理诊断 / 问题是

    A. 潜在并发症：脑疝   B. 营养失调

    C. 有皮肤完整性受损的危险   D. 活动无耐力

    E. 焦虑（家长）

*23. 对该患儿的护理，以下**不妥**的是

    A. 暂时禁食

    B. 按医嘱给予镇静剂

    C. 立即腰椎穿刺降颅压

    D. 按医嘱使用抗结核药物、利尿剂和脱水剂

    E. 密切观察患儿呼吸、脉搏、瞳孔的改变

【参考答案和部分解析】

序号	1	2	3	4	5	6	7	8	9	10
答案	D	A	E	B	B	C	C	C	A	E
序号	11	12	13	14	15	16	17	18	19	20
答案	A	B	B	D	E	D	A	E	B	D
序号	21	22	23							
答案	B	A	C							

3. 答案 E

解析：PPD 试验，硬结直径＜5mm 为阴性，5～9mm 为阳性，10～19mm 为中度阳性，≥20mm 为强阳性，局部除硬结外，还有水疱、破溃、淋巴管炎及双圈反应等为极强阳性。

7. 答案 C

解析：该患儿有结核中毒症状，结核菌素试验呈强阳性，表明有结核杆菌感染；原发型肺结核在 X 线胸片上呈现哑铃状双极影。

8. 答案 C

解析：链霉素的主要副作用是听神经损害、肾毒性、过敏、皮疹和发热。用药期间应注意监测听力和肾功能等。

9. 答案 A

解析：肺结核患者在咳嗽或打喷嚏时，用双层纸巾遮住口鼻，防飞沫传染。禁止随地吐痰，将痰吐在纸上用火焚烧，是最简便有效的处理痰液的方法。

10. 答案 E

解析：结核菌素试验呈强阳性提示体内有活动性结核灶，不能确定为肺部结核；有些患者肺结核早期痰菌可以为阴性；血沉增快，反映结核病的活动性，但没有特异性；由于患儿只有 4 岁，纤维支气管镜检查不作为选择；胸部 X 线检查常对肺结核的诊断起决定性作用。

11. 答案 A

解析：支气管淋巴结结核，呈现从肺门向外扩展的密度增高阴影，边缘模糊，此为肺门肿大的淋巴结阴影；患儿出生时虽然已接种过卡介苗，但 PPD 试验（＋＋）、血沉 25mm，亦支持结核的诊断。

12. 答案 B

解析：3 岁以下婴幼儿未接种卡介苗而结核菌素试验阳性者，给予预防性抗结核治疗。方法：异烟肼每日 10mg/kg（≤300mg/d），疗程为 6～9 个月。

15. 答案 E

解析：抗结核药物治疗原则为早期治疗，适宜剂量，联合用药，规律用药，坚持全程、分段治疗。用药过程中如发现异常应及时与医生联系。

20. 答案 D

解析：6 个月前患原发型肺结核，未按疗程治疗，现有性格改变，出现颅内压增高的表现、意识改变、脑膜刺激征阳性、面神经瘫痪等符合结核性脑膜炎的特点。结核菌素试验阴性反应考虑是重症结核病由于机体免疫功能低下或受抑制所致。脑脊液检查对本病的诊断极为重要。

21. 答案 B

解析：糖和氯化物均降低，是结核性脑膜炎的典型改变。

23. 答案 C

解析：结核性脑膜炎腰椎穿刺减压适应证为：①颅内压较高者，应用糖皮质激素及甘露醇效果不明显，但不急需做侧脑室引流或没有做侧脑室引流的条件者。②脑膜炎症控制不好以致颅内压难以控制者。③脑脊液蛋白量 $> 3.0g/L$。因此立即腰椎穿刺降颅压是不妥的。

（张晓燕　李砚池）